Springer-Lehrbuch

J. B. Schulz

Neurologie
... in 5 Tagen

Mit 36 Tabellen

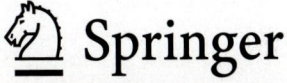

Univ.-Prof. Dr. med. Jörg B. Schulz
Neurologische Klinik
Universitätsklinikum Aachen
RWTH Aachen
Pauwelsstr. 30
52074 Aachen

ISBN 978-3-642-05113-5 Springer Medizin Verlag Heidelberg

Bibliografische Information der Deutschen Nationalbibliothek
Die Deutsche Nationalbibliothek verzeichnet diese Publikation in der Deutschen Nationalbibliografie;
detaillierte bibliografische Daten sind im Internet über http://dnb.d-nb.de abrufbar.

Dieses Werk ist urheberrechtlich geschützt. Die dadurch begründeten Rechte, insbesondere die der Übersetzung, des Nachdrucks, des Vortrags, der Entnahme von Abbildungen und Tabellen, der Funksendung, der Mikroverfilmung oder der Vervielfältigung auf anderen Wegen und der Speicherung in Datenverarbeitungsanlagen, bleiben, auch bei nur auszugsweiser Verwertung, vorbehalten. Eine Vervielfältigung dieses Werkes oder von Teilen dieses Werkes ist auch im Einzelfall nur in den Grenzen der gesetzlichen Bestimmungen des Urheberrechtsgesetzes der Bundesrepublik Deutschland vom 9. September 1965 in der jeweils geltenden Fassung zulässig. Sie ist grundsätzlich vergütungspflichtig. Zuwiderhandlungen unterliegen den Strafbestimmungen des Urheberrechtsgesetzes.

Springer Medizin Verlag
springer.de

© Springer Medizin Verlag Heidelberg 2011

Produkthaftung: Für Angaben über Dosierungsanweisungen und Applikationsformen kann vom Verlag keine Gewähr übernommen werden. Derartige Angaben müssen vom jeweiligen Anwender im Einzelfall anhand anderer Literaturstellen auf ihre Richtigkeit überprüft werden.

Die Wiedergabe von Gebrauchsnamen, Warenbezeichnungen usw. in diesem Werk berechtigt auch ohne besondere Kennzeichnung nicht zu der Annahme, dass solche Namen im Sinne der Warenzeichen- und Markenschutzgesetzgebung als frei zu betrachten wären und daher von jedermann benutzt werden dürfen.

Planung: Christine Ströhla, Heidelberg
Projektmanagement: Axel Treiber, Heidelberg
Lektorat: Ingrid Fritz, Bad Füssing
Layout und Umschlaggestaltung: deblik Berlin
Satz: Fotosatz-Service Köhler GmbH – Reinhold Schöberl, Würzburg

SPIN 12777105

Gedruckt auf säurefreiem Papier   15/2117 – 5 4 3 2 1 0

Vorwort

Das folgende Buch wurde zur Vorbereitung der Prüfungsfragen für das Fach »Neurologie« in Anlehnung an den Gegenstandskatalog konzipiert. Es soll in kompakter Form eine systematische Erarbeitung und Wiederholung des Faches ermöglichen.

In seinem Aufbau entspricht es dem 5tägigen Repetitorium des Faches Neurologie, das von uns für den Modellstudiengang Medizin der RWTH Aachen entwickelt wurde. Neurologie… in 5 Tagen erhebt nicht den Anspruch, in Konkurrenz zu Standardwerken zu treten oder diese zu ersetzen, sondern ist als Ergänzung, Lernhilfe und als Begleitung von Vorlesung und Seminaren gedacht.

Für die redaktionelle Bearbeitung bedanke ich mich bei Herrn Dr. med. M. Kronenbürger und Frau N. Burdiek-Reinhard, Aachen, sowie den Mitarbeitern des Springer Verlages.

Aachen, im Herbst 2010   Univ.-Prof. Dr. med. J. B. Schulz

Sagen Sie uns die Meinung!

Liebe Leserin und lieber Leser,

Sie wollen gute Lehrbücher lesen, wir wollen gute Lehrbücher machen: dabei können Sie uns helfen!

Lob und Kritik, Verbesserungsvorschläge und neue Ideen können Sie auf unserem Feedback-Fragebogen unter **www.lehrbuch-medizin.de** gleich online loswerden.

Als Dankeschön verlosen wir jedes Jahr Buchgutscheine für unsere Lehrbücher im Gesamtwert von 500 Euro.

Wir sind gespannt auf Ihre Antworten!

Ihr Lektorat Lehrbuch Medizin

Inhaltsverzeichnis

Tag 1

1 Zerebrovaskuläre Erkrankungen 1
1.1 Schlaganfall 3
1.2 Seltenere vaskuläre Krankheiten des ZNS 19
1.3 Hirnvenen- und Sinusvenenthrombose .. 31
1.4 Aneurysmatische und nichtaneurysmatische zerebrale Gefäßfehlbildungen 33
1.5 Nichttraumatische Subarachnoidalblutungen (SAB)................ 37
1.6 Spinale Durchblutungsstörungen 41

2 Traumatische Schäden von Gehirn und Rückenmark 43
2.1 Gedeckte Schädel-Hirn-Traumata 44
2.2 Carotis- und Vertebralisdissektion 48
2.3 Offene Hirnverletzungen 48
2.4 Rückenmarkverletzungen 50
2.5 Strahlenschäden des ZNS 52
2.6 Elektrotrauma des ZNS 53
2.7 Blitzschlag 54

3 Hirn- und Rückenmarktumore 55
3.1 Einführung 56
3.2 Hirntumore im Erwachsenenalter 56
3.3 Tumore im Kindesalter............ 63
3.4 Metastasen, Tumorsyndrome und Meningeosis neoplastica (carcinomatosa) 67
3.5 Neurokutane Syndrome........... 71
3.6 Paraneoplastische Syndrome 75

4 Epilepsien 77
4.1 Einführung 78
4.2 Anfallsarten 79
4.3 Diagnostik 82
4.4 Differenzialdiagnose epileptischer Anfälle 83
4.5 Therapie 84
4.6 Status epilepticus 85
4.7 Erlaubnis zum Führen von Kraftfahrzeugen 86

Tag 2

5 Synkopen 87
5.1 Einführung 88
5.2 Kardiale Synkopen 89
5.3 Reflexvermittelte Synkopen 91
5.4 Synkopen bei neurologischen Erkrankungen 93

6 Schlafstörungen 97
6.1 Schlafapnoe-Syndrom 98
6.2 Narkolepsie und affektiver Tonusverlust . 101
6.3 REM-Verhaltensstörung 103
6.4 Restless-Legs-Syndrom (RLS) 104

7 Bewusstseinsstörungen 107
7.1 Amnesie, Somnolenz und Sopor 108
7.2 Koma...................... 109
7.3 Transiente globale Amnesie (TGA) 111

8 Schwindel (Vertigo) 113
8.1 Einleitung 114
8.2 Benigner peripherer paroxysmaler Lagerungsschwindel (BPPV) 115
8.3 Neuropathia vestibularis (akuter Vestibularisausfall) 116
8.4 Morbus Menière 116
8.5 Bilaterale Vestibulopathie......... 117
8.6 Zentrale vestibuläre Syndrome 118
8.7 Phobischer Schwankschwindel 120

Tag 3

9 Bewegungsstörungen 121
9.1 Parkinson-Syndrom 122
9.2 Atypische Parkinson-Syndrome 128
9.3 Chorea 131
9.4 Dystonien 132
9.5 Erbliche und nichterbliche Ataxien 134
9.6 Wilson-Krankheit 138
9.7 Tremor 139

10 Demenz 143
10.1 Alzheimer-Demenz............. 144
10.2 Vaskuläre Demenz 148
10.3 Frontotemporale Demenz 149
10.4 Demenz bei Creutzfeldt-Jakob-Krankheit 150
10.5 Demenz bei Chorea Huntington 151
10.6 Demenz bei Morbus Parkinson 151
10.7 Lewy-Körper-Demenz 152
10.8 Therapie demenzieller Syndrome 153

11	**Motorneuronerkrankung**	155	15.4	Metabolische Myopathien 231
11.1	Amyotrophe Lateralsklerose (ALS)	156	15.5	Myotonien und paroxysmale Lähmungen 232
11.2	Hereditäre Spastische Spinalparalyse ...	158	15.6	Störungen der neuromuskulären Übertragung 234
11.3	Primäre Lateralsklerose (PLS)	160		
11.4	Spinale Muskelatrophien (SMA)	161		

12 Kopf- und Gesichtsschmerzen 163
12.1 Einleitung 164
12.2 Primäre Kopfschmerzerkrankungen 165
12.3 Sekundäre Kopfschmerzsyndrome 172
12.4 Kraniale Neuralgien, zentraler und primärer Gesichtsschmerz und andere Kopfschmerzen 177

16 Metabolische und toxische Erkrankungen des Nervensystems ... 237
16.1 Hereditäre Stoffwechselstörungen 238
16.2 Erworbene Stoffwechselkrankheiten ... 240
16.3 Praktisches Vorgehen bei Verdacht auf eine metabolisch-toxische Enzephalopathie 246

Tag 4

13 Hirnnervensyndrome 181
13.1 Geruchssinnstörungen (N. I) 182
13.2 Sehstörungen (N. II) 183
13.3 Störungen der Augenmotorik (N. III, N. IV, N. VI) 186
13.4 Pupillenstörungen 189
13.5 Trigeminusstörungen (N. V) 190
13.6 N. fazialis-Parese (Parese des N. VII) 192
13.7 Störungen des N. vestibulocochlearis (N. VIII) 196
13.8 Störungen des N. glossopharyngeus (N. IX) und N. vagus (N. X) 198
13.9 N. accessorius-Parese (Parese des N. XI) .. 199
13.10 N. hypoglossus-Parese (Parese des N. XII) 200

Tag 5

17 Infektionen des ZNS 249
17.1 Bakterielle Infektionen des ZNS 251
17.2 Virusinfektionen des ZNS 268
17.3 Pilzinfektionen des ZNS 280
17.4 Protozoeninfektion des ZNS 283
17.5 Prionenerkrankungen 288
17.6 Gerstmann-Sträussler-Syndrom 290
17.7 Fatale familiäre Insomnie 290
17.8 Myelitis 291

18 Multiple Sklerose (MS) 293
18.1 Krankheitsbild und Diagnose 294
18.2 Therapie 298
18.3 Sonderformen der MS 302

14 Erkrankung peripherer Nerven 203
14.1 Läsion einzelner peripherer Nerven und Plexusparesen 204
14.2 Spinale Wurzelkompression (Bandscheibenvorfälle) 215
14.3 Bandscheibenerkrankung: Spondylodiszitis 217
14.4 Polyneuropathien 217
14.5 Hereditäre Polyneuropathien 219
14.6 Idiopatische Polyradikuloneuritis (Guillan-Barré-Syndrom) 220
14.7 Herpes zoster (Gürtelrose) 222

19 Entwicklungsstörung und Fehlbildungen des Nervensystems .. 305
19.1 Infantile Zerebralparese 306
19.2 Migrations- und Differenzierungsstörung des Gehirns 306
19.3 Dysraphische Syndrome 307
19.4 Fehlbildungen des kraniozervikalen Übergangs und des Kleinhirns 309
19.5 Phakomatosen 311

20 Neuropsychologische Syndrome 315
20.1 Aphasie 316
20.2 Apraxie 317
20.3 Neglekt 318
20.4 Amnesie 319

15 Myopathien und Erkrankungen des neuromuskulären Übergangs ... 223
15.1 Myopathien 224
15.2 Muskeldystrophien 225
15.3 Entzündliche Myopathien (Myositiden) .. 228

Stichwortverzeichnis 321

Autorenverzeichnis

Dr. med. C. Beier
Neurologische Klinik
Universitätsklinikum Aachen
RWTH Aachen
Pauwelsstr. 30
52074 Aachen

Dr. med. S. Hoppe
Neurologische Klinik
Universitätsklinikum Aachen
RWTH Aachen
Pauwelsstr. 30
52074 Aachen

Dr. med. C. Saß
Neurologische Klinik
Universitätsklinikum Aachen
RWTH Aachen
Pauwelsstr. 30
52074 Aachen

Dr. med. D. Beier
Neurologische Klinik
Universitätsklinikum Aachen
RWTH Aachen
Pauwelsstr. 30
52074 Aachen

Dr. med. A. Juzeck
Neurologische Klinik
Universitätsklinikum Aachen
RWTH Aachen
Pauwelsstr. 30
52074 Aachen

Dr. med. A. Schröder
Neurologische Klinik
Universitätsklinikum Aachen
RWTH Aachen
Pauwelsstr. 30
52074 Aachen

Dr. med. M. Dafotakis
Neurologische Klinik
Universitätsklinikum Aachen
RWTH Aachen
Pauwelsstr. 30
52074 Aachen

Dr. med. A. Klein
Neurologische Klinik
Universitätsklinikum Aachen
RWTH Aachen
Pauwelsstr. 30
52074 Aachen

PD Dr. med. J. Schiefer
Neurologische Klinik
Universitätsklinikum Aachen
RWTH Aachen
Pauwelsstr. 30
52074 Aachen

Prof. Dr. med. C. Fromm
Neurologische Klinik
Universitätsklinikum Aachen
RWTH Aachen
Pauwelsstr. 30
52074 Aachen

Dr. med. M. Kronenbürger
Neurologische Klinik
Universitätsklinikum Aachen
RWTH Aachen
Pauwelsstr. 30
52074 Aachen

Prof. Dr. med. J. B. Schulz
Neurologische Klinik
Universitätsklinikum Aachen
RWTH Aachen
Pauwelsstr. 30
52074 Aachen

Prof. Dr. med. J. Gerber
Neurologische Klinik
Universitätsklinikum Aachen
RWTH Aachen
Pauwelsstr. 30
52074 Aachen

Dr. med. A. Lehmann
Neurologische Klinik
Universitätsklinikum Aachen
RWTH Aachen
Pauwelsstr. 30
52074 Aachen

Dr. med. S. C. Tauber
Neurologische Klinik
Universitätsklinikum Aachen
RWTH Aachen
Pauwelsstr. 30
52074 Aachen

PD Dr. med. C. Haubrich
Neurologische Klinik
Universitätsklinikum Aachen
RWTH Aachen
Pauwelsstr. 30
52074 Aachen

Dr. med. A. Reich
Neurologische Klinik
Universitätsklinikum Aachen
RWTH Aachen
Pauwelsstr. 30
52074 Aachen

Prof. Dr. med. P. Weiss-Blankenhorn
Institut für Neurowissenschaften
und Medizin (INM-3)
Kognitive Neurologie
Forschungszentrum Jülich
52425 Jülich

Tag 1 – Neurovaskuläre Erkrankungen, Tumoren und Epilepsie

1 Zerebrovaskuläre Erkrankungen

A. Reich

1.1	Schlaganfall	– 3
1.1.1	Zerebrale Ischämien in der vorderen Zirkulation	– 5
1.1.2	Zerebrale Ischämien in der hinteren Zirkulation	– 6
1.1.3	Lakunäre Infarkte	– 7
1.1.4	Hämodynamische Infarkte	– 7
1.1.5	Subkortikale arteriosklerotische Enzephalopathie (SAE)	– 7
1.1.6	Mulitinfarktsyndrom	– 8
1.1.7	Vaskulitische Infarkte	– 8
1.1.8	Diagnostik des Schlaganfalls	– 8
1.1.9	Differenzialdiagnose des Schlaganfalls	– 11
1.1.10	Therapie bei Schlaganfall	– 11
1.1.11	Spezielle intensivmedizinische Maßnahmen	– 13
1.1.12	Neuroprotektive Therapie	– 14
1.1.13	Logopädie und Krankengymnastik	– 15
1.1.14	Neurologische Rehabilitation	– 15
1.2	Seltenere vaskuläre Krankheiten des ZNS	– 19
1.2.1	Septisch-embolische Herdenzephalitis	– 19
1.2.2	Basilaristhrombose	– 20
1.2.3	Akute hypertensive Enzephalopathie	– 21
1.2.4	Reversible posteriore Leukenzephalopathie (RPLS)	– 22
1.2.5	Subclavian-Steal-Syndrom	– 22
1.2.6	Carotisdissektion	– 23
1.2.7	Vertebralisdissektion	– 24
1.2.8	Fibromuskuläre Dysplasie	– 24
1.2.9	Moya-Moya-Erkrankung	– 25
1.2.10	CADASIL (cerebral autosomal dominant arteriopathy with subcortical infarcts and leukoencephalopathy)	– 26
1.2.11	Vaskulitiden	– 27
1.2.12	Spontane supratentorielle Intrakranielle Blutungen	– 28
1.2.13	Spontane infratentorielle intrakranielle Blutung	– 30
1.2.14	Zerebrale Amyloidangiopathie (CAA)	– 31

1.3	**Hirnvenen- und Sinusvenenthrombose**	**– 31**
1.3.1	Aseptische Sinusvenenthrombose	– 31
1.3.2	Septische Sinusvenenthrombose	– 33
1.4	**Aneurysmatische und nichtaneurysmatische zerebrale Gefäßfehlbildungen**	**– 33**
1.4.1	Zerebrale Aneurysmata	– 33
1.4.2	Nichtaneurysmatische zerebrale Gefäßfehlbildungen	– 34
1.5	**Nichttraumatische Subarachnoidalblutungen (SAB)**	**– 37**
1.5.1	Nichttraumatische aneurysmatische SAB	– 37
1.5.2	Nichtaneurysmatische SAB	– 39
1.5.3	Vasospasmen	– 40
1.6	**Spinale Durchblutungsstörungen**	**– 41**
1.6.1	Akute spinale Ischämie (akute Myelomalazie)	– 41
1.6.2	Spinale (AV-)Malformation	– 42

1.1 Schlaganfall

Definition
Schlagartig einsetzendes neurologisches Defizit durch eine zentralnervöse Ischämie (ca. 85%) oder Hämorrhagie (ca. 15%) unterschiedlicher Ätiologie.

- häufigster neurologischer Notfall
- weltweit die zweithäufigste, in den westlichen Industrienationen die dritthäufigste Todesursache mit steigender Inzidenz
- oft Ursache schwerer und bleibender Behinderung
- **häufigste Form: ischämischer Hirninfarkt,** altersabhängig (160–400/100.000 Einwohner in Deutschland)

Pathophysiologie
- lokaler Gefäßverschluss (unterschiedlicher Ätiologie) mit sekundärer Einschränkung der Sauerstoff- und Glukoseversorgung und somit des gesamten zerebralen Energiestoffwechsels
- **Zentrum des Gefäßverschlusses** (Core-Region mit absolutem Energiemangel, Blutfluss <10 ml/100 g Gehirngewebe/Minute):
  - Zelltod innerhalb weniger Minuten bei nicht wieder einsetzender Blutversorgung
  - Form des Zelltodes: überwiegend Nekrose
  - irreversible Schädigung
- **angrenzende Randgebiete** (Penumbra-Region mit relativem Energiemangel, Blutfluss 10–80 ml/100 g Gehirngewebe/Minute):
  - in den ersten Stunden über Kollateralkreisläufe ausreichende Energieversorgung mit zellulärem Strukturerhalt trotz Funktionsausfall
  - Form des Zelltodes: überwiegend Apoptose und Mischformen (Nekroptose)
  - potenziell rettbares Gewebe
  - im Rahmen von sekundären Pathomechanismen (Sauerstoffradikalbildung, toxische Metabolite, Calciumdysregulation, Transmitterdysbalance, Inflammation, Zusammenbruch der zerebralen Gefäßautoregulation, Reperfusionssyndrome) Einbeziehung dieser Region in den Infarkt (»tissue at risk«)
  - Patienten-bezogene individuelle Visualisierung mittels »Mismatch«-Darstellung in der Bildgebung (CMRT oder CCT) (»penumbra is brain«)
- **zerebrovaskuläre Risikofaktoren (CVRF)**
  - arterielle Hypertonie
  - Diabetes mellitus
  - Nikotinabusus
  - Fettstoffwechselstörung (insbesondere erniedrigtes HDL)
  - absolute Arrhythmie bei Vorhofflimmern
  - Adipositas
  - Hyperurikämie

Eigene Notizen

- fortgeschrittenes Alter
- hormonelle Kontrazeptiva mit hohem Östrogenanteil
- Migräne
- Gerinnungsstörungen mit Hyperkoagulabilität
- Alkoholabhängigkeit
- Drogenabusus
- Thrombozytenfunktionsstörung
- genetische Faktoren (u. a. positive Familienanamnese, männliches Geschlecht, CADASIL (monogenetisch)

Ätiologie
- **Makroangiopathie** (30–40%)
  - arteriosklerotisch
  - nichtarteriosklerotisch: z. B. Gefäßtexturstörung, vaskulitisch, Vasospasmen
- **Mikroangiopathie** (20–30%)
  - arteriosklerotisch
  - nichtarteriosklerotisch: vaskulitisch, genetisch (z. B. CADASIL)
- **proximale Embolie** (25–40%)
  - kardial
  - paradox (Voraussetzung: bestehender Rechts-Links-Shunt z. B. bei persistierendem Foramen ovale oder pulmonalem Shunt)
  - Aortenbogen (arteriosklerotisch, Plaque >4 mm)
- **Gerinnungsstörung** (<5%)
  - genetisch: z. B. AT-III-Mangel, Protein-S/C-Mangel, APC-Resistenz
  - erworben: z. B. Antiphospholipid-Antikörper-Syndrom, disseminierte intravasale Gerinnung
- **hämatologisch** (<1%)
  - z. B. Polycythaemia vera, Leukämien

Einteilung
- Zeitlicher Verlauf
  - **TIA** (transitorische ischämische Attacke): komplette Rückbildung <24 h
  - **PRIND** (prolongiertes reversibles ischämisches neurologisches Defizit): komplette Rückbildung
  - **progredienter Insult:** Hirninfarkt entwickelt sich über Stunden, Tage; keine komplette Rückbildung
  - **vollendeter Insult:** keine komplette Rückbildung <72 h oder bildgebender Nachweis (CCT, CMRT) einer ischämischen Läsion
- **Infarktmorphologie** (CCT, CMRT) in absteigende Häufigkeit:
  - **Territorialinfarkte:** meist embolisch, selten lokal thrombotisch
    - inkomplett versus komplett
    - Ein-Gefäß- versus Mehr-Gefäß-Territorien
    - Infarktgröße meist >1,5 cm
  - **lakunäre Infarkte:** hypertoniebedingte zum Verschluss führende Lipohyalinose und fibrinoide Nekrose kleiner penetrierender Arterien, »segmentale Desintegration«

- Infarktgröße <1,5 cm
- Prädilektionsstellen: Stammganglien, Thalamus, Capsulae interna et externa, Basis pontis, ventrikelnahe Anteile des zerebralen Marklagers
- bei starker Ausprägung: Status lacunaris
- zusätzlich häufig Zeichen einer subkortikalen arteriosklerotischen Enzephalopathie (SAE)/vaskulären ischämischen Leukenzephalopathie
— **hämodynamische Infarkte:** kritischer Perfusionsabfall im terminalen Versorgungsgebiet bei vorgeschalteten Stenosen (meist A. carotis interna oder A. cerebri media) und eingeschränkter Kollateralisation bei ungünstigem Circulus arteriosus Willisii
- Endstrominfarkt: Lokalisation subkortikal, im Bereich der langen penetrierenden Markarterien
- Grenzzonen-(Wasserscheiden-)Infarkte: Lokalisation kortikal, häufig im »Dreiländereck« (parietookzipital)

— **zeitliche Dynamik**
  — (sub)akut/chronisch
  — einzeitig/mehrzeitig
— **Komplikationen**
  — raumforderndes Ödem (Maximalvariante: »maligner Mediainfarkt«)
  — sekundäre Einblutung

1.1.1 Zerebrale Ischämien in der vorderen Zirkulation

— **A. carotis interna (ACI)**
  — A. ophthalmica
    - ipsilateral: Amaurosis fugax
  — A. choroidea anterior (selten)
    - kontralateral: Hemiparese, Hemihypästhesie, homonyme Hemianopsie, insgesamt sehr variabel
— **A. cerebri anterior (ACA)**
  — kontralateral: beinbetonte Hemiparese, Neglekt, Blasenstörung, neuropsychologische Defizite und delirante Syndrome
— **❗Cave** Beidseitiger Verschluss bzw. A1-Verschluss bei unilateraler Versorgung: Mantelkanten- (Paraparese der Beine) und Frontalhirnsyndrom (Antriebsstörung)
— **A. cerebri media (ACM)**
  — kontralateral, armbetonte Hemiparese, Hemihypästhesie, Dysarthrie
  — linkshemisphärisch: Aphasie (flüssig, nichtflüssig)
  — rechtshemisphärisch: Neglekt
  — ausgedehnte Infarkte bzw. Mediatotalinfarkt: Somnolenz, konjugierte Blickdeviation zur betroffenen Seite

Eigene Notizen

1.1.2 Zerebrale Ischämien in der hinteren Zirkulation

- **A. cerebri posterior (ACP)**
  - homonyme Hemianopsie, Anosognosie, Kopfschmerzen, delirante Syndrome, ggf. flüssige Aphasie
- **A. basilaris/Aa. vertebrales (BA/VA)**

Symptomatik bei Ischämie in den Versorgungsgebieten von A. basilaris/ Aa. vertebrales			
	Mesencephalon (A. basilaris)	Pons (A. basilaris)	Medulla oblongata (A. basilaris/Aa. vertebrales)
Lateral	Gesichtsfeldausfälle	Ataxie, Sensibilitätsstörungen	Wallenberg-Syndrom nukleäre Fazialisparesen
Paramedian	Pupillenstörung, vertikale Blickparese, Vigilanzstörung, Hemianästhesie	Okulomotoriusstörung, Dysarthrie, horizontale Blickparese, »clumpsy hand syndrome«, »pure motor stroke«, »pure sensory stroke«	Hemisymptomatik ohne Gesichtseinschluss, XII, autonome Dysregulation

- **A. cerebelli superior** (ACS)
- **A. cerebelli inferior anterior** (AICA)
- **A. cerebelli inferior posterior** (PICA)

Symptome bei zerebellären Ischämien in den Versorgungsgebieten der ACS, AICA und PICA			
Symptome	Gefäßversorgungsgebiete		
	ACS	AICA	PICA
Schwindel, Nystagmus, Übelkeit, Erbrechen	+	+	+
Extremitätenataxie	++	+	+
Gang- und Standataxie	+	+	++
Kopfschmerzen	–	–	+
Horner-Syndrom	–	(–)	+
Kontralaterale dissoziierte Sensibilitätsstörung	+	+	+
Beteiligung der A. basilaris	60%	20%	selten

Wichtige Hirnstammsyndrome			
Syndrom	Lokalisation	Gekreuzte Symptomatik	
		Ipsilateral	Kontralateral
Weber	Mittelhirn	III	Hemisymptomatik
Millard-Gubler	Brückenhaube	VII	Hemisymptomatik dissoziierte Sensibilitätsstörung
Wallenberg	Medulla oblongata	V, IX, X, Horner-Syndrom, Hemiataxie	dissoziierte Sensibilitätsstörung

1.1.3 Lakunäre Infarkte

Symptomatik und Lokalisation von lakunären Infarkten	
Infarktort	Symptomatik
Capsula interna, Hirnstamm	»pure motor stroke«
Thalamus, Hirnstamm	»pure sensory stroke«
Capsula interna, Thalamus	sensomotorische Hemisymptomatik
Pons, Capsula interna, (Striatum)	»dysarthria/clumsy hand syndrome«
Pons mit Brachium conjunctivum	»ataxic motor syndrome«

- guter Spontanverlauf
- Ausnahme: strategische Infarkte (Größe >10 mm, Lokalisation: Capula interna, bilateral thalamisch)

1.1.4 Hämodynamische Infarkte

- typisch: subakute Defizite im zeitlichen Zusammenhang mit Orthostase
- atypisch: mono- und binokulare Sehstörung, Müdigkeit, Bewusstseinsminderung, »limb shaking TIA« (DD Krampfanfall)

1.1.5 Subkortikale arteriosklerotische Enzephalopathie (SAE)

- Prädisposition
  - Hypertonie (90%)
  - geringe Korrelation mit Arteriosklerose der Halsarterien, jedoch Assoziation mit elongativer und dilatativer Arteriopathie
- Beginn im Präsenium

Hypertensive Mikroangiopathie Typ I
Pathophysiologie

- Arteriolosklerose der langen Marklagerarterien → Blut-Hirn-Schrankenstörung mit Bildung eines perivaskulären Ödems → Demyelinisierung → axonale Degeneration
- zusätzlich: hämodynamische Komponente → Maximum der Schädigung im Grenzzonenbereich der penetrierenden u. kortikalen Gefäße
- charakteristische Bildgebung (CMRT): flächenhaft konfluierende Hyperintensitäten (T2) im ventrikelnahen Marklager unter Aussparung der U-Fasern/Balken und geringer Beteiligung der Temporallappen, keine lakunären Infarkte
- ❗ **Cave** Therapeutisch relevante Unterscheidung zur hypertensiven Mikroangiopathie Typ II (selten): lokale Gefäßwandnekrosen mit Bildung von Mikroaneurysmen, bei schwerer Ausprägung petechialer Blutungen; im MRT multiple Lakunen und petechiale Mikroblutungen (T2*) in Stammganglien und Pons

Eigene Notizen

Klinik
- subkortikale Demenz (Verlangsamung, Antriebsminderung)
- apraktische Gangstörung, Harninkontinenz, Schwindel, z. T. Krampfanfälle
- Affektlabilität
- nächtliche Verwirrtheit
- wechselhafter Verlauf mit Episoden der Besserung

1.1.6 Mulitinfarktsyndrom

- Kombination aus fortschreitender, zumeist arteriosklerotischer Makro- und Mikroangiopathie

Klinik
- neben rezidivierenden lakunären und/oder territorialen Ischämien mit Residualzuständen
- progredientes demenzielles Syndrom mit Antriebsstörung
- Wesensänderung und Affektlabilität
- typischerweise fluktuierend mit stufenförmiger Verschlechterung

1.1.7 Vaskulitische Infarkte

- entzündlich-stenosierende Veränderungen der kleinen und mittleren zerebralen Gefäße mit multiplen, zumeist bilateral supratentoriellen Läsionen (mehrzeitig, mehrere Gefäßterritorien)

Klinik
- neben akuten rezidivierenden, multifokalen neurologischen Defiziten vor allem neuropsychologische Auffälligkeiten wie
  - Verwirrtheit, kognitiver Abbau, Verhaltensänderungen und psychiatrische Symptome
  - initial häufig Kopfschmerzen
  - begleitend: allgemeines Krankheitsgefühl, Abgeschlagenheit, Leistungsminderung, Gewichtsverlust, subfebrile Temperaturen, Nachtschweiß
- **❗ Cave** Selten isoliert auftretend, daher weitere Organbeteiligungen abklären, v. a. Haut, Niere, Gelenke, Auge, Herz und Lunge

1.1.8 Diagnostik des Schlaganfalls

- Kranielle Computertomographie (CCT)
  - **Nativ**
    - initial schneller und sicherer Ausschluss einer differenzialdiagnostisch möglichen intrazerebralen Blutung
    - Infarktfrühzeichen (frühestens ab 2–3 h nach Ereignis): verstrichene Mark-/Rindengrenze, verminderte Abgrenzbarkeit des

1.1 · Schlaganfall

Stammganglienblocks, verstrichene Sulci, »dense media sign« (hyperintenses Signal im proximalen ACM-Abschnitt bei Verschluss)
- suspekte Hypodensität in einem Versorgungsgebiet 8–12 h nach Ereignis
- im Verlauf: Dokumentation der Infarktausdehnung und der Sekundärkomplikationen (Hämorrhagien, Ödembildung, Liquorzirkulationsstörung)
— Perfusionscomputertomographie (PCT)
- Sequentielle Aufnahmen von CT-Schichten während eines Kontrastmittelbolus und anschließender Berechnung der Perfusion, momentan Darstellung von nur wenigen Schichten technisch möglich, Messparameter: mean transit time (MTT), cerebral blood flow (CBF), cerebral blood volume (CBV) → Berechnung eines »CT-mismatch«
— CT-Angiographie
- Nachweis verschlossener Gefäße, insbesondere bei Verdacht auf A. basilaris-Thrombose/-Verschluss, Carotis-T- bzw. proximaler ACM-Verschluss oder Aneurysmablutung, Hinweise zur Beurteilung der Kollateralisation, zuverlässige Darstellung proximaler Gefäßregionen (z.B. Aortenbogen)
— **Kranielle Magnetresonanztomographie (CMRT)**
  — Diffusionswichtung (DWI) als frühzeitiger (z. T. innerhalb von Minuten) Ischämienachweis
  — Perfusionswichtung (PWI)
    - Sequentielle Aufnahmen von MR-Schichten während eines Kontrastmittelbolus und anschließender Berechnung der Perfusion des gesamten Gehirns
  — Darstellung des Perfusions(PWI)-Diffusions(DWI)-Missverhältnisses (»mismatch«)
    - Visualisierung der Penumbra (»tissue at risk«)
  — MR-Angiographie (MRA)
    - indirekt: mittels Fluss-sensitiver Wichtung (TOF = time of flight)
    - direkt: mittels KM (Gadolinium), Darstellung der Ereignis relevanten Gefäßpathologie und Kollateralversorgung (◘ Tabelle)

Beispiel: Untersuchungssequenzen bei einem Schlaganfall-MRT		
Sequenz	Dauer (min)	Interpretation
T2	1	Tumorausschluss
MRA (TOF)	3	Gefäßverschluss
DWI	3	Infarktkern
PWI	2	Perfusionsdefizit
PWI-DWI-Missmatch		Penumbra

Eigene Notizen

Vergleich der diagnostischen Wertigkeit von nativ CT und MRT bei zerebralen Ischämien

Kriterium	CT	MRT
Differenzierung Blutung, Ischämie	+++	+
Infarktidentifikation – supratentoriell	++	+++
Infarktidentifikation – infratentoriell	+	+++
Infarktfrüherkennung	+	+++
Identifikation sekundärer Einblutungen	+	+++
Topographische Infarktzuordnung	+	+++
Infarktklassifizierung	++	+++
Simultane Gefäßuntersuchung	+	++
Infarktdarstellbarkeit im gesamten Verlauf*	+*	++
Untersuchungsdauer/-umsetzbarkeit	+++	+
Verfügbarkeit/Kosten	+++	+

* Cave: Fogging-Phase (2.–3. Woche nach Infarkt)

- **Extra- und transkranielle Doppler-/Duplexsonographie**
    - Einschätzung von Gefäßverschlüssen, -stenosen, -dissektionen, Kollateralisation, Mikroembolien, paradoxen Embolien, intrakranieller Reservekapazität
- **Transthorakale (TTE) und transösophageale (TEE) Echokardiographie mit Darstellung der Aorta**
    - Ausschluss proximaler Emboliequellen
    - bei Verdacht auf linksventrikuläre Genese: TTE
    - bei vermuteter Vorhofpathologie: TEE
- **Elektrokardiographie (EKG)**
    - **Notfalldiagnostik**
        - Beurteilungsparameter zur Kreislaufstabilität
        - Ausschluss einer relevanten Myokardischämie
        - ❶ Cave Bei bis zu 35% der ischämischen Schlaganfälle treten Zeichen der akuten Myokardschädigung (EKG-Veränderungen, Troponinerhöhung) auf, insbesondere bei Beteiligung der rechten Inselregion
        - ätiologische Hinweise, z. B. auf eine absolute Arrhythmie
    - **Langzeitmessung** zur Abklärung einer emboligenen Herzrhythmusstörung
- **Labor**
    - Notfalllabor inkl. Gerinnungsstatus
    - beim begründeten Verdacht: Vaskulitis- und Erregerserologie, Antiphospholipid-Antikörper, Homocystein, Drogenscreening
- **Spezielle Fragestellungen:** Biopsie aus Haut, Muskulatur, Temporalarterie, Leptomeningen oder Gehirngeweben, Abklärung metabolischer Erkrankungen (z. B. Mitochondriopathie, Morbus Fabry)

- **Konventionelle Angiographie**
  - routinemäßig: Diagnostik von Aneurysmata und anderen Gefäßmalformationen
  - in der Regel nicht primär für Diagnostik der zerebralen Ischämien, wichtig für therapeutische Optionen (z. B. intraarterielle Lyse, mechanische Thrombusextraktion, Stentanlage)
- **Perfusionsszintigraphie**
  - für spezielle Fragestellungen, nicht in der Akutphase

1.1.9 Differenzialdiagnose des Schlaganfalls

- intrazerebrale Blutungen (epi- oder subdural, subarachnoidal, intraparenchymal, venös)
- epileptogene Anfälle und postiktale Zustände
- Migräne (mit Aura, komplizierte Migräne)
- ❗ Cave Migranöser Infarkt (Hirninfarkt im Ablauf einer typischen Migräne mit Aura mit >60-minütigen Aurasymptomen und passender Bildmorphologie)
- Hyper- oder Hypoglykämie
- psychogene Ursachen

1.1.10 Therapie bei Schlaganfall

Schlaganfall als Notfall (»time is brain«)
- **Säulen der spezifischen Akutphasetherapie**
  - aktive Revaskularisierung (Lysetherapie, unabhängig von Schlaganfallursache)
    - Therapieziel: Minimierung des ablaufenden Schlaganfalls
    - Beginn: nach Indikation so früh wie möglich
    - Behandlungszeitfenster: nach neuester Datenlage bis 4,5 h (bisher 3 h) nach Symptombeginn und abgeschlossener Basisdiagnostik,
  - ❗ Cave Außerhalb des Zeitfensters abnehmender Behandlungsvorteil bei steigendem Blutungsrisiko; Lysetherapie bei nachgewiesenem Mismatch jedoch individuell noch durchführbar
  - frühe Sekundärprophylaxe (ursachenspezifisch)
    - Therapieziel: Minimierung des Wiederholungsrisikos
    - Beginn: so früh wie möglich
    - Dauer: lebenslang
  - frühe Rehabilitation
    - Therapieziel: Optimierung der Regeneration und Kompensation
    - Beginn: so früh wie möglich, Dauer: bis zu 12 Monaten (und länger)
- **Zeitplan der akuten Basisdiagnostik**
  - <10 min: klinisch-neurologische Untersuchung inkl. Vitalparameter und Sauerstoffsättigung, Notfall-Labor, EKG
  - <25 min: CCT (CMRT)

Eigene Notizen

- <20 min: Auswertung (zerebrale Bildgebung, Notfall-Labor, EKG)
- → <60 min: Entscheidung über Lysetherapie (»door-to-needle-time«)
- → innerhalb 180 min: Beginn der Überwachung auf einer Schlaganfallstation sowie Einleitung der frühen Sekundärprophylaxe und Rehabilitation

Allgemeine begleitende Therapiemaßnahmen

- Optimierung des zerebralen Gesamtstoffwechsels durch
  - Kontrolle des Energieangebots
    - Blutdruck → initial hochnormale Blutdrücke → Verbesserung der zerebralen Perfusion und Kollateralisation
    - Lungenfunktion → Optimierung der Oxygenierung
    - Blutzucker → Regulierung, insbesondere Verhinderung von Hypoglykämien
  - Vermeiden einer zusätzlichen Sauerstoffschuld
    - frühzeitige Infekt- und Fieberbehandlung
- Prophylaxe von Komplikationen
  - Frühmobilisation
  - Magensonde bei Risiko für Aspirationspneumonien
  - gezielte Infektbehandlung
  - frühzeitiger Volumenausgleich
  - Thromboseprophylaxe

Perfusionsverbessernde Therapie

- **systemische intravenöse Lysetherapie mit rekombinantem gewebespezifischen Plasminogenaktivator (rt-PA)**
  - **Indikation:** frische hemisphärische Ischämie mit anhaltendem signifikanten neurologischen Defizit innerhalb der ersten 4,5 h
  - **Dosierung:** rtPA 0,9 mg/kg KG i. v., 10% als Bolus, den Rest über 1 h
  - **Risiko:** ca. 6% intrazerebrale Blutung,
    - ❗ Cave RR-Anstieg während der Lysetherapie → sekundäre Einblutung
  - **Kontraindikationen** (zumeist relativ in Abhängigkeit einer individuellen Nutzen-Risiko-Abwägung)
    - Schlaganfall/Schädel-Hirn-Trauma in den letzten 3 Monaten
    - nachgewiesene Gehirnblutung
    - größere OP in den letzten 2 Wochen
    - gastrointestinale oder urogenitale Blutungen in den letzten 3 Wochen
    - arterielle Punktion eines nicht komprimierbaren Gefäßes
    - Antikoagulation und Gerinnungsstörungen
    - RR >185/110 mmHg trotz Behandlung
    - epileptischer Anfall in der Akutphase
    - spontane Besserung
    - Endokarditis
    - septische Embolie

- **lokale intraarterielle Lyse (rtPA oder Urokinase)** → i. a. Lyse?
  - vertebrobasilär: Verschluss der A. basilaris
    - (relative) Kontraindikationen: Koma >3 h, Tetraplegie >6 h
  - vorderes Stromgebiet: akuter Verschluss der A. carotis interna bzw. ACM-Hauptstammverschluss, Ende der Lyse max. 6 h nach Symptombeginn
- **Überbrückungstherapie (»bridging«)**
  - Beginn der i. v. Lyse unter Vorbereitung der i. a. Lyse
  - Status: individueller Heilversuch
- **notfallmäßige Carotisthrombendarteriektomie** (Carotis-TEA) bzw. Stentanlage
  - interdisziplinäre Therapieentscheidung
  - Status: individueller Heilversuch

1.1.11 Spezielle intensivmedizinische Maßnahmen

Behandlung von Sekundärkomplikationen
- **Einblutungen**
  - hämorrhagische Transformation: 35% (meist asymptomatisch)
  - symptomatische parenchymale Einblutung: 1–3%
  - nach Lysetherapie: 6–15%
  - Risikofaktoren: hohes Alter, großer Infarkt, Blutdruckentgleisung, Hyperglykämie, kardiale Emboliequelle, späte Rekanalisation (= Reperfusionsblutung), schlechte Kollateralversorgung
  - Therapie: ggf. Anlage einer externen Ventrikeldrainage (EVD), operative Entlastung
- **Ischämisches Hirnödem** (Maximum am 3.–5. Tag nach Infarktbeginn)
  - Konservative Hirndrucktherapie: Oberkörperhochlagerung (30°), Aufrechterhaltung des zerebralen Perfusionsdrucks, Osmotherapie (Mannit, Sorbit oder Glyzerin), bei beatmeten Patienten Normoventilation (z. B. möglichst kurzzeitige Hyperventilation mit einem Zielwert des pCO_2 um 32 mmHg), evtl. Gabe von TRIS-Puffer, milde Hypothermie, Thiopental-Narkose, frühzeitige elektive Intubation
  - Einklemmungsgefahr v. a. bei malignen Media- u. Kleinhirninfarkten: frühzeitige (<24 h) Entscheidung über operative Entlastung (Kraniotomie, Ventrikeldrainage)
- **Kardiovaskuläre Dysautonomie** (insbesondere bei Beteiligung des rechtsseitigen insulären Kortex): Blutdruckschwankungen, EKG-Veränderungen (QTc-Intervall, Blockbilder, ST-Streckenveränderungen)
  - Therapie: ggf. externer Schrittmacher
- **Symptomatische Epilepsie**
  - Frühanfälle (<2 Wochen): 2% (gute Prognose)
  - Spätanfälle: 4%, bei 10% Entwicklung einer symptomatischen Epilepsie
  - Therapie: Medikation antiepileptische

Eigene Notizen

Eigene Notizen

- **Vigilanzminderung**
  - primär: Ischämien im Versorgungsbereich der A. basilaris, große hemisphärale Ischämien, bilaterale Thalamusinfarkte, intrakranielle Blutung, hypertensive Enzephalopathie
  - sekundär: Einblutung, Ödem, Anfall, Aspirationspneumonie mit septischer Reaktion (z. B. septische Enzephalopathie)
  - Therapie: ggf. kontrollierte Beatmung
- **Dysphagie**
  - Häufigkeit: initial 50%, nach 7 Tagen 30%, nach 6 Monaten 10%
  - Risikofaktoren: Vigilanzminderung, Neglekt, apraktische Störung
  - Folgen: Aspirationspneumonie (20% in 6 Monaten, bei Hirnstamminfarkten >60%)
  - Bedside-Test: 30 ml Wasser in einem Zug
  - Prophylaxe: initial Nahrungskarenz, Magensonde, Schluckdiagnostik, Logopädie, ggf. PEG-Sonde, bei anhaltender stiller (Speicher-) Aspiration ggf. Tracheotomie
- **Atemstörung:** v. a bei medullären oder großen Hemisphäreninfarkten
  - Therapie: ggf. kontrollierte Beatmung
- **Akuter Okklusionshydrozephalus bei infratentoriellen Infarkten**
  - Therapie: operative Entlastung
- **Nichtneurologische Komplikationen:** Pneumonie, Harnwegsinfekt, tiefe Bein-/Beckenvenenthrombose, Lungenembolie, Dekubitus

1.1.12 Neuroprotektive Therapie

- bis jetzt (2010) keine durch Studien gesicherte Routineanwendung spezifischer neuroprotektiver Maßnahmen
- **Beispiele bisheriger Ansätze mit negativer Studienlage**
  - **Prinzip Rettungsversuch der Penumbra**
    - **Kanalblocker:** Calcium (Nimodipine), Natrium (Fsophenytoin), Kalium (BMS-204352), NMDA (Apitganel), Eisen und NO (Lubeluzole)
    - **Rezeptorblockade von Neurotransmittern:** Glutamat (Selfotel, Eliprodil), Glycin (Gavestinel), GABA (Clomethiazol), Serotonin (Repinotan), Magnesium
    - **Hemmung des oxidativen Stress:** Lipidperoxidationshemmer (Tirilazad), Radikalenfänger (NXY-059)
  - **Prinzip Vermeidung von Reperfusionsschäden** (thrombotische bzw. direkt toxische Wirkung von Leukozyten nach Invasion in ein zuvor hypoperfundiertes Areal)
    - **Antiadhäsion:** Anti-ICAM-1-Antikörper, Anti-Neutrophilen-Antikörper; Tetrazyklin-Antibiotika (Minocyclin); Anti-Thrombozyten-Antikörper (Abciximab/ReoPro)
    - **Membranstabilisierung:** Citicolin (exogenes Cytidin-5´-diphosphocholin)
    - **neuronale Regeneration:** Fibroblastenwachstumsfaktor (Fiblost)

1.1 · Schlaganfall

- **Laufende Untersuchungen** (2010)
    - Albumingabe (Antioxidation, verbesserte Perfusion) (innerhalb von 5 h)
    - Hypothermie (innerhalb von 5 h) in Kombination mit Coffein und Ethanol (innerhalb von 4 h)
    - Lovastatin
    - Magnesium (innerhalb von 2 h)
    - Astrozytenmodulator (innerhalb von 8–72 h)
    - Applikation von lokaler Laserenergie (innerhalb von 24 h)
    - Ballonokklusion der abdominellen Aorta (Erhöhung der zerebralen Perfusion) (bis zu 14 h nach Beginn)

1.1.13 Logopädie und Krankengymnastik

- frühzeitig und hochfrequent durch speziell ausgebildetes Fachpersonal

1.1.14 Neurologische Rehabilitation

- **Prinzipien**
    - umfassende Evaluation (Reha-Assessment) der Alltagsfähigkeiten, Teilhabemöglichkeiten unter Kontextfaktoren des Patienten
    - Betreuung durch ein interdisziplinäres multiprofessionelles Team unter Supervision eines qualifizierten Arztes (Zusatzqualifikation Rehabilitationswesen)
    - Beginn möglichst frühzeitig (im Akutkrankenhaus), rasche Verlegung in eine qualifizierte stationäre oder teilstationäre/ambulante Rehabilitationseinrichtung
- **Rehabilitation von sensomotorischen Störungen**
    - forcierter Gebrauch (constraint-induced movement therapy)
    - ggf. Einsatz elektrischer Stimulation
    - repetitive, aufgabenspezifische aktive Übungen
    - mentales Training kann Durchführung motorischer Aufgaben verbessern
    - Gehtraining ggf. mit Unterstützung von elektromechanischem Gangtrainer bzw. Laufbandtraining sowie Ergänzung durch ergotherapeutisches Verkehrstraining (Mobilität im außerhäuslichen Alltag)
    - Therapieziele auf der Funktions-, Aktivitäten- und Teilhabeebene festlegen
- **Rehabilitation von aphasischen Störungen**
    - systematisch sprachliche Übungstherapie bereits in der frühen Phase der Spontanerholung, möglichst täglich
    - in späteren Verlaufsphasen (z. T. auch nach mehr als 12 Monaten nach Schlaganfall) Übungstherapie zur Anwendung der erworbenen sprachlichen Fähigkeiten in spezifischen Situationen des Alltags, ggf. mit Kommunikationstraining für Patienten und Angehörige

Eigene Notizen

- **Rehabilitation spezifischer Störungen der Raumwahrnehmung**
  - Balint-Syndrom bei bilateralen parietookzipitalen Läsionen: Einschränkung des Aufmerksamkeits- und Wahrnehmungsfeldes mit okulärer Apraxie und optischer Ataxie, die alle visuell gesteuerten okulomotorischen und handmotorischen Aktivitäten einschränken
  - Neglect bei Läsion der rechten, nicht sprachdominanten Hemisphäre
  - Pusher-Symptomatik (Drücken auf die nichtparetische Seite) durch fehlerhafte Wahrnehmung der eignen Körperorientierung im Raum bei Läsionen im rechten posterioren Thalamus

Prophylaxe
- **Primärprophylaxe** (▶ Tabelle)
- ❗ Zur Reduktion von Schlaganfällen multiple Intervention erforderlich: RR-Ziel <130/85 mmHg, ACE-Hemmer/AT1-Blocker, Statin, ASS
- **frühe Sekundärprophylaxe** (in Abhängigkeit von der Grunderkrankung)
  - Thrombozytenfunktionshemmung
    - Beginn: sofort bzw. 24 h nach Lyse
    - Indikation: arteriosklerotische Makro- und Mikroangiopathie
    - Substanz 1. Wahl: Acetylsalicylsäure (ASS) 100 mg/d
    - Substanzen 2. Wahl: Acetylsalicylsäure 25 mg + Dipyridamol 200 mg (Aggrenox) 2×225 mg/d, Indikation: Re-Ischämie unter ASS bzw. primär hohes Rezidivrisiko; Clopidogrel (Plavix) 75 mg/d, Indikation: ASS-Versager bzw.-Unverträglichkeit, begleitende pAVK
  - »Gefäßprotektion«, insbesondere bei hypertonieinduzierter Schädigung (unabhängig von einer zugrundeliegenden Fettstoffwechselstörung)
    - Substanzklasse: 3-Hydroxy-3-Methylglutaryl-Coenzyme A (HMG-CoA)-Reduktasehemmer (CSE-Hemmer, Kurzform: Statine)
    - ❗ Cave Rhabdomyolyse, CK-Anstieg
  - kontrollierte Blutdruckanpassung
  - Antikoagulation
    - Beginn: in Abhängigkeit von der Infarktgröße, so früh als möglich
    - Indikation: kardiale Emboliequelle, insbesondere Vorhofflimmern, zerebrale Gefäßdissektionen (hier Nutzen durch Studien nicht gesichert)
    - Zielwerte: Heparin: 2- bis 3-fache der Ausgangs-PTT; Marcumar: INR 2 bis 3
  - Carotis-TEA bzw. Stentversorgung
    - Diagnosesicherung und Stenosegraduierung: MRA/CTA und Duplexsonographie (Morphologie u. winkelkorrigierte Flussgeschwindigkeit [funktionelle Stenose])
    - Zeitpunkt: in Abhängigkeit von der Infarktgröße, so früh als möglich

1.1 · Schlaganfall

Primärprophylaxe		
Intervention	Relativ RR/a	Bemerkung
Blutdruckkontrolle	30–40%	Wichtigste präventive Maßnahme (auch alte Patienten) Minimalziel: <140/90 mmHg (optimal 120/80 mmHg) je nach RF – vaskuläre Risikofaktoren: Familienanamnese, Alter, Nikotin, Diabetes, Cholesterin – Endorganschäden: kardial, renal, retinal, Makroangiopathie – Folgekrankheiten: Schlaganfall, KHK, Myokardinfarkt, pAVK
Bei Vorhofflimmern – Antikoagulation – ASS	 59% 29%	CHADS2-Score: Congestive heart failure (1), Hypertension (1), Age >75 (1), Diabetes, Stroke (2) – bei hohem sowie bei geringem bis mittlerem Risiko – 2. Wahl
Statin bei Hypercholesterinämie	20%	– keine KHK, 0–1 Risikofaktoren: LDL >190 mg/dl (160 mg/dl) – ≥2 Risikofaktoren: LDL >160 mg/dl (130 mg/dl) – KHK, Z. n. Infarkt: LDL >100 mg/dl (Hochrisiko: >70 mg/dl)
Carotis-TEA (asymptomatisch, Stenose >60%)	30–40%	nur bei: – OP-Komplikationen <3%, insbesondere bei Männern – Alter <75 Jahre – Stenosegrad 60–80% – Cholesterin >250 mg/dl nach aktueller Studienlage: primäre Stentanlage nicht empfohlen
Nikotinabstinenz	50%	nach 10 Jahren Abstinenz fast Risikonormalisierung
Normgewicht		mehrdimensional, BMI <25
Sportliche Aktivität	25–48%	3×30 min/Woche (mind. 1×/Woche)
Blutzuckerkontrolle		Prävention von mikrovaskulären Komplikationen (Nephropathie)
Antikoagulation bei anderen Herzerkrankungen		– künstlichen Vitien – schwerer linksventrikulärer Dysfunktion – Klappenvegetationen

- Carotis-TEA (wenn Komplikationsrate <6%): höchster Nutzen: 70–95%ige Stenose, frühzeitig; geringer Nutzen: Stenosen 50–70% bzw. höchstgradig (>95%), bei Frauen, Latenz bis zur OP >12 Wochen
- ASS: vor, während und nach OP

- Stentanlage
  - kein Routineverfahren, höheres periprozedurales Risiko (deutliche Schwankungen zwischen den Zentren), Langzeitergebnisse vergleichbar, Restenoserate höher
  - Indikation: bei Strahlenstenose und Restenose nach Carotis-TEA, kontralateralem ACI-Verschluss
  - ASS und Clopidogrel (Plavix): 4 Tage vor bis 6 Wochen nach Anlagen, ASS lebenslang

Rezidivrisiko

- Einschätzung des Rezidivrisikos nach Insult (◨ Tabelle)

Rezidivabschätzung nach dem Essener-Risiko-Score	
Risikofaktoren	**Punkte**
Alter <65 Jahre	0
Alter 65–75 Jahre	1
Alter >75 Jahre	2
Arterielle Hypertonie	1
Diabetes mellitus	1
Myokardinfarkt	1
Andere kardiovaskuläre Ereignisse	1
pAVK	1
Raucher	1
+ TIA/Insult zum qualifizierten Ereignis	1
Rezidivrisiko: ≥3 Punkte ≥4%/Jahr	

- Abschätzung des Schlaganfallrisikos nach TIA nach dem ABCD2-Score (◨ Tabelle)

ABCD2-Score (Tagesrisikoabschätzung nach TIA)		
Risikofaktor	**Parameter**	**Punkte**
A (Alter)	>60 Jahre	1
B (Blutdruck)	>140/90 mmHg	1
C (clinical features = Klinik)	Hemiparese Dysarthrie	2 1
D (Dauer)	<60 min >60 min	1 2
Diabetes mellitus		1
Bewertung: ≤3 Pkt: 1%; 4–5 Pkt: 4%, 6–7 Pkt: 8%		

1.2 Seltenere vaskuläre Krankheiten des ZNS

1.2.1 Septisch-embolische Herdenzephalitis

- Erreger: Staphylococcus aureus, vergrünende Streptokokken, selten Gram-negative Enterobakterien
- Typische Streuherde:
  - subakute bakterielle Endokarditis
  - ZVK
- disponierende Erkrankungen:
  - intravenöser Drogenabusus
  - Immunschwäche

Klinik

- allgemein:
  - Abgeschlagenheit
  - Inappetenz
  - Fieber (subfebril)
  - selten Sepsis
- neurologisch:
  - Kopfschmerzen
  - Meningismus
  - fokale Defizite
  - Krampfanfälle
  - organisches Psychosyndrom
  - Vigilanzstörungen

Diagnostik

- Anamnese und körperliche Untersuchung (Splenomegalie, Zeichen von Hautembolien)
- Zusatzdiagnostik:
  - zerebrale Bildgebung
  - Labor, Blutkulturen (häufig mehrfach)
  - EKG
  - Echokardiogramm
  - Liquoruntersuchung (inkl. Kultur)

Differenzialdiagnose

- multiple Embolien
  - nichtbakterielle Endokarditis
  - Fettembolie
- Luftembolien
- zerebrale Malaria, disseminierte intravasale Gerinnung
- multiple zerebrale Entzündungen
  - Herpesenzephalitis
  - Vaskulitis
- multiple zerebrale Blutungen
  - Sinusvenenthrombose (▶ Abschn. 1.3)
  - zerebrale Amyloidangiopathie

Eigene Notizen

Therapie
- Fokussanierung (wenn möglich)
- gezielte Antibiose, initial z. B. Cephalosporin der 3. Generation und Rifampicin
- evtl. Antikoagulation ❗ **Cave** Einblutungsgefahr

Komplikationen
- Gefäßnekrosen mit sekundärer Einblutung
- sekundäre Meningoenzephalitis oder Hirnabszessbildung
- Bildung mykotischer Aneurysmata (→ SAB; ▶ Abschn. 1.5)

1.2.2 Basilaristhrombose

- embolische oder lokale Thrombose mit Neigung zu Appositionsthromben (Fluktuation)

Klinik
- **Prodromi 1–4 Wochen vorher** (bis zu 2/3 der Patienten):
  - episodischer Schwindel
  - Dysarthrie
  - Doppelbilder oder Synkopen
- fluktuierender Verlauf (erste 48 h)
- **Symptome**
  - Kopfschmerzen
  - Schwindel
  - Verwirrtheit
  - Vigilanzminderung
  - (inkomplette) Tetraparese
  - Hirnnervenausfälle
  - Okulo- und Pupillomotorikstörung
  - ❗ **Cave** Selten, aber nicht gegen die Diagnose sprechen: Krampfanfälle (A. chorioidea posterior (Ammonshorn), amnestische Aphasie oder Alexie (A. parietooccipitalis [Marklager des Gyrus angularis])

Diagnostik
- obligate Zusatzdiagnostik:
  - Doppler-/Duplexsonographie
  - CT/MR-Angiographie

Differenzialdiagnose
- Hirnstammblutung
- Wernicke-Enzephalopathie
- zentrale pontine Myelinolyse
- Intoxikation

Therapie
- intraarterielle Lyse
  - Kontraindikationen: größerer demarkierter Kleinhirninfarkt, Komadauer >3 h, Tetraplegiedauer >6 h
  - ggf. in Kombination mit Stentanlage
  - Ergebnisse: Rekanalisation 60%, Mortalität 60%, bei Überleben und Rekanalisation 2/3 gute Prognose, Blutung 6%
- intravenöse Lyse (falls kein zeitnaher Beginn der intraarteriellen Lyse möglich)
  - Ergebnisse: Rekanalisation 50%, Mortalität 40%, schwere Behinderung 20%, Wiedererlangen von Unabhängigkeit 20%, annähernd komplette Rehabilitation 20%
- ggf. »bridging«, Glycoprotein-IIa/IIIb-Antagonisten, Vollheparinisierung 24 h nach Lyse

Prognose
- unbehandelt: Mortalität 90%

1.2.3 Akute hypertensive Enzephalopathie

- neurologische und/oder psychiatrischer Symptome bei RR >220/110 mmHg
- Blutdruckanstieg führt zu Blut-Hirn-Schrankenstörung mit multifokaler Permeabilitätsstörung

Klinik
- Kopfschmerzen
- Verwirrtheit
- Vigilanzschwankungen
- fluktuierende Fokalneurologie (insbesondere Sehstörungen)
- Krampfanfälle

Differenzialdiagnose
- vertebrobasiläre Ischämie
- reversible posteriore Leukenzephalopathie (▶ Abschn. 1.2.4)
- Hyperperfusionssyndrom nach Carotis-TEA oder Stentanlage

Diagnostik
- Zusatzdiagnostik der Wahl: CMRT, Doppler-/Duplexsonographie

Therapie
- konsequente Blutdrucksenkung
- ggf. konservative Hirndrucktherapie

1.2.4 Reversible posteriore Leukenzephalopathie (RPLS)

- seltene Komplikation bei Eklampsie, renaler Hypertonie, Immunsuppression, im weitesten Sinn bei intensivpflichtigen, schwerwiegenden Erkrankungen

Pathomechanismus
- unklar, mutmaßlich »capillary-leak« und/oder hypertensiv induzierter Vasospasmus
- die Aa. cerebri posteriores scheinen bei geringerer sympathischer Innervation Loci minores resistentiae zu sein

Klinik
- Kopfschmerzen
- Verwirrtheit
- Vigilanzschwankungen
- Krampfanfälle
- Sehstörungen

Diagnostik
- Zusatzdiagnostik der Wahl: CMRT

Differenzialdiagnose
- bilaterale Infarkte der Aa. cerebri posteriores
- Sinusvenenthrombose

Therapie
- konsequente Blutdrucksenkung

Verlauf
- häufig Spontanremission innerhalb von 2 Wochen, aber auch sekundäre Insulte möglich

1.2.5 Subclavian-Steal-Syndrom

- Vertebrobasiläre Minderdurchblutung durch Stenose des proximalen Segments der A. subclava (linkseitig) bzw. des Truncus brachiocephalicus (rechtsseitig)

Klinik
- zentral: Schwindel, Synkopen (ggf. Hirnstammausfälle) bei Armarbeit
- peripher: Ermüdbarkeit, belastungsabhängige Schmerzen
- bei A.-mammaria-interna-Bypass: Angina-pectoris-Symptomatik (»coronary subclavian steal«)

Diagnostik
- Zusatzdiagnostik:
  - Doppler-/Duplexsonographie mit Oberarmkompression/-dekompression-Test zur Graduierung des Steal-Effekts

- ergänzende angiographische Darstellung (computertomographisch [CTA], magnetresonanztomografisch [3 Tesla], [MRA], konventionell [digitale Substraktionsangiographie CDSA])

Therapie
- stentgeschützte Katheterdilatation
- Carotis-Subclavia-Bypass
- **Cave** Keine prophylaktische Therapie

1.2.6 Carotisdissektion

Ätiologie
- spontan (2/3)
- fibromuskuläre Dysplasie (bis zu 15%)
- Erkrankungen des Bindegewebes (Marfan, Ehlers-Danlos)
- traumatisch (Verkehrsunfälle, Sportunfälle)

Lokalisation
- meist distale A. carotis interna in Höhe HWK2
- gelegentlich bilateral

Klinik
- einseitige Schmerzen im Gefäßverlauf (Carotidodynie) mit Projektionsschmerz (fazial, orbital, temporoparietal)
- Horner-Syndrom
- kaudale Hirnnervenausfälle
- **Cave** Selten Subarachnoidalblutung durch Ruptur intradural dissezierender Aneurysmata, dann Antikoagulation kontraindiziert

Diagnostik
- Zusatzdiagnostik:
    - Duplexsonographie der Hals-/Kopfgefäße, MRT/MRA (u. a. Darstellung des charakteristischen Wandhämatoms)
    - ggf. Angiographie, Nierenarterienduplexsonographie, Hautbiopsie

Therapie
- Akutphase:
    - bei sekundärer Ischämie systemische oder lokale Lyse möglich
    - ggf. vorübergehende induzierte Hypertension
- Sekundärprävention (empirisch, nicht durch Studien gesichert):
    - Vollheparinisierung, im Verlauf Marcumar (Dauer: 3–24 Monate, bis zum Abschluss der Rekanalisation), danach Dauerbehandlung mit ASS
    - **Cave** Keine Überlegenheit der Antikoagulation gegenüber Thrombozytenaggregationshemmung belegt

1.2.7 Vertebralisdissektion

- Prädisposition:
  - übergewichtige Frauen
  - in der Regel jüngeres Erwachsenenalter
  - chiropraktische Manöver
  - fibromuskuläre Dysplasie
  - Kollagenvernetzungsstörungen
- Lokalisation: an den Übergangen zwischen fixierten und unfixierten Gefäßverlaufen (Foramen transversarium HWK 6, Atlasschlinge, Duradurchtritt)

Klinik

- einseitiger Nackenschmerz mit Ausstrahlung in den Arm und/oder nach okzipital
- vertebrobasiläre Ischämien (z. B. Wallenberg-Syndrom)
- Wurzelläsionen (meist C5-/C6-Läsion, charakteristischerweise rein motorisch)
- **Cave** Selten Auslöser von Subarachnoidalblutungen und spinalen Ischämien

Therapie

- im Zweifelsfall Antikoagulation

1.2.8 Fibromuskuläre Dysplasie

- Angiopathie der mittleren Gefäße, v. a. bei Frauen im gebärfähigen Alter
- nichtarteriosklerotische, nichtentzündliche multifokale Gefäßdysplasie
- Assoziationen: Hypertonie, Migräne, intrakranielle Aneurysmata, zervikale Dissektion

Klinik

- durch Dissekate:
  - Kopf-/Halsschmerzen
  - zerebrale Ischämien
  - Hörverlust
  - Horner-Syndrom

Diagnostik

- Duplexsonographie der Halsgefäße
- CMRT u. MRA
- ggf. DSA

Therapie

- Akuttherapie der zerebralen Ischämien
- symptomatische Therapie wie bei Dissektionen
- ggf. endoluminale Dilatation/Veneninterponat
- stentgeschützte Angioplastie

1.2.9 Moya-Moya-Erkrankung

- progrediente Stenosierung und Okklusion zerebraler Gefäße, insbesondere des Circulus Willisii, mit Ausbildung netzartiger Kollateralkreisläute
- ❗ **Cave** Häufigste Ursache bilateraler nichtarteriosklerotischer distaler Verschlüsse der Aa. carotis internae

Pathophysiologie
- Intimaproliferation unklarer Ätiologie
- ca. 10% genetisch-familiär
- Assoziation zu folgenden Erkrankungen:
  - immunologisch: Autoimmunthyreoiditis
  - infektiös: Leptospirose, Tuberkulose
  - hämatologisch: Fanconi-Anämie, Sichelzellanämie, Lupus-Antikoagulans
  - kongenital: Down-Syndrom
  - vaskulär: Arteriosklerose, fibromuskuläre Dysplasie
- Assoziation zu Bestrahlungen
- Verlauf
  - juvenil: rasch progredient mit zerebralen Ischämien, Mortalität 4%
  - adult: langsam progedient mit kognitivem Abbau, häufig Blutungen, Mortalität 10%

Diagnostik
- Zusatzdiagnostik: CMRT, MRA, DSA

Differenzialdiagnose
- Vaskulitis
- Strahlenangiopathie
- Arteriosklerose

Therapie
- Sekundärtherapie nach Ischämie
  - medikamentös:
    - initial Antikoagulation
    - aufgrund des Blutungsrisikos im Verlauf eher Thrombozytenaggregationshemmer
  - operativ:
    - direkte und/oder indirekte Bypässe: superficial temporal artery-middle cerebral artery anastomosis (STA-MCA), encephaloduroarteriosynangiosis (EDAS), encephaloduroarteriomyo-synangiosis (EDAMS)

1.2.10 CADASIL (cerebral autosomal dominant arteriopathy with subcortical infarcts and leukoencephalopathy)

- generalisierte nichtarteriosklerotische, nichtkongophile Angiopathie der kleinen und mittleren Gefäße
- ❶ Cave CADASIL trägt zu 1% aller jugendlichen Schlaganfälle bei und ist die Ursache bei 10% aller rezidivierenden Infarkte

Diagnostik

- Diagnostische Kriterien:
  - wahrscheinlich:
    - <50. Lebensjahr
    - keine zerebrovaskulären Risikofaktoren
    - positive Familienanamnese
    - passender MRT-Befund
    - neurologische Symptome (◘ Tabelle)
  - sicher:
    - zusätzlich Mutation im Notch3-Gen und/oder positive Hautbiopsie

Stadieneinteilung von CADASIL

Stadium	Alter	Klinik
I	20–40	Migräneepisoden subkortikale MRT-Läsionen
II	40–60	insultartige Episoden affektive Störung konfluierende Marklager-/Basalganglienläsionen
III	60–80	subkortikale Demenz Pseudobulbärparalyse Leukenzephalopathie

Diagnostik

- Zusatzdiagnostik:
  - MRT: großflächige Signalintensitäten (T2- bzw. Protonenwichtung), v. a. im anterioren Anteil des Temporallappens sowie den periventrikulären Anteilen des Okzipitallappens
  - Hautbiopsie
  - Genanalyse: Notch3-Gen
- ❶ Cave Hohe Rate von Angiographiekomplikationen

Therapie

- symptomatisch
- ASS
- keine Sumatriptane (eher Betablocker)

1.2.11 Vaskulitiden

- neurologische Symptome
    - zentral:
        - Kopfschmerzen
        - multifokale Ausfälle
        - Enzephalopathie
    - peripher:
        - Mononeuritis multiplex

Systematik der Vaskulitiden			
Gefäßgröße		Granulomatös	Nichtgranulomatös
Groß		Riesenzellarteriitiden Arteriitis cranialis Takayasu-Arteriitis	
Mittel			Polyarteriitis nodosa (+/- HBV-Infektion) Kawasaki-Erkrankung
Klein	ANCA-positiv (c/p)	Wegener-Granulomatose (c) Churg-Strauss (c)	mikroskopische Polyangiitis (p)
	Immunkomplex		Hypersensitivitätsvaskulitiden: – Kryoglobulinämie – kutane leukozytoklastische Vaskulitis – Schönlein-Henoch-Purpura – Behçet-Syndrom

Klinik

- Befunde, die auf eine Vaskulitis hinweisen:
    - **Gesicht:** Deformierung der Nase (Sattelnase), rote Augen (Episkleritis) blutiger Schnupfen
    - **renal:** Proteinurie, Ödeme, Oligurie
    - **pulmonal:** obstruktive Lungensymptome (Asthma bronchiale)
    - **Haut:** Purpura, Erythema nodosum, Nagelfalznekrosen, Ulzerationen, Raynaud-Symptomatik

Diagnostik

- neurologisch: CMRT, Duplexsonographie, EEG, Liquor
- kardiologisch: EKG, TTE
- nephrologisch: Urinstatus, Kreatininclearance, Proteinurie
- internistisch: Oberbauchsonographie, Thorax-CT
- Labor: u. a. BSG, CRP, Differenzialblutbild, Complement, Serumelektrophorese, RF, ANA, SS-A, SS-B, c- und p-ANCA, Antiphospholipid-Ak, Lupus-Antikoagulans, Immunfixation, Drogen-Screening, Blutkulturen, Serologie (Lues, Borrelien, HIV, HBC, HCV)
- obligat: gezielte Biopsie inkl. Bakteriologie (säurefeste Stäbchen, PCR auf Mykobakterien, Bakterien, Pilze, Viren)

Differenzialdiagnose
- Small-Vessel-Vaskulitiden
  - infektiös:
    - viral (Retroviren, HBV, HCV, VZV, CMV)
    - bakteriell (Borrelien)
- neoplastisch: lymphoproliferative Erkrankungen
- paraneoplastisch
- medikamentös: Penicillamin, Tacrolimus
- toxisch: Heroin, Kokain, Amphetamin

Therapie
- Therapie der Wahl: Prednisolon 1 mg/kg/d und Cyclophosphamid (zumeist Pulstherapie)
- Refraktärität: Plasmapherese, Rituximab
- Intervalltherapie (nach Remission): Mycophenolat, Metothrexat, Azathioprin
- bei Hepatits-assoziierter Panarteriitis nodosa: Cortison niedrig dosiert und Virustatika (IFN-α, Vidarabin)

1.2.12 Spontane supratentorielle intrakranielle Blutungen

- 15% aller Schlaganfälle
- Risikofaktoren
  - Hypertonie
  - Alter
  - Mikroangiopathie
  - zerebrale Amyloidangiopathie
  - erhöhter Alkoholkonsum
  - Nikotinabusus
  - Übergewicht
  - Serumcholesterin <150 mg/dl
  - sekundär:
    - Antikoagulation
    - Gerinnungsstörung
    - Einblutung bei Ischämie/Sinusvenenthrombose/Tumor
    - vaskuläre Malformation
    - Vaskulitis
    - Drogen
    - Eklampsie
    - RPLS (*reversible posterior leukoencephalopathy syndrome*)

Häufigste altersabhängige Ursachen von spontanen supratentoriellen Blutungen		
Alter (Jahre)	Ätiologie	Lokalisation
<40	arteriovenöse Malformationen	Stammganglien
40–70	essentielle arterielle Hypertonie	Stammganglien, loco typico
>70	zerebrale Amyloidangopathie	Marklager (lobär)

Pathophysiologie
- direkte Gewebeschädigung
- sekundäre Ischämie
- Hirnödem
- ❗ Cave 30% relatives Blutungswachstum in den ersten 6 Stunden

Klinik
- akut einsetzende Fokalneurologie mit früher Verschlechterung
- Zeichen erhöhten Hirndrucks
- Krampfanfälle

Diagnostik
- CCT zur Lokalisation u. Abschätzung der Blutungsgröße (3 cm, ⌀ = 20 ml; 4,5 cm, ⌀ 50 ml)
- CMRT zur Einschätzung des Blutungsalters und der Ätiologie, häufig erst im Verlauf bzw. nach Resorption der Blutung
- Labor: Gerinnungsstatus (erweitert: Faktor I, VII, VIII, IX, XIII)
- intraarterielle Angiographie (DSA):
    - sofort bei V. a. Aneurysmablutung, arteriovenöse Malformation oder Sinusvenenthrombose
    - nach 6–8 Wochen bei unklarer Blutung (insbesondere junge, normotensive Patienten)
- Drogenscreening

Therapie
- **bei allen Patienten:**
    - RR-Kontrolle (Hypertoniker <190/90, Nichthypertoniker <140/80 mmHg) (Ebrantil, Clonidin, Sedierung)
    - Krampfprophylaxe (nach 1. Krampf, bei Sinusvenenthrombose ggf. prophylaktisch)
    - Analgesie (Pethidin)
    - Low-dose-Heparinisierung ab Tag 1 möglich
- **bei soporösen/komatösen Patienten**
    - Ventrikeldrainage
    - ggf. intraventrikuläre bzw. intrahämatomale Lyse
    - Hirndruckbehandlung
- **bei Blutungen unter Antikoagulation:**
    - PPSB bzw. FFP + Vitamin K
- **Kraniektomie (GCS 10–6):**
    - Indikation:
        - Aneurysmaruptur mit Marklagerblutungen
        - Angiomblutung bei Verschlechterung
        - zerebelläre Blutung >3 cm
        - junge Patienten mit lobärer Blutung und Verschlechterung
    - Zeitpunkt: Übergang von Somnolenz zum Sopor, Trend früh (8 h), ❗ **Cave** Ultrafrühe Kraniektomie (<4 h) schlechtes Outcome wegen Nachblutungen

Eigene Notizen

weitere Verfahren:
- endoskopisches Absaugen
- stereotaktische Aspiration

Komplikationen
- Erbrechen mit Aspiration
- Hirnödem
- Nachblutung
- Verschlusshydrozephalus

Prognose

Prognose			
Parameter	Einzel-bewertung (Pkt.)	Auswertung	
		Gesamt-bewertung (Pkt.)	Letalität (in %)
GCS 3–4	2	0	0
GCS 5–12	1		
GCS >12	0		
Volumen der Blutung ≥30 ml	1	1	13
Ventrikeleinbruch	1	2	26
Infratentorielle Läsion	1	3	72
Alter ≥80 Jahre	1	4	97
GCS = Glasgow Coma Scale (▶ Kap. 7.2)			

1.2.13 Spontane infratentorielle intrakranielle Blutung

- Einteilung in 3 Stadien (◘ Tabelle)

Stadieneinteilung	
Stadium	Klinik
I	wach, zerebelläre Symptome, einseitige VI-Läsion, einseitige Pyramidenbahnläsion
II	fluktuierende Vigilanz, bilaterale Hirnstammausfälle oder Pyramidenbahnläsion, Pupillenstörung
III	komatös, Strecksynergismen

Therapie

- Kleinhirnblutung
    - Stadium I, Größe 20 ml: konservativ
    - Stadium II oder Größe >20 ml: externe Liquordrainage, ggf. Entlastung
    - Stadium III: Entlastung nur bei kurzer Komadauer
- Mittelhirn/Ponsblutung: konservativ, ggf. Liquordrainage

1.2.14 Zerebrale Amyloidangiopathie (CAA)

- häufigste Ursache des Lobärhämatoms bei älteren Patienten
- 30% der Patienten entwickeln eine Demenz
- Gefäßlumeneinengung führt zur Hypoperfusion mit Leukenzephalopathie
- Wandnekrosen/Aneurysmen führen zu (Mikro-)Blutungen
- Assoziation
    - Demenz vom Alzheimer-Typ
    - zerebrale Vaskulitis

Diagnostik

- diagnostische Kriterien:
    - möglich: singuläre Blutung loco typico
    - wahrscheinlich: multiple lobäre kortikosubkortikale Blutungen, Alter >55 Jahre
    - gesichert: Autopsie
- Zusatzdiagnostik:
    - MRT T2*

1.3 Hirnvenen- und Sinusvenenthrombose

1.3.1 Aseptische Sinusvenenthrombose

Epidemiologie

- Alter: 20–30. Lebensjahr
- Geschlechtsverteilung: w:m = 5:1
- Inzidenz: 1/100 000

Prädisposition

- **hormonell:** Kontrazeption, Schwangerschaft, Hormontherapie, Wochenbett
- **Thrombophilie:** Faktor II-, -V-Mutation, AT III Mangel, Protein S/C Mangel, Faktor-VIII-Erhöhung, Hyperhomozysteinämie, Antiphospholipid-Ak-Syndrom
- **hyperkoagulative Zustände:** Polyglobulie, lokale Infektionen, Lues, Vaskulitis, Morbus Behçet, Trauma, OP

Eigene Notizen

Pathophysiologie
- Lokalisation >70% Sinus sagitalis superior und Sinus transversus, parenchymale Diapedeseblutung, >50% erhöhter intrakranieller Druck

Klinik
- Beginn: 1/3 akut (Krampfanfall/Fokalneurologie), 1/3 subakut (<4 Wochen), 1/3 chronische Kopfschmerzen (70% Initialsymptom)
- Krampfanfall, häufig mit Toddsche-Lähmung
- ❗ Cave Selten perakuter Kopfschmerz (DD Subarachnoidalblutung)
- Fokalneurologie
- Vigilanzminderung und Psychosyndrom
- fakultativ: Meningismus, Stauungspapillen, Exophthalmus

Diagnostik
- Labor
  - D-Dimere >500 mg/l (innerhalb der ersten 14 Tage Sensitivität 97%, Spezifität 91%)
  - Entzündungszeichen
  - Vaskulitis-Screening
  - Gerinnungsdiagnostik
- MRT/MRA (inkl. venöse MRA; initial Thrombus T1 isotens, T2 hypotens, nach 2–3 d signalreich in T1- u. T2-Wichtung)
- DSA (ggf. Nachweis kortikaler Thromben/Brückenvenenthromben)
- transkranielle Doppler-/Duplexsonographie (evtl. Verlaufsbeurteilung)
- Liquor (unauffällig bei 50%, erhöhter Druck bei >50%), Pleozytose bei 25%, blutig bei 10%)

Differenzialdiagnose
- hämorrhagischer Infarkt
- Enzephalitis
- Raumforderung
- Pseudotumor cerebri
- Hirnödem

Therapie
- Vollheparinisierung, bei fehlender Wirksamkeit ggf. ATIII-Mangel suchen
- ggf. lokale Mikrokatheter-Lyse mit rtPA (+ Vollheparinisierung)
- Hirndrucktherapie (→ Heparinisierung, Osmotherapie, Liquordrainage)
- Anfallsprophylaxe (in Abhängigkeit von der Parenchymläsion ggf. auch prophylaktisch)
- Analgesie
- Sekundärprophylaxe: überlappende Marcumarisierung

Prognose
- Erholung: 80–90%
- schlechte Prognose bei Thrombose tiefer Venen (schlechte Kollateralmöglichkeiten)
- ca. 10% Rezidive (fast ausschließlich im 1. Jahr)

1.3.2 Septische Sinusvenenthrombose

- Ursache: Meningitis, Z. n. OP/Entzündung im HNO-Bereich, Schädel-Hirn-Trauma
- Lokalisation: v. a. Sinus cavernosus (Gesichtsinfektionen), Sinus petrosus (Ohrinfektion)

Klinik
- Fieber
- Chemosis
- Exophthalmus
- Hirnnervenausfälle

Diagnostik
- Zusatzdiagnostik: u. a. CT inkl. Knochenfenster

Therapie
- Vollheparinisierung
- Antibiose (zunächst empirisch: Claforan, Dicloxacillin und Clont)
- Sanierung des Eintrittsfokus

1.4 Aneurysmatische und nichtaneurysmatische zerebrale Gefäßfehlbildungen

1.4.1 Zerebrale Aneurysmata

- Vorkommen
    - unselektioniert (Autopsie/Angiographie): 4–6%
    - familiär (aneurysmatische Subarachnoidalblutung bei ≥2 Mitgliedern): 10–20%
    - ❗ **Cave** Multiple Aneurysmata bei >20% der Patienten mit Subarachnoidalblutung
- Lokalisationen (in absteigender Häufigkeit)
    - A. communicans anterior
    - distale A. carotis interna
    - A. cerebri media
    - A. cerebri anterior
    - A. basilaris
    - A. vertebralis

Diagnostik
- DSA, CTA (Sensitivität 96%)
- MRA (Sensitivität 94%)

Therapie
- interdisziplinär, wenn anatomisch möglich bevorzugt Coiling

Eigene Notizen

Blutungsrisiko zerebraler Aneurysmata		
Stromgebiet	Größe (mm)	Kumulatives 5-Jahres-Rupturrisiko
Vorderes Stromgebiet	<7 7–12 13–24 >24	0 2,6 14,5 40
Kavernöser Abschnitt der A. carotis interna	<13 13–24 >24	0 3 6,4
Hinteres Stromgebiet	<7 7–12 13–24 >24	2,5 14,5 18,4 50
weitere Risikofaktoren	weibliches Geschlecht: Rupturrisiko mal 2 Rauchen: Rupturrisiko mal 3–10 Hypertonie starker Alkoholkonsum	

1.4.2 Nichtaneurysmatische zerebrale Gefäßfehlbildungen

Übersicht			
Anomalie	Pathologie	Lokalisation	Blutungsrisiko/Jahr
AVM (4% aller intrazerebralen Blutungen, 1% der Epilepsien)	Gefäßknäuel (Nidus) mit erweiterten arteriellen und venösen Gefäßen	parenchymal (>60%), subarachnoidal (20%), ventrikulär (<10%)	2–4% (Mortalität 10–30%) Rezidiv 10%
Kavernom	beerenartige Ansammlung von dilatierten Gefäßräumen, keine glatte Muskulatur, häufig umgebende Hämosiderinablagerung, keine Differenzierung zwischen arteriell und venös	supratentoriell (90%)	0,5% Rezidiv 4,5 %
Kapilläres Angiom (15%)	tumorartige Gefäßfehlbildung mit direkter arteriovenöser Verbindung	Marklager, meist Pons	kein erhöhtes Risiko
DVA (>60%)	dünnwandige Vene ohne Muskelschicht (Caput medusae), ohne Umgebungsreaktion	frontoparietales Marklager, Kleinhirn, Hirnstamm	0,22% (**Cave** 30% Assoziation mit Kavernomen)
Durale AVM	Vergrößerung von physiologisch vorhandenen Mikrofisteln	vordere Schädelgrube, Sinus cavernosus, Tentorum, Sinus transversus	2%
AVM: arteriovenöse Malformation; DVA: development venous anormaly/venöses Angiom			

Arteriovenöse Malformation (AVM)

- Klassifikation der AVM nach Spetzler u. Martin (◘ Tabelle)

Graduierung (1–5) der OP-Komplikationsrate (Summe der Punkte entspricht Grad 1–Spetzler)			
Größe	<3 cm (1 Punkt)	3–6 cm (2 Punkte)	>6 cm (3 Punkte)
Lage	eloquent (1 Punkt)		nicht eloquent (0 Punkte)
venöse Drainage	tief (1 Punkt)		oberflächlich (0 Punkte)

Klinik
- Blutungen, Ischämien (Steal-Effekt)
- Krampfanfälle (20–30%)

Diagnostik
- Zusatzdiagnostik
  - MRT/MRA
  - DSA
- ❗ Cave In der Frühphase nach intrazerebraler Blutung können kleine AVM durch die Blutung maskiert werden

Therapie
- inzidentelle AVM: unklar
- symptomatische AVM
  - Operation/Embolisation
  - Bestrahlung bei nichtoperablen/embolisierbaren AVM und Nidusvolumen <10 cm³, ❗ Cave Bei AVM-Lokalisation in den Stammganglien- oder im Hirnstamm, großen AVM der Hemisphären oder des Kleinhirns Bestrahlung eher keine Option; Wirkeintritt erst nach 18 Monaten
- alle anderen AVM: palliative Embolisation (Flussreduktion)

Kavernome

- Diagnose mittels MRT
- ❗ Cave In der DSA meist keine Darstellung der pathologischen Gefäße

Therapie
- OP bei symptomatischen, gut zugänglichen Kavernomen (Risikoabwägung bei relativ gutem Spontanverlauf)

Venöses Angiom (developmental venous anomaly, DVA)
Klinik
- isoliertes venöses Angiom
- oligosymptomatisch
- >60% asymptomatisch

Therapie
- OP nur bei Blutung, ❗ **Cave** Schonung der drainierenden Vene

Durale arteriovenöse Malformation (AVM)
- angiographischen Klassifikation (◘ Tabelle)

\multicolumn{3}{l}{Angiographische Klassifikation der duralen AVM}		
Stadium	Drainagekonstellation	Blutungsrisiko
I	in Hauptsinus, anterograder Fluss	niedrig
IIA	in Hauptsinus, Reflux in Sinus	niedrig
IIB	in Hauptsinus, Reflux in kortikale Vene	10%
III	direkte kortikale venöse Drainage ohne venöse Ektasie	
IV	direkte kortikale venöse Drainage mit venöse Ektasie	65 %
V	mit spinaler venöser Drainage	50%

Klinik
- **vordere Schädelgrube**
  - Blutungen (intrakranielle Parenchymblutung > Subarachnoidalblutung)
- **Sinus cavernosus**
  - Exophthalmus
  - Hirnnervenausfälle
  - konjunktivale Injektionen
  - Visusstörung
  - Stauungspapille
  - pulsierender Tinnitus
- **Sinus transversus**
  - pulsierender Tinnitus
  - Kopfschmerzen
  - intrakranielle Parenchymblutung
  - Ischämie
  - Visusverlust
  - selten Hirnnervenausfälle
- **alle Lokalisationen**
  - Hydrocephalus malresorptivus
  - sehr selten Herzinsuffizienz

Diagnostik
- Zusatzdiagnostik
  - Angiographie (arterieller Zufluss, venöse Drainage)
  - ❗ **Cave** Auskultatorische Strömungsgeräusche am Kranium

Therapie
- Indikation: Drainage in kortikale Venen, Leidensdruck, großes Shuntvolumen, Progredienz (Größe und/der Symptome)
- Methodik: endovaskulär mit und ohne offener Ligatur

1.5 Nichttraumatische Subarachnoidalblutungen (SAB)

1.5.1 Nichttraumatische aneurysmatische SAB

- Erkrankungsalter: 50.–60. Lebensjahr
- Lokalisation (in absteigender Häufigkeit)
    - R. communicans anterior u. A. cerebri anterior
    - distale A. carotis interna
    - A. cerebri media
    - vertebrobasilär

Klinik
- Prodromi: bis zu 50% »warning leaks« (ungewohnte Kopfschmerzen Stunden bis Tage vor dem Ereignis)
- Auftreten: 1/3 Anstrengung, 1/3 Tagesaktivitäten, 1/3 Schlaf
- Vernichtungskopfschmerzen mit und ohne Meningismus
- ggf. Schulter-/Rücken- oder lumboischialgiforme Schmerzen, (transiente)
- Bewusstseinsstörung
- fokale Ausfälle (HN III)
- Krampfanfälle
- intraokuläre Blutung, Glaskörperblutung (Terson-Syndrom)
- vegetative Symptome:
    - Erbrechen
    - Übelkeit
    - RR-Anstieg
    - Fieber
    - Herzrhythmusstörungen
- Stadieneinteilung zum Schweregrad der Blutung (❒ Tabelle)

Diagnostik
- CCT (inkl. CTA): Diagnose/Nein → Lumbalpunktion: Blut/nein → ggf. andere Ursache
- CCT
    - Blutnachweis (basale Zisternen, Sylvi-Fissur, Interhemisphärenspalt, präpontin, interpedunkulär, ICB)? Ventrikelaufstau? Hirnödem? Infarkt?
    - Sensitivität: Tag: 1 >90%; Tag 3: 80%; Tag 7: 50%
- ❗ Cave Unauffälliges CCT schließt eine SAB nicht aus
- MRT
    - subakut Methode der Wahl (v. a. T2*-Sequenz)

Eigene Notizen

Stadieneinteilung

H&H	Asymptotisch Unrupturiert	KS	Meningismus	HN-Ausfälle	Andere fokale Defizite	Vigilanz	WFNS (GCS + motorisches Defizit)
0	+						–
1		+	+				I
2		++	++	+			II
3					+	Somnolenz	III
4					++	Sopor	IV
5					Dezerebration	Koma	V

H & H: Hunt & Hess; WFNS: World Federation of Neurological Surgeons Grading System for Subarachonidal Hemorrhage; KS: Kopfschmerzen, HN: Hirnnerven

- Liquoruntersuchung
  - wasserklarer Liquor schließt SAB <14 Tagen aus
  - Alter der Blutung: Xanthochromie: >2 h, Siderophagen >4 Tage
- transkranielle Dopplersonographie (TCD)
  - Vasospasmusnachweis (frühestens nach 3 d)
- selektive i. a. Angiographie (DSA)
  - frühzeitig <72 h, Darstellung aller Gefäße (DD multiples Aneurysmata), ggf. auch Darstellung der Spinalarterien, ggf. Reangiographie
  - ❶ Cave Im Zeitalter der modernen Bildgebungsmöglichkeiten (3-Tesla-MRT) rückt die invasive angiographische Diagnostik zunehmend in den Hintergrund

Differenzialdiagnose

- Migräne
- Spannungskopfschmerz
- intrazerebrale Blutung
- Sinusvenenthrombose
- Meningitis
- traumatische SAB

Therapie

- Ziele
  - frühzeitige Intervention zur Vermeidung von Rezidivblutungen und vor Vasospasmusphase
  - Schaffung von Voraussetzungen für eine evtl. Vasospasmustherapie
- Zeitpunkte
  - keine Vasospasmen
    - WFNS I°–III°: Frühintervention (<72 h)
    - WFNS IV°–V°: nicht eindeutig → Liquordrainage → Besserung: Frühintervention; keine Besserung: Überwachung bis WFNS III°

1.5 · Nichttraumatische Subarachnoidalblutungen (SAB)

- subkritische Vasospasmen
  - WFNS I°–IV°: frühes Coiling bei Vasospasmuszunahme oder hohem Rezidivblutungsrisiko
- kritische Vasospasmen
  - WFNS I°–IV°: frühes Coiling, insbesondere bei Notwendigkeit für Triple-H-Therapie (hypertensive, hypervolämische Hämodilution)
  - WFNS IV°–V°: Spätintervention (Tage 10–12)

Verschlussmethoden		
	Clipping	**Coiling**
Einsatz	– prinzipiell für alle zugänglichen Aneurysmata geeignet – erschwert im hinteren Kreislauf – keine Anwendung para/infraklinoidal, da unzugänglich	– im vorderen und hinteren Stromgebiet – definierter Aneurysmahals – eingeschränkt bei Gefäßabgängen aus Arteriensack (ggf. Stent-geschützte Embolisation)
Erfolgsrate	85–90% (10% inkomplett)	50% (30% inkomplett)
Rezidivblutungsrate	10%	8%
Prognoserelevante periprozedurale Komplikationen	5–20%	5%

Komplikationen

- Nachblutung (nicht therapiert) Hydrozephalus
- Vasospasmen (▶ Abschn. 1.5.3)
- Elektrolytstörungen, insbesondere Na (SIADH, zentrales Salzverlustsyndrom)
- Herzrhythmusstörungen
- intrakranielle Blutungen
- Krampfanfälle
- Blutdruckkrisen
- neurogenes Lungenödem
- Glaskörpereinblutung

Prognose

- akute Letalität bis 20%
- abhängig von initialer Vigilanzstörung, Alter, Größe, Lokalisation

1.5.2 Nichtaneurysmatische SAB

- SAB ohne Aneurysmanachweis nach kompletter Angiographie
- Typen
  - **perimesenzephal** (60%) (präpontin, interpedunkular): wahrscheinlich venös, meist benigne, asymptomatischer Hydrozephalus (20%), bei auftretendem Vasospamus eher aneurysmatische Genese

- Therapie: rasche Mobilisierung
- Rezidivblutungsrisiko sehr gering
- **nichtperimesenzephal** (30%): kleine, teilthrombosierte Aneurysmen, AVM, Durafisteln, Sinusvenenthrombose, spinale AVM, Tumore
- bei Annahme eines bestehenden Aneurysmas: Re-Angiographie
- **sonstige:** Dissektion intraduraler Gefäße, mykotische Aneurysmen, traumatisch
- ergänzende Angiographie (A. carotis externa, oberes Halsmark), ggf. spinales MRT, Suche nach einer Sinusvenenthrombose (SVT) oder nichtaneurysmatischen Ursachen

1.5.3 Vasospasmen

- Inzidenz: 10–40% der Subarachnoidalblutungen
- Verlauf:
    - Beginn nach dem 3. Tag
    - Maximum Tage 8–11
    - Dauer 21–28 (40) Tage
- Bindung von NO-durch Oxyhämoglobin führt zu Transmitterdysbalance
- Risikofaktoren
    - Blutmenge (CCT) korreliert mit Schweregrad der Vasospasmen
    - ältere bzw. gefäßkranke Patienten mit verminderter Gefäßreserve
    - Hyponatriämie
    - Hypovolämie
    - Antihypertensiva

Klinik
- verzögerte neurologische Defizite mit Vigilanzminderung
- Psychosyndrom
- Krampfanfälle
- subfebrile Temperaturen

Diagnostik
- Zusatzdiagnostik: TCD
- Bewertung der maximalen Dopplerfrequenz in der Praxis
    - >50 Jahre: >2 kHz subkritisch, >3 kHz kritisch
    - <50 Jahre: >3 kHz subkritisch, >4 kHz kritisch
    - ❗ Cave Hyperperfusion (Ratio ACM/ACI), intrakranielle Druckerhöhung, Zunahme der Pulsatilität korreliert enger mit Verschlechterung als die Höhe der Dopplerfrequenz

Therapie
- **SAB ohne Spasmen**
    - prophylaktische Nimodipingabe

- stabile subkritische Vasospasmen
  - Bettruhe
  - Nimodipingabe (6×60 mg p. o.), ❶ **Cave** Kontraindikationen: ausgeprägtes Hirnödem, Hirndruck, schwerer Leberschaden
  - Blutdruck-Monitoring (Ziel hochnormal bis leicht hyperton)
- zunehmende Vasospasmen oder kritische Vasospasmen bei stabiler Klinik
  - Nimpodin über ZVK 1 mg/h bei RR >190/110 mmHg, ggf. Erhöhung auf 2 mg/h (empirisch)
- kritische Vasospasmen und progrediente Klinik
  - Triple-H-Therapie (hypertensive, hypervolämische Hämodilution)
- kritische Vasospasmen bei Triple-H-Refraktärität
  - endovaskuläre perkutane transluminale Angioplastie (lokale im Allgemeinen medikamentöse Spasmolyse Papaverin, Nimodipin

1.6 Spinale Durchblutungsstörungen

1.6.1 Akute spinale Ischämie (akute Myelomalazie)

Gefäße
- A. spinalis anterior, Zufluss: Aa. vertebrales, A. radicularis magna
- Aa. spinalis posteriores, Zufluss: PICA, Aa. vertebrales, A. radicularis magna

Stromgebiete
- zervikal bis mittleres Halsmark: Aa. vertebrales
- thorakal bis Th4: Segmentarterien C6/7
- lumbal: A. radicularis magna

Ursachen
- A. abdominalis: Aneurysma, luetische Arteriitis, Thrombose, OP
- systemisch: RR-Abfall, Anämie, Embolien
- Verschluss einer Radikulararterie: iatrogen (Katheter), thrombotisch
- Angiodysgenetische Myelomalazie: venöse Kongestion (spinale AVM)
- weitere: Dissektion der A. vertebralis, kardioembolisch, Bestrahlung, Mikroangiopathie, mechanische Kompression (BSV, Tumor, Trauma (u. a. chiropraktisch), toxisch-allergisch (KM), fibrocartilaginäre Embolie (retrograder Transport von Emboli aus BSV)

Klinik
- initial gürtelförmige Schmerzen (❶ **Cave** Oft langsamer als zerebral)
- Spinalis anterior-Syndrom: dissoziierte Sensibilitätsstörung (erhaltene Tiefensensibilität, gestörtes Schmerz- und Temperaturempfinden), initial schlaffe dann spastische Parese, Spinkterstörung
- Spinalis posterior-Syndrom: Hinterstrangssymptomatik, erhaltene Kraft
- A. sulcocommissuralis: halbseitiges Spinalis anterior-Syndrom
- A. radicularis magna: kompletter thorakaler Querschnitt

Eigene Notizen

Therapie
- Beseitigung der Ursache, RR-Kontrolle

1.6.2 Spinale (AV-)Malformation

- dural
  - langsam progredient aufsteigende Querschnittssymptomatik
- perimedullär
  - schneller progredient
- intramedullär
  - akute Verschlechterungen und Remission, oft Blutungen

Diagnostik
- MRT, MR-Myelographie, Angiographie

Therapie
- Embolisation, OP

Tag 1 – Neurovaskuläre Erkrankungen, Tumoren und Epilepsie

2 Traumatische Schäden von Gehirn und Rückenmark

C. Beier, S. Hoppe

2.1 Gedeckte Schädel-Hirn-Traumata – 44
2.1.1 Commotio cerebri – 44
2.1.2 Contusio cerebri – 44
2.1.3 Traumatische intrazerebrale Blutung – 45
2.1.4 Subdurales Hämatom – 46
2.1.5 Epidurales Hämatom – 48

2.2 Carotis- und Vertebralisdissektion – 48

2.3 Offene Hirnverletzungen – 48
2.3.1 Schussverletzungen – 49
2.3.2 Impressionsfrakturen – 49

2.4 Rückenmarkverletzungen – 50
2.4.1 Gedeckte Rückenmarkverletzungen – 50
2.4.2 Offene Rückenmarkverletzungen – 52

2.5 Strahlenschäden des ZNS – 52

2.6 Elektrotrauma des ZNS – 53

2.7 Blitzschlag – 54

2.1 Gedeckte Schädel-Hirn-Traumata

2.1.1 Commotio cerebri

Definition
Die Commotio cerebri (Gehirnerschütterung) entspricht einem leichten Schädel-Hirn-Trauma (SHT) mit initialem Glasgow-Coma-Score (GCS) von 14–15.

Klinik
- Bewusstseinsverlust <1 h oder Amnesie <8 h
- evtl. postkontusioneller Verwirrtheitszustand <24 h
- evtl. Kopfschmerzen und/oder Erbrechen

Diagnostik
- Indikationen zur CT Bildgebung:
    - klinischer Hinweis auf Frakturen (inkl. Schädelbasisfrakturen)
    - Amnesie >30 min
    - persistierende Bewusstseinstrübung 2 h nach Trauma
    - mehr als 2-maliges Erbrechen
    - Alter >65 Jahre
    - unklarer oder gefährlicher Traumamechanismus
    - geplante Sedierung z. B. für OP sonstiger Verletzungen
- ❗ Cave An begleitende HWS Verletzungen denken

Therapie
- neurologische stationäre Überwachung für 24 h
- Nahrungskarenz
- ❗ Cave Bei Verschlechterung der Bewusstseinslage diagnostische Abklärung (CT) erforderlich

2.1.2 Contusio cerebri

Definition
Die Contusio cerebri entspricht einem mittelschweren (GCS 13–9) oder schweren (GCS 8–3) SHT und ist in der Frühphase eine dynamische Erkrankung.

Klinik
- Leitsymptom: Bewusstseinsstörung
- fokalmotorische Defizite
- bei relevanter raumfordernder Blutung zusätzlich zur Bewusstseinsstörung:
    - Pupillenstörungen, Hirndrucksymptome (Übelkeit, Erbrechen)
    - Einklemmungszeichen mit Beuge- bzw. Strecksynergismen

2.1 · Gedeckte Schädel-Hirn-Traumata

Diagnostik
- CCT zum Nachweis von Schädel(basis)frakturen oder Blutungen
- ❗ **Cave** Kalottenfrakturen sind in Röntgenübersichtsaufnahmen des Schädels besser sichtbar

Differenzialdiagnose
- diffuses axonales Trauma durch Scherverletzung oder Zerreißungen von Axonen
- SHT sekundär zu anderen ursächlichen Erkrankungen
  - Basilarisembolie
  - Status epilepticus
  - Delir mit Grand-Mal-Anfällen
  - kardiale Arrhythmien mit Hypoxie
  - metabolische Entgleisungen (z. B. Hypoglykämie)
- ❗ **Cave** Aneurysmaausschluss bei subarachnoidalem Blut, da durch eine Aneurysmablutung ein Sturz mit sekundärem SHT ausgelöst werden kann

Therapie
- operative Therapie (Festlegung individuell nach dem Ausmaß einer evtl. vorhandenen Blutung)
- zur Überwachung des intrakraniellen Drucks Legung von Hirndrucksonden ins Parenchym oder die Ventrikel
- konservative Therapie
  - Hirndrucktherapie:
    - Kopfhochlage (30°) zur Vermeidung einer venösen Abflussbehinderung
    - Mannitol zur kurzfristigen Senkung des Hirndrucks
    - Hyperventilation bei beatmeten Patienten (senkt kurzfristig den Hirndruck)
  - tiefe Analgosedierung
  - Stabilisierung von Vitalparametern
    - Analgosedierung nach Bedarf
    - Sicherung der Atemwege mittels Intubation
- intensivmedizinische Behandlung von Komplikationen und Komorbiditäten

2.1.3 Traumatische intrazerebrale Blutung

Definition

Durch Akzelerations- bzw. Dezelerationsverletzungen bedingte intrakranielle Kontusionsblutungen
- Läsion nahe der Krafteinwirkung: »Coup«-Läsion, gegenüberliegende Läsion: »Contre-Coup«-Läsion
- bei Einbruch ins Ventrikelsystem Gefahr eines okklusiven oder malresorptiven Hydrozephalus

Eigene Notizen

- ❗ Cave Traumatische intrakranielle Kontusionsblutungen können bis zu 24 h nach dem Trauma eine deutliche Größenprogredienz zeigen, selbst wenn das initiale CCT nur geringe Auffälligkeiten zeigte

Diagnostik
- CCT (Nachweis der Blutung und evtl. Hydrozephalus)

Differenzialdiagnose
- hypertensive Massenblutung mit sekundärem Sturz
- intrakranielle Blutungen aufgrund von Tumoren oder arteriovenöser Malformationen (MAV)

Therapie
- keine einheitliche Richtlinie zur Behandlung
- Indikation zur Operation: immer zwischen Gefahren der Operation und zu erwartendem Verlauf ohne Operation abwägen
- Operationsindikationen:
  - progrediente neurologische Ausfälle bei gut operabler Blutung
  - blutungsbedingter Hydrozephalus
- Kontraindikationen zur Operation:
  - Koma oder Pupillenstörung >6 h
  - großflächige, diffuse Blutungen mit ausgeprägter Parenchymschädigung
  - Hirntodzeichen (z. B. fehlende zerebrale Perfusion)
  - stabile, geringgradige neurologische Ausfälle bei wachem Patienten

2.1.4 Subdurales Hämatom

Definition
Akute oder chronische Blutung zwischen Dura mater und Arachnoidea

Akutes subdurales Hämatom
- diffuse subdurale Einblutung durch traumatische Parenchymverletzung und/oder Verletzung oberflächlicher Venen
- meist mit schwerer traumatischer Hirnsubstanzschädigung

Klinik
- progrediente neurologische Ausfallsymptomatik
  - Bewusstseinstrübung und Hirndruckzeichen
  - und/oder Pupillomotorikstörungen
  - progrediente Hemisymptomatik
  - gelegentlich freies Intervall

Diagnostik
- CCT (Nachweis der Blutung)

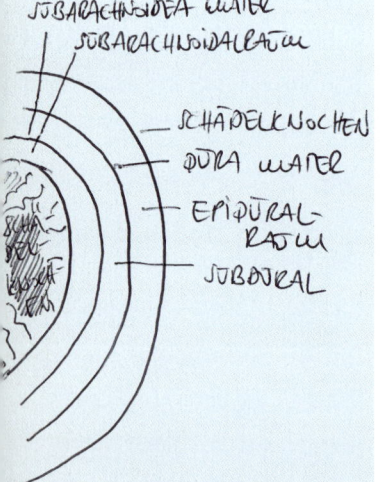

Differenzialdiagnose
- eingeblutetes chronisches Subduralhämatom
- Epiduralhämatom (gelegentlich nur intraoperativ zu stellen)

Therapie
- Operation

Chronisches subdurales Hämatom
- rezidivierende Blutung aus den Brückenvenen in den Subduralraum
- häufig nach Bagatelltraumata oder ohne erinnerliches Trauma
- häufig mehrzeitige Blutungen mit Septierungen und Nachweis von Blutungen unterschiedlichen Alters
- Hirnsubstanzverlust ist wichtige »Voraussetzung« für Abriss von Brückenvenen
- Risikofaktoren
    - hohes Alter
    - toxisch bedingte Atrophie des Gehirns (zumeist durch Alkohol)
    - Gerinnungsstörungen (iatrogen durch Marcumar oder Leberzirrhose)

Klinik
- Kopfschmerzen
- psychische Veränderungen (inkl. demenzielle Symptome)
- epileptische Anfälle
- Hemiparese

Diagnostik
- CCT (Nachweis der Blutung)
- **Cave** Kleine subdurale Hämatome sind häufig schwer von der Kalotte bzw. dem Subduralraum abzugrenzen
- aufgrund langsamer Progredienz der Raumforderung evtl. deutliche Mittellinienverschiebung bei relativ blander Klinik

Differenzialdiagnose
- akutes Subduralhämatom
- Hygrome (z. B. bei Liquorunterdrucksyndrom, Shuntdysfunktion)

Therapie
- neurochirurgische Entlastung durch Bohrlochtrepanation
    - OP-Indikation: Größe des Subduralhämatoms >1 cm (= Kalottenbreite)
- vorübergehende Unterbrechung der Antikoagulation mit Marcumar (Ausgleich einer evtl. Gerinnungsstörung)
- Überwachung von kleinen Subduralhämatomen (CCT)

Eigene Notizen

2.1.5 Epidurales Hämatom

Definition
Blutung zwischen Schädelknochen und harter Hirnhaut (Dura mater), meist aus der A. meningea media

- Ursache häufig Kalottenfraktur
- Auftreten vor allem im jungen Erwachsenenalter
- häufig begleitende intrakranielle Verletzungen (Kontusionsblutungen, subdurale Blutungsanteile)

Klinik
- kurzzeitige Bewusstlosigkeit (bei 10% fehlt die initiale Bewusstlosigkeit), danach symptomfreies Intervall (ca. 1/3 der Patienten)
- typisch sind progrediente klinische Ausfälle mit:
  - Vigilanzminderung
  - Halbseitensymptomatik
  - Pupillenstörung
  - epileptische Anfälle

Diagnostik
- CCT (Nachweis der Blutung)
- ❶ Cave bei sehr früher Bildgebung CCT evtl. noch unauffällig

Differenzialdiagnose
- akutes Subduralhämatom
- eingeblutetes chronisches Subduralhämatom
- verkalktes Meningeom

Therapie
- rasche operative Entlastung der Blutung und Ligatur der Blutungsquelle

2.2 Carotis- und Vertebralisdissektion

Siehe ▶ Kap. 1.2.6 und 1.2.7

2.3 Offene Hirnverletzungen

Definition
Verletzung des Gehirns einschließlich der Dura durch stumpfe (Impressionstrauma) oder scharfe (Schuss, Pfählungsverletzung, offenes SHT) Gewalt

2.3 · Offene Hirnverletzungen

2.3.1 Schussverletzungen

- Formen: Steckschuss, Impressions-/Durchschüsse

Klinik
- je nach betroffenem Gewebe und Größe des Schusskanals fehlende bis schwere neurologische Ausfälle

Diagnostik
- CCT
  - Beurteilung des Schusskanals
  - Lokalisation des Projektil
  - sekundäre Schädigungen durch Ödem/Blutung
- ❗ Cave MRT bei Verdacht auf steckengebliebenes metallisches Projektil kontraindiziert

Therapie
- relative OP-Indikation
- häufigste Komplikationen im Verlauf: Hirnabszess, sekundäre Epilepsie

2.3.2 Impressionsfrakturen

- häufig infolge von Verkehrsunfällen
- meist frontobasale Frakturen mit Affektion der Nasennebenhöhlen oder Felsenbeinfrakturen, häufig mit Verletzung der Dura

Klinik
- Liquorrhö (und Hirngewebe) aus der Frakturstelle (Mund, Nase, Ohr)
- Liquorfistel (rhinogen > otogen) mit Kopfschmerz und Schwindel, mit Latenz von Stunden bis Tagen
- Pneumatozephalus

Diagnostik
- CCT mit Knochenfenster zur Beurteilung der knöchernen und zerebralen Schädigung
- Nachweis einer Liquorrhö mittels Glukosebestimmung des Sekrets oder Liquorszintigraphie

Therapie
- operative Wundversorgung mit Wundreinigung, Duraverschluss und antibiotischer Abdeckung
- Komplikationen:
  - Blutungs- und Infektionsgefahr (Pneumokokkenmeningitis!)
  - Hirnabszess (auch Jahre später)
  - sekundäre Epilepsie

Eigene Notizen

2.4 Rückenmarkverletzungen

Definition
Durch stumpfe oder scharfe Gewalteinwirkung verursachte gedeckte oder offene Verletzung des Rückenmarks mit der Folge von reversibler oder irreversibler partieller oder kompletter Querschnittslähmungssymtomtik

2.4.1 Gedeckte Rückenmarkverletzungen

- durch direkte oder indirekte stumpfe Gewalteinwirkung verursachte Schädigung des Rückenmarks ohne Schädigung der Dura mater spinalis
- meist infolge von Verkehrsunfällen

Commotio spinalis
- keine morphologischen Veränderungen nachweisbar
- reversible Funktionsstörungen von kurzer Dauer (<72 h)
    - sensible Reizerscheinungen
    - Reflexdifferenzen
    - ggf. Miktionsstörungen

Contusio spinalis
- akute, traumatisch bedingte Schädigung des Rückenmarks mit morphologisch nachweisbaren Veränderungen und irreversiblen funktionellen Ausfällen

Klinik
- initial schlaffe Para-/Tetraparese (spinaler Schock)
- sensible, motorische und autonome Querschnittsymptome bis hin zum spinalen Schock

Diagnostik
- körperliche Untersuchung
    - Reflexstatus (inkl. Analreflex)
    - Motorik (inkl. Sphinktertonus, Darmmotilität, Atmung)
    - Sensibilität (sensibler Querschnitt, Reithosenanästhesie)
- urologisches Konsilium/Restharnbestimmung
- Röntgen nativ
- CT
- spinales MRT

Therapie
- akut
    - sicherer Transport (Vakuum-Matratze, Halskrause, ❗ Cave Bei Lagerung)
    - hochdosiert Methylprednisolon (frühzeitig; <8 h)
    - Kreislaufstabilisierung (mittlerer RR >70 mmHg)

2.4 · Rückenmarkverletzungen

- Schmerzlinderung
- Nahrungskarenz
- Blasenkatheter
- operative Versorgung
  - Notfall-OP bei (in)komplettem Querschnitt oder progredienten Ausfällen <24 h
  - dringliche OP, wenn keine neurologischen Ausfälle oder inkompletter Querschnitt >24 h
- nach Stabilisierung zeitnahe Verlegung in ein Zentrum für Querschnittverletzte

Compressio spinalis

- akute Kompression des Myelons
  - meist traumatisch (Frakturen, Blutungen)
  - Bandscheibenprolaps durch Hebungstrauma
- chronische, progrediente Kompression des Myelons
  - zervikale Myelopathie
  - tumoröse Raumforderung
- spastische Symptome bei progredientem Verlauf meist deutlicher ausgeprägt

Diagnostik

- s. Contusio cerebri

Therapie

- operative Dekompression je nach Schwere der Verletzung und Ausfallserscheinungen (in der Regel <24 h)

Schleudertrauma

- häufig entsteht bei Auffahr- und Sportunfällen ein unerwarteter Beschleunigungsimpuls, der zu Hyperextension, -flexion, Translation, rotatorischer Auslenkung mit Stauchung und Zerrung der Halsorgane führt
- Makro- und Mikroläsionen von knöchernen, arthroligamentären, muskulären, nervalen und spinalen Strukturen
- initial meist beschwerdefrei, Latenzzeit bis zum Auftreten von Funktionsstörungen bis zu max. 48 h
- Beschwerdemaximum oft erst nach Tagen

Klinik

- zervikozephale Symptome: Hals-, Kopfschmerzen
- vegetative Symptome: Übelkeit, orthostatische Dysregulation, Hyperhidrose
- psychische Symptome: Konzentrationsstörungen
- brachiale Symptome: Schmerzen, Parästhesien, subjektive Kraftminderung
- sensorische Symptome: Seh- und Hörstörungen

Eigene Notizen

Diagnostik

- Anamnese und körperliche/neurologische Untersuchung
- Röntgen der HWS in 2 Ebenen mit Dens-Zielaufnahme
- spinales MRT/CT erst bei begründetem Verdacht auf schwerwiegendes Trauma und relevanten makroskopischen Weichteilverletzungen
- elektrophysiologische Untersuchung (SEP, MEP, F-Welle)
- orthopädisches Konsilium

Therapie

- konservativ, nur wenige Tage Immobilisation, danach frühzeitige Aktivierung
- Schmerztherapie (<4 Wochen)
- Muskelrelaxanzien (<2 Wochen)

2.4.2 Offene Rückenmarkverletzungen

- meist durch Schuss- oder Stichverletzungen verursachte Schädigung des Rückenmarks mit Schädigung der Dura mater spinalis
- Komplikationen: aufgrund der Duraverletzung höheres Risiko einer Infektion

Klinik

▶ Abschn. 2.4.1

Diagnostik

▶ Abschn. 2.4.1
- **Cave** MRT bei Verdacht auf steckengebliebenes metallisches Projektil kontraindiziert

Therapie

- operativer Verschluss der Dura zur Vermeidung eines Liquorlecks und einer Liquorfistel unter systemischer Antibiose

2.5 Strahlenschäden des ZNS

- meist iatrogen durch therapeutische Radiatio (nicht unter 2 Gy Einzeldosis oder 45–55 Gy Gesamtdosis)
- durch nukleare Traumen
- Endothelschädigung mit Schrankenfunktionsstörung
- Schädigung von Gliazellen

Klinik

- akut (meist bei Fraktionsdosen >3 Gy) und frühe Spätfolgen (nach 2–3 Monaten)
    - Hirndruckzeichen (Kopfschmerzen, Übelkeit, Somnolenz)
    - häufig Symptome des Primärtumors

- Alopezie
- Otitis
- Mukositis
- Myelosuppression
- Spätfolgen (nach >3 Monaten bis Jahre), irreversibel
  - meist erst ab >55 Gy Gesamtdosis
  - Strahlennekrosen (1–3 Jahre post Radiatio)
  - Leukenzephalopathie
  - Visusverschlechterung durch Katarakt, Opticusneuropathie und Retinopathie
  - strahleninduzierte Tumoren (Meningeome, Gliome)
  - Demenz und epileptische Anfälle (Tumor oder Bestrahlung?)
  - Rückenmark: schmerzhafte Myelopathie

Diagnostik
- Anamnese
- CMRT

Differenzialdiagnose
- Tumorrezidiv oder -progredienz
- neuer Tumor

Therapie
- Corticosteroide
- ggf. operative Resektion der Strahlennekrose

2.6 Elektrotrauma des ZNS

- Niederspannung → Erregung von Nerven und Muskeln, ggf. mit Membranschädigung
- Hochspannung → vorwiegend Verbrennungen/Verkochungen
- Blitzschlag (▶ Abschn. 2.7)

Klinik
- Herz:
  - Reizbildungs- und -leitungsstörung → Vorhofflattern, -flimmern, Kammerflimmern (v. a. bei Wechselstrom)
- Skelettmuskel:
  - phasische (Gleichstrom) oder tetanische (Wechselstrom) Kontraktionen → Muskel-, Sehnenrisse, Frakturen, Hypoxie bei Atemmuskulatur
- zerebral:
  - Benommenheit bis Koma
  - epileptische Anfälle
  - aseptische Meningitis (durch Wärme)
- spinal:
  - Reiz- und Ausfallsymptome bis zum kompletten Querschnitt; selten progredient (adhäsive Arachnoiditis)

- peripheres Nervensystem:
  - Parästhesien, Schmerzen, Paresen
- allgemein:
  - Wärmenekrosen
  - Schock
  - Azidose
  - Hyperkaliämie
  - Nierenversagen

Therapie
- symptomatisch

2.7 Blitzschlag

- sofort eintretende vorübergehende Symptomatik:
  - initial Koma (rückgängig nach bis zu 10 Tagen)
  - Bewegungsunfähigkeit
  - Blässe (Vasokonstriktion)
- sofort eintretende anhaltende Symptomatik:
  - anoxische Enzephalopathie (Herzstillstand)
  - Blutungen
  - Hirninfarkte
  - zerebelläre Störungen mit Entwicklung einer Kleinhirnatrophie
  - spinale Symptome
- verzögernd einsetzende Symptomatik:
  - Polyneuropathie
  - Motoneuronerkrankung
  - extrapyramidale Bewegungsstörung
  - neurologisch-psychologische Störung (Konzentrationsstörung, emotionale Instabilität, leichte Beeinträchtigung von Gedächtnisleistung/Aufmerksamkeit)
  - psychiatrische Folgeerkrankungen
  - Katarakt
  - Uveitis

Diagnostik
- MRT

Tag 1 – Neurovaskuläre Erkrankungen, Tumoren und Epilepsie

3 Hirn- und Rückenmarktumore

C. Belov, D. Belov

3.1 Einführung – 56

3.2 Hirntumore im Erwachsenenalter – 56
3.2.1 Astrozytäre Tumore – 56
3.2.2 Meningeome – 59
3.2.3 Vestibularisschwannome – 60
3.2.4 Hypophysenadenome – 61
3.2.5 Primäre ZNS-Lymphome – 62

3.3 Tumore im Kindesalter – 63
3.3.1 Embryonale Tumore – 63
3.3.2 Ependymome – 65
3.3.3 Kraniopharyngeome – 66
3.3.4 Pilozystische Astrozytome – 66

3.4 Metastasen, Tumorsyndrome und Meningeosis neoplastica (carcinomatosa) – 67
3.4.1 Spinale Tumore – 67
3.4.2 Metastasen – 68
3.4.3 Meningeosis neoplastica (carcinomatosa) – 70

3.5 Neurokutane Syndrome – 71
3.5.1 Neurofibromatose Typ I (Morbus von Recklinghausen) – 72
3.5.2 Neurofibromatose Typ II – 72
3.5.3 Tuberöse Sklerose – 73
3.5.4 Von-Hippel-Lindau-Syndrom – 73
3.5.5 Gorlin-Syndrom – 74
3.5.6 Turcot-Syndrom – 74
3.5.7 Li-Fraumeni-Syndrom – 75

3.6 Paraneoplastische Syndrome – 75
3.6.1 Limbische Enzephalitis/Rhombenzephalitis – 75
3.6.2 Opsoklonus-/Myoklonus-Syndrom – 76
3.6.3 Weitere typische paraneoplastische Erkrankungen – 76

3.1 Einführung

- Metastasen sind die häufigsten »Hirntumore« und sind von primären Hirntumoren zu unterscheiden
- die WHO-Klassifikation unterscheidet über 100 unterschiedliche primäre Hirntumorentitäten mit spezifischen Eigenschaften bezogen auf
  - Lokalisation
  - Altersgipfel
  - Inzidenz
  - Malignität und Therapierbarkeit
- aus jeder Gewebeart im Gehirn kann ein Hirntumor hervorgehen
- aufgrund des begrenzten Raums innerhalb der Schädelkalotte ist jede größenprogrediente Raumforderung unabhängig von der histologischen Klassifikation potenziell tödlich
- Einteilung der Malignität nach histologischer Kriterien der WHO-Klassifikation von Grad I (langsam wachsend) bis Grad IV (schnelles aggressives Wachstum)
- wichtigste intrazerebrale Tumore bei Erwachsenen (in der Reihenfolge der Häufigkeit):
  - Glioblastome (WHO-Grad IV)
  - Astrozytome (WHO-Grad II–III)
  - Oligoastrozytome (WHO-Grad II–III)
  - Oligodendrogliome (WHO-Grad II–III)
  - primäre ZNS-Lymphome (ohne eigene Gradierung; verhalten sich wie WHO-Grad IV)
- wichtigste intrazerebrale Tumore bei Kindern (in der Reihenfolge der Häufigkeit):
  - pilozytische Astrozytome (WHO-Grad I)
  - Medulloblastome/PNETs (WHO-Grad IV)
  - Ependymome (WHO-Grad I–III)
  - Glioblastome (WHO-Grad IV)
- wichtigste extrazerebrale Tumore bei Erwachsenen:
  - Meningeome (WHO-Grad I)
  - Neurinome/Schwannome (WHO-Grad I)
  - Hypophysenadenome (WHO-Grad I)
- wichtigste extrazerebrale Tumore bei Kindern (in der Reihenfolge der Häufigkeit):
  - Kraniopharyngeome (WHO-Grad I)
  - Hypophysenadenome (WHO-Grad I)

3.2 Hirntumore im Erwachsenenalter

3.2.1 Astrozytäre Tumore

- wichtigste/häufigste Gruppe der hirneigenen Tumore bei Erwachsenen
- alle Gliome wachsen infiltrierend

- Unterscheidung nur im Grad der Entdifferenzierung und Wachstumsgeschwindigkeit → Prognose!
- bei Erstmanifestation variable Klinik je nach Lokalisation des Tumors, häufig: fokal neurologische Defizite, hirnorganisches Psychosyndrom und/oder epileptische Anfälle
- Gliome metastasieren extrem selten nach extrakraniell
- niedriggradige Gliome werden im Zeitverlauf immer bösartiger, die Entstehung eines WHO-Grad IV Tumoranteils (= sekundäres Glioblastom) ist entscheidend für die Prognose des Patienten
- **Besonderheiten der einzelnen Entitäten:**
  - pilozytische Astrozytome (WHO-Grad I)
    - unabhängige Entität, die fast nur im Kindesalter auftritt und kaum klinische/molekulare Gemeinsamkeiten mit den anderen astrozytären Tumoren WHO II–IV hat, siehe ▸ Abschn. 3.3.4
  - diffuse und anaplastische Astrozytome, Oligoastrozytome oder Oligodendrogliome (WHO-Grad II und III)
    - 5-Jahresüberlebensrate ca. 50% (49–63%) für WHO-II-Tumore
    - 5-Jahresüberlebensrate ca. 33% (31–38%) für WHO-III-Tumore
    - oligodendrogliale Komponente ist von hoher prognostischer Bedeutung und korreliert mit dem Ansprechen der Therapie
    - Erstmanifestation häufig als epileptischer Anfall oder als Zufallsbefund
    - Sonderform: Gliomatosis cerebri (WHO-Grad III) mit diffusem Wachstum und Befall von mindestens 3 Hirnlappen
    - Sonderform: Hirnstamm- und spinale Gliome (WHO-Grad I–IV) mit schlechter Prognose auf Grund der rasch progredienten neurologischen Ausfälle
  - **Glioblastome (WHO-Grad IV)**
    - häufigster maligner Hirntumor bei Erwachsenen
    - zwei Entstehungsmechanismen:
      De-novo-Entstehung: häufiger bei älteren Patienten (= primäre Glioblastome)
      Entwicklung aus malignisierten Astrozytomen WHO-Grad II–III (siehe oben): häufiger bei jüngeren Patienten (= sekundäre Glioblastome)
    - zwei Altersgipfel bei ca. 30 Jahren (v. a. sekundäre Glioblastome) und ca. 60 Jahren (v. a. primäre Glioblastome)
    - 5-Jahresüberlebensrate 0–3%
    - Erstmanifestation häufig durch fokal-neurologische Defizite, seltener auch epileptische Anfälle

Diagnostik

- Methode der Wahl: CMRT mit und ohne Kontrastmittel
  - Nachweis der tumorösen Raumforderung
  - Tumoren vom WHO-Grad II–III haben in der Regel keine Kontrastmittelaufnahme
  - Glioblastome nehmen immer Kontrastmittel auf

- Biopsie und histologische Analyse ist obligat, da die bildgebenden Methoden keine ausreichende Sensitivität und Spezifität haben

Differenzialdiagnose
- beim Glioblastomverdacht (d. h. Läsion mit Kontrastmittelaufnahme)
  - Metastasen
  - Abszesse
  - ZNS-Lymphome
  - parasitäre Erkrankungen
  - MS-Herde
- beim Verdacht auf Astrozytome (WHO-Grad II–III)
  - gliöse Veränderungen (z. B. Narben)

Therapie
- grundsätzlich: keine Kuration möglich, Therapie hat immer palliativen Ansatz
- gleichwertige, komplementäre Therapieansätze:
  - Resektion
  - Strahlentherapie
  - Chemotherapie
- **Resektion/stereotaktische Biopsie**
  - möglichst komplette Resektion des Tumors, Vermeidung gravierender neurologischer Defizite hat jedoch Vorrang vor dem Ziel der Komplettresektion
  - bei inoperabler Lage des Glioms oder multiplen Läsionen → Diagnosesicherung mittels stereotaktischer Biopsie
  - abwartendes oder palliatives Vorgehen ohne histologische Diagnose, nur wenn das Risiko der Intervention gravierender ist als das Informationsdefizit (z. B. V. a. kleines Astrozytom WHO-Grad II oder bei schlechtem Allgemeinzustand)
- **Strahlentherapie**
  - verlängert die Überlebenszeit der Patienten bei WHO-Grad III-IV
  - wahrscheinlich ähnliche Wirksamkeit wie die Chemotherapie
  - Bestrahlung des erweitertes Tumorbetts; die Ganzhirnbestrahlung führt bei umschriebenen Gliomen nicht zur Verbesserung des Ergebnisses und ist deshalb obsolet
  - maximal übliche Strahlendosis ist 60 Gy bei konventioneller Fraktionierung (1,8–2 Gy)
- **Chemotherapie**
  - Substanzen der Wahl sind Temozolomid und andere Alkylanzien (CCNU und ACNU)
  - für die Rezidivtherapie stehen experimentelle Substanzen zur Verfügung
- **Supportive Therapie**
  - Hirndruckbehandlung (Osmodiuretika oder Cortikosteroide)
  - **Cave** Bei V.a. primäres ZNS-Lymphom ist eine Ödembehandlung mit Corticosteroiden bis zur Diagnosestellung kontraindiziert (erschwert die Diagnose oder macht sie sogar unmöglich)

3.2 · Hirntumore im Erwachsenenalter

- antiepileptische Therapie: sekundär-prophylaktisch, wenn durch das Gliom epileptische Anfälle ausgelöst wurden
- Thromboseprophylaxe
- logopädische Therapie sowie Physio- und Ergotherapie bei entsprechenden neurologischen Ausfällen

3.2.2 Meningeome

- häufigster extrazerebraler Hirntumor bei Erwachsenen
- bei Erstdiagnose meist WHO-Grad I, im Rezidiv Progredienz zum WHO-Grad II und III (anaplastische Meningeome) möglich
- typisches Alter bei Erstmanifestation: Erkrankungsgipfel für Männer 6. Dekade, für Frauen 7. Dekade
- Geschlechtsverteilung: m:w = 1:2,5
- Risikofaktoren:
  - radioaktive Strahlung (z. B. Ganzhirnbestrahlung bei kindlichen Leukämien)
  - Neurofibromatose Typ II (häufig multiple Meningeome)
- Lokalisation: variabel jedoch immer mit Kontakt zur Dura mater

Klinik
- variable Symptomatik bei Erstdiagnose: aufgrund des langsamen Wachstums sind massiv raumfordernde Tumore bei nur wenig symptomatischen Patienten möglich (vor allem bei frontal gelegenen Meningeomen)
- häufigste Symptome bei Erstmanifestation:
  - epileptische Anfälle
  - Persönlichkeitsveränderungen
  - fokale Ausfälle durch Kompression von eloquenten Hirnarealen

Diagnostik
- MRT
  - typisch: kontrastmittelaufnehmender Tumor mit Kontakt zur Dura inkl. Falx; größere Tumore induzieren aufgrund der Sekretion vasoaktiver Substanzen ein z. T. deutliches Ödem im angrenzenden Hirnparenchym
  - evtl. Arrosion des Knochens

Differenzialdiagnose
- in der hinteren Schädelgrube:
  - Vestibularisschwannome
  - Metastasen bei Knochenarrosion

Therapie
- neurochirurgische Operation
- Radiochirurgie
  - bei Tumoren <3 cm Durchmesser wirksam
  - bei älteren Patienten mit WHO-Grad-I-Tumoren mit absehbarer Lebenserwartung evtl. als alleinige Therapie

Eigene Notizen

- bei WHO-Grad-II–III-Tumoren postoperativ Nachbestrahlung des Tumorbetts
- bei nicht komplett resektablen Tumoren gelegentlich »down-sizing« des Tumors auf ein Volumen von <3 cm mit dann anschließender Strahlentherapie
- »Wait-and-see«: Menigeome wachsen so langsam, dass bei älteren Patienten oder sehr kleinen Tumoren eine regelmäßige bildgebende Kontrolle ausreicht
- keine Chemotherapie möglich

3.2.3 Vestibularisschwannome

- ältere Bezeichnung: Akustikusneurinom
- entsteht aus den Schwann-Zellen des N. vestibularis
- häufigster Tumor im Kleinhirnbrückenwinkel
- beidseitiges Auftreten pathognomonisch für Neurofibromatose Typ II (▶ Abschn. 3.5.2)

Klinik

- typisch: langsames Ertauben eines Ohrs gelegentlich mit Tinnitus oder »Hörsturz«
- selten: periphere faziale Parese trotz Kontakt und Kompression des Nervs

Diagnostik

- MRT (typisches Bild: kontrastmittelaufnehmender Tumor im Kleinhirnbrückenwinkel mit Kontakt zum VIII. Hirnnerven)
- CT: bei intrameatalem Wachstum häufig zusätzlich Erweiterung des Meatus akustikus internus
- AEP: Screeningmethode bei unklarem Gehörverlust

Differenzialdiagnose

- Meningeome

Therapie

- neurochirurgische Operation über 2 Zugangswege: subokzipital oder translabyrinthär
  - wichtigste Komplikationen:
    - subokzipitaler Zugang: periphere Fazialisparese
    - translabyrinthärer Zugang: vollständige Taubheit auf dem betroffenen Ohr, aber bessere Schonung des N. fazialis
  - beide Zugänge erlauben eine Heilung, wenn die vollständige Resektion gelingt
- Radiochirurgie (Stabilisierung für Jahre bis Jahrzehnte möglich, keine Heilung)
- »wait-and-see« (Schwannome wachsen so langsam, so dass bei alten und multimorbiden Patienten oder sehr kleinen Tumoren eine regelmäßige bildgebende Kontrolle häufig ausreicht)
- keine Chemotherapie möglich

3.2.4 Hypophysenadenome

- Sammelbezeichnung für z. T. hormonell aktive, ausschließlich vom Hypophysenvorderlappen ausgehende Tumore
- häufigste Tumore der Sellaregion
- betroffen sind v. a. Erwachsene, bei den jüngeren Patienten überwiegen die Frauen

Klinik
- typisch im Rahmen der Erstmanifestation: bitemporale Hemianopsie durch Druck auf das Chiasma, vor allem bei hormoninaktiven Hypophysenadenomen
- selten sogenannter Hypophysenapoplex mit Einblutung in das Hypophysenadenom, Kopfschmerzen, Ophthalmoplegie und plötzlichem Visusverlust durch die Kompression des Chiasmas, ❗ Cave Neurochirurgischer Notfall mit dringlicher OP-Indikation
- bei hormonaktiven Tumoren Diagnose des Tumors meist aufgrund der Wirkungen der jeweiligen Hormone noch bevor eine neurologische Ausfallsymptomatik durch den Tumor manifest wird
- typische Syndrome durch hormonaktive Tumoren:
    - Prolaktinome → bilaterale Galaktorrhö
    - wachstumshormonproduzierendes (Somatotropin) Adenom → Akromegalie bei Erwachsen, Großwuchs bei Kindern
    - kortikotropes Adenom (ACTH) → Morbus Cushing
    - gonadotropes Adenom (FSH-LH) → Virilisierung, Zyklusstörungen
    - thyreotropes Adenom (TSH) → Hyperthyreose
    - plurihormonales Adenom → Mischbilder

Diagnostik
- MRT
    - typisches Bild: kontrastmittelaufnehmender Tumor innerhalb der Hypophyse, häufig zystisch verändert (<1 cm = Mikroadenom)
    - typisches Anreicherungsverhalten: nach Kontrastmittelgabe reichern Hypophysenadenome häufig weniger an als das umgebende Drüsengewebe
    - knöcherne Destruktionen sind möglich
    - kontinuierliches Wachstum bis zur Schädelbasis möglich

Differenzialdiagnose
- Metastasen
- Lymphome
- Menigeome

Therapie
- Prolaktinome werden primär mit dem Dopaminagonisten Bromocriptin behandelt (deutliche Reduktion des Tumorvolumens durch Fibrosierung möglich), ❗ Cave Fast immer Rezidive nach Absetzen der Medikation

- neurochirurgische Operation über zwei Zugangswege: transphenoidal oder pterional (bei vollständiger Resektion des Tumors Heilung möglich)
  - transphenoidaler Zugang: typischer Zugang bei Adenomen, die nicht außerhalb der Hypophyse wachsen
    - gefährlichste Komplikation: Läsion der A. carotis interna
    - keine Narben, geringe Belastung des Patienten, keine mit der Duraeröffnung assoziierten Gefahren (Meningitis, Liquorfisteln, etc.)
  - pterionaler Zugang: bei extrahypophysär wachsenden Tumoren
  - **wichtigste Nebenwirkungen nach der Operation:**
    - transiente oder permanente, komplette oder inkomplette Hypopyseninsuffizienz durch Schädigung umliegenden Gewebes, meist nur die Adenohypophyse betroffen
    - Diabetes insipidus durch Schädigung der ADH-Produktion der Neurohypophyse
    - **Behandlung:** Substituierung der fehlenden Hormone
- Bestrahlung oder Radiochirurgie ist Therapie der 2. Wahl wenn die komplette Resektion nicht möglich ist (Stabilisierung für Jahre bis Jahrzehnte möglich, keine Heilung)
  - Nebenwirkung: komplette oder inkomplette Hypophyseninsuffizienz möglich
- »wait-and-see«: bei hormoninaktiven Mikroprolaktinomen
- keine zytotoxischen Chemotherapie möglich

3.2.5 Primäre ZNS-Lymphome

- fast ausschließlich B-Zell-Lymphome
- isolierter Befall des ZNS (zerebrale Metastasen eines systemischen Lymphoms zählen nicht zu den primären ZNS-Lymphomen)
- häufig multifokal
- häufig hirnorganische Veränderungen
- oft bei HIV-Patienten oder nach Organtransplantation (ursächlich evtl. EBV-Aktivierung)
- Auftreten auch ohne Nachweis eines Immundefekts.

Klinik

- klinische Manifestation durch fokal-neurologische Ausfälle
- häufig Liquoraussaat mit Hirnnervenausfällen
- möglich: Mitbeteiligung der Augen

Diagnostik

- MRT:
  - typisches Bild: kontrastmittelaufnehmender Tumor, das Bild kann jedoch extrem variabel sein und muss nicht immer mit Kontrastmittelaufnahme assoziiert sein
  - bei Liquoraussaat: Anreicherung der Meningen
  - temporäres Verschwinden des Tumors nach Therapie mit Steroiden, ❗ Cave Tumorrezidiv obligat

- bei V. a. ZNS-Lymphom:
    - stereotaktische Biopsie zur Diagnosesicherung anstreben (eine Tumorresektion, bei der das vom Tumor durchsetzte Hirngewebe mitentfernt würde, ist obsolet)
    - keine Steroide geben (kann die Diagnosestellung verhindern)
    - Ausschluss eines systemischen Lymphoms
    - immer Liquordiagnostik mit Zytologie zum Nachweis einer meningealen Aussaat
    - immer Spaltlampenuntersuchung zum Nachweis einer okulären Beteiligung

Therapie
- Kombination von Strahlentherapie und Methotrexat (erlaubt die Heilung von primär zerebralen Lymphomen, führt aber zu einer schweren Leukenzephalopathie mit demenziellen Defektzuständen bei Langzeitüberleben)
    - Strahlentherapie allein ist nicht kurativ
    - komplexe Chemotherapie-Protokolle können kurativ sein, sind aber mit einer relevanten Toxizität assoziiert
    - Behandlung von primären ZNS Lymphomen möglichst an einem neuroonkologischen Zentrum

3.3 Tumore im Kindesalter

3.3.1 Embryonale Tumore

- laut WHO-Klassifikation: Medulloblastome, primitiven neuroektodermalen Tumore (PNET) sowie die atypischen teratoiden Rhabdoidtumore
- alle embryonalen Tumore sind nach dem WHO-Gradierungsschema Tumore der Klasse WHO-Grad°IV

Medulloblastome
- im Kindesalter häufigster maligner ZNS-Tumor und zweithäufigster maligner Tumor insgesamt
- Altersgipfel zwischen 10. und 20. Lebensjahr
- Lokalisation meist in der Mittellinie des Kleinhirns
- **Zuordnung zu verschiedenen Medulloblastomsubtypen**
    - noduläres/desmoplastisches Medulloblastom:
        - v. a. bei älteren Jugendlichen und jungen Erwachsenen
        - meist im Bereich der Kleinhirnhemisphären
        - bessere Prognose
    - klassisches Medulloblastom
        - häufigste Form des Medulloblastoms
        - Ursprungszellen meist im Bereich des Velum medullare
    - anaplastisches/großzelliges Medulloblastom
        - Entstehung primär oder sekundär durch Progression aus weniger malignem Subtyp möglich
        - schlechteste Prognose

Klinik

- typische Symptome bei Erstdiagnose:
  - häufig Symptome passend zu Kleinhirn- und Hirnstammaffektion (z. B. Schwindel, Schluckstörung, Sprechstörung, Feinmotorikstörung, Ataxie)
  - Hirndrucksymptome infolge Liquorzirkulationsstörung (Hydrocephalus occlusus)

Diagnostik

- Standarddiagnostik bei Erstdiagnose
  - Kernspintomographie der gesamten Neuroachse (kranial und zervikal)
  - Liquorpunktion
  - bei V. a. Metastasierung außerhalb des ZNS dementsprechende Erweiterung der Diagnostik

Differenzialdiagnose

- pilozytisches Astrozytom
- atypischer teratoider Rhabdoidtumor (ATRT)
- andere, seltenere kindliche Tumore (z. B. lipomatöse Medulloblastome)

Therapie

- sowohl bei Kindern (als auch bei Erwachsenen) kurativer Ansatz
- Therapie obligat innerhalb von klinischen Studien/Protokollen an spezialisierten Zentren
- Standardtherapie ohne sichtbare ZNS Metastasen:
  - Resektion
  - Strahlentherapie in Kombination mit Vincristin
  - Chemotherapie: adjuvante Polychemotherapie bestehend aus CCNU, Cisplatin, Vincristin
- bei sichtbarer ZNS-Metastasierung: intensivere Behandlung im Sinne einer neoadjuvanten Hochdosis-Chemotherapie

Primitive neuroektodermale Tumore (PNET)

- Lage per definitionem supratentoriell und suprasellär
- Durchschnittsalter bei Diagnose 5,5 Jahre
- PNET können extraneurale Metastasen in Knochen, Knochenmark, Leber, Lunge und Lymphknoten bilden

Klinik

- klinische Leitsymptome je nach Lage und nach Alter des Kindes

Diagnostik

- CCT (typisches Bild: hyperdens, 50–70% zeigen Verkalkungen)
- MRT (typisches Bild: iso- oder hypointens, kontrastmittelaufnehmend)
- bei V. a. Metastasierung außerhalb des ZNS entsprechende Erweiterung der Diagnostik

Therapie
- Resektion
- Bestrahlung
- Chemotherapie

3.3.2 Ependymome

- entstehen entlang der ependymalen Auskleidung des Ventrikelsystems aus Zellen der radialen Glia
- histologische Einteilung in WHO-Grad I–III
- meist exophytisches Wachstum im Ventrikelsystem, häufig im Bereich des IV. Ventrikels
- Sonderform: Ependymom des Filum terminale
  - WHO-Grad-I (wächst sehr langsam)
  - meist komplett resezierbar
  - meist im Erwachsenenalter
- Ependymome neigen zur Bildung von Abtropfmetastasen

Klinik
- häufig Hirndrucksymptome bei Erstmanifestation infolge Verschlusshydrozephalus
- die selteneren intraparenchymatösen Tumore manifestieren sich durch fokal-neurologische Defizite

Diagnostik
- MRT (typisches Bild: unregelmäßig kontrastmittelaufnehmender Tumor mit Kontakt zum Ependym, meist im IV. Ventrikel)

Differenzialdiagnose
- häufig: Verschlusshydrocephalus mit supratentorieller Ventrikelerweiterung
- Medulloblastome
- Plexuspapillome

Therapie
- neurochirurgische Operation (Komplettresektion in ca. 70% der Fälle möglich)
- Therapie des Verschlusshydrozephalus durch Shunt oder transient mittels Ventrikeldrainage
- Strahlentherapie
  - bei Resttumoren und Kindern >4 Jahren unumstritten
  - bei jüngeren Kindern meist initialer chemotherapeutischer Therapieversuch
  - kraniospinale Bestrahlung bei Nachweis von Abtropfmetastasen im Spinalkanal
- Chemotherapie im Rahmen von Studien, keine standardisierten Substanzen etabliert

Eigene Notizen

3.3.3 Kraniopharyngeome

- epitheliale Tumore ausgehend von der sog. Rathke-Tasche entlang der infundibulohypophysären Achse
- häufig gemischte Tumore mit Zysten, Exsudat, Blutungsresten
- Wachstum: verdrängend perisellär

Klinik
- typische Erstsymptome sind endokrinologischer Natur:
  - Diabetes insipidus (im Gegensatz zu Hypophysenadenomen)
  - Störungen der Hypophyse (Kleinwuchs bei Kindern, Hypogonadismus bei Erwachsenen)
  - visuelle Störungen in Form einer Hemianopsie (bei Kindern häufig vorhanden, oft jedoch zu spät diagnostiziert)
  - selten: chemische Meningitiden durch Zystenruptur

Diagnostik
- CT (typisches Bild: feinfleckige prasselläre Verkalkungen mit Arrosion des Dorsum sellae gelten als pathognomonisch)
- MRT (unspezifisches Bild mit Zysten und Kontrastmittelaufnahme)

Differenzialdiagnose
- Hypopyhsenadenome
- seltene Tumore der Hypophyse (Metastasen, Lymphome, Germinome)

Therapie
- neurochirurgische Operation (postoperativ häufig endokrinologische Störungen)
- Strahlentherapie und Radiochirurgie bei nichtresektablen Resttumoren
- keine Chemotherapie möglich

3.3.4 Pilozytische Astrozytome

- häufigster gutartiger hirneigene Tumore des Kinder und Jugendalters
- WHO-Grad I trotz z. T. ausgiebiger Gefäßproliferate
- bei Komplettresektion heilbar
- bei Erstdiagnose sind 75% der Patienten jünger als 20 Jahre
- können überall im Nervensystem auftreten
  - häufig: in den Kleinhirnhemisphären
  - seltener: Hirnstammgliome, hypothalamische, supratentorielle oder spinale Tumore

Klinik
- Symptome richten sich nach der Lokalisation
- Hirndrucksymptome bei Kindern mit Kopf- und Nackenschmerzen infolge Verschlusshydrozephalus

Diagnostik
- MRT (typisches Bild: kontrastmittelaufnehmender Tumor, teils mit erheblichen Zysten)

Differenzialdiagnose
- Ependymom
- Medulloblastom
- Hämangioblastom (bei Erwachsenen und von Hippel-Lindau-Erkrankung, ▶ Abschn. 3.5.4)
- Abzesse (z. B. otogen)
- sehr selten Germinom

Therapie
- neurochirurgische Operation, bei vollständiger Resektion hervorragende Prognose
- Radiochirurgie bei umschriebenen Prozessen
- Chemotherapie (bei rezidivierenden, nicht operablen Tumore bei Kindern unter 4 Jahren im Rahmen von klinischen Studien)

3.4 Metastasen, Tumorsyndrome und Meningeosis neoplastica (carcinomatosa)

3.4.1 Spinale Tumore

- abgesehen von spinalen Metastasen systemischer Tumore insgesamt seltene Tumoren
- ursächliche Entitäten:
  - am häufigsten Metastasen (ossär > extradural > intradural/extramedullär > intramedullär)
    - HWS/BWS: meist Metastasen von Mamma- und Bronchialkarzinomen
    - LWS: vor allem Prostatakarzinommetastasen
  - intramedulläre Tumore:
    - Ependymome
    - Astrozytome/Oligodendrogliome
    - Hämangioblastome
    - kavernöse Hämangiome
  - intradurale, extramedulläre Raumforderungen:
    - Neurinome
    - Meningeome
    - Ependymome des Filum terminale
    - Liquormetastasen primärer zerebraler Tumore
  - extradurale Raumforderungen:
    - Metastasen
    - Plasmozytome
    - Lymphome

Eigene Notizen

Klinik

- langsam progrediente komplette oder inkomplette Paraparese
- bei ossärer Destruktion häufig zusätzlich Rückenschmerzen

Diagnostik

- MRT (typisches Bild: kontrastmittelaufnehmender Tumor)
    - Metastasen häufig ossäre oder extradurale Lage
    - Ependymome häufig im Filum terminale
    - Meningeome haben Kontakt zur Dura
    - Neurinome haben Kontakt zu einer Nervenwurzel

Therapie

- bei drohendem Verlust der Gehfähigkeit unverzüglich neurochirurgische OP-Möglichkeit prüfen
- Prognose der Querschnittslähmung korreliert umgekehrt mit der Dauer der neurologischen Ausfälle
- bei Metastasen bestimmt der Primärtumor die Möglichkeiten der weiteren (Strahlen-/Chemo-)Therapie

3.4.2 Metastasen

- häufigste Ursache intrazerebraler Raumforderungen
- alle tumorösen Raumforderungen im Kleinhirn sind bei Erwachsenen bis zum Beweis des Gegenteils als Metastasen zu betrachten
- Unterscheidung von singulären (nur eine zerebrale Metastase bei weiteren Tumormanifestationen) und solitären Metastasen (nur eine isolierte ZNS-Metastase ohne weitere Tumormanifestationen)

Klinik

- Klinik von der Lokalisation abhängig
- typische Erstsymptome:
    - Kopfschmerzen (50%)
    - Hemiparese (50%)
    - Wesensveränderungen (30%)
    - epileptische Anfälle (20%)
- bei Hirnnervenausfällen oder radikulären Schmerzen Meningeosis carcinomatosa ausschließen (▶ Abschn. 3.4.3)

Diagnostik

- MRT; typischer Befund: multiple kontrastmittelaufnehmende Läsionen intrakraniell mit perifokalem Ödem
- CT: im Knochenfenster häufig Nachweis von Knochenmetastasen
- Differenzialdiagnostik der singulär kontrastmittelaufnehmenden Läsion im CT/MRT:
    - Metastase, Glioblastom, Abszess, Lymphom, Zystizerkose, Tuberkulom, Aspergillom, Kryptokokkose
    - weitere Eingrenzung häufig mittels Morphologie im MRT möglich
- evtl. stereotaktische Biopsie

- bei unklarem Befund: Tumorsuche mit besonderem Fokus auf typische in das ZNS metastasierende Tumoren

Differenzialdiagnose

Tumore mit häufiger Metastasierung ins ZNS.
- Melanome
- Schilddrüsenkarzinome
- Nierenzellkarzinome
- Mammakarzinome
- Bronchialkarzinome
- **Cave** Metastasen sind eine wichtige Differenzialdiagnose bei atypischen Blutungen und »Schlaganfällen« in der Bildgebung ohne sichere Zuordnung zu einem Gefäßterritorium.

Therapie

- bei intrakraniellen Metastasen sind zu berücksichtigen:
  - Alter des Patienten
  - Allgemeinzustand
  - Prognose der Grunderkrankung
- Indikationen zur neurochirurgischen Resektion:
  - singuläre oder solitäre Metastase
  - OP-Fähigkeit (guter Allgemeinzustand, geringe neurologische Defizite)
  - keine oder stabile (>3 Monate) extrakranielle Tumormanifestationen
  - strahlenresistenter Tumor
  - unbekannter Primärtumor
  - neuroradiologisch nicht sicher als Metastase einzuordnende Läsion
  - raumfordernde Metastase (Durchmesser >3 cm)
  - kein hohes Risiko schwerer neurologischer Defizite durch die Operation (= operativ zugängliche Läsion)
- alternativ oder ergänzend zur neurochirurgischen Intervention können kleine Metastasen (<3 cm) radiochirurgisch behandelt werden (Linearbeschleuniger oder Gamma-Knife)
- Indikationen zur Strahlentherapie:
  - nach Resektion Bestrahlung des Tumorbettes zur besseren Tumorkontrolle (palliative Maßnahme)
  - fehlende OP-Möglichkeit (Ganzhirnbestrahlung)
- Chemotherapie:
  - viele der nach intrakraniell metastasierenden Tumore sind primär chemotherapieresistent (z. B. Melanom, Nierenzell- und Bronchialkarzinom)
  - Wahl richtet sich nach der Grunderkrankung (möglich ZNS-gängige Chemotherapeutika)
  - Sonderfälle:
    - Keimzelltumore: Heilung durch Chemotherapie möglich
    - Leukämien: bei hämatologischen Tumoren prophylaktische Ganzhirnbestrahlung

Eigene Notizen

3.4.3 Meningeosis neoplastica (carcinomatosa)

- diffuse metastatische Ausbreitung von Tumorzellen im Subarachnoidalraum
- zeigt eine infauste Prognose der Grunderkrankung bei soliden extrakraniellen Tumoren an
- häufige ursächliche Tumore:
    - Mammakarzinom
    - Bronchialkarzinom
    - Melanome
    - Lymphome
    - Leukämien
- primäre Hirntumore mit häufiger Meningeosis neoplastica:
    - Medulloblastome
    - Ependymome
    - Keimzelltumore
    - PNETs

Klinik

- Übelkeit, Erbrechen und Kopfschmerzen als Zeichen des erhöhten intrakraniellen Drucks durch Störung der Liquorzirkulation (Hydrozephalus)
- Hirnnervenparesen
- radikuläre Schmerzen
- Sensibilitätsstörungen
- Paresen oder Blasen- und Mastdarmstörungen

Diagnostik

- MRT der Neuroachse mit Kontrastmittel (typische Befunde: knotige Verdickungen der Leptomeningen sowie ggf. der Nervenwurzeln)
- Liquordiagnostik
    - zur Diagnosesicherung sowie zur Verlaufsbeurteilung
    - typische Liquorbefunde:
        - erhöhte Zellzahl
        - erhöhtes Laktat
        - reduzierte Glukose
        - Eiweißerhöhung im Sinne einer Schrankenstörung
    - Zytologie: Nachweis der Tumorzellen
    - bei hämatologischen Tumoren: Durchführung einer Durchflusszytometrie
    - bei Keimzelltumoren: Bestimmung von AFP und β-HCG im Liquor
    - Liquorsanierung ist der wichtigste Verlaufsparameter der Therapie

Therapie

- der Nachweis einer Meningeosis neoplastica bei soliden extrakraniellen Tumoren ist Zeichen einer infausten Prognose → Ziel jeder Therapie ist daher die Palliation (Linderung) von Beschwerden und nicht die Lebensverlängerung

- bei primär zerebralen Tumoren häufig schon Meningeosis neoplastica bei Erstdiagnose, kurativer Behandlungsansatz im Rahmen von Therapie-Protokollen möglich
- neurochirurgische Interventionsmöglichkeiten:
    - Therapie des Liquoraufstaus (Hydrozephalus) mittels einer Shuntanlage
    - Anlage eines Omaya-Reservoirs zur intrathekalen Chemotherapie
- strahlentherpeutische Therapieoptionen:
    - bei ausreichender Lebenserwartung Ganzhirnbestrahlung (»Helmfeld«)
    - solide leptomeningeale Metastasen werden mittels eines »Boost« zusätzlich bestrahlt
    - Neuroachsenbestrahlung (Cerebrum und gesamter Spinalkanal) nur bei speziellen Indikation, z. B. Medulloblastome
    - **Cave** Zur Vermeidung einer kumulativen Toxizität keine parallele intrathekale Chemotherapie
- intrathekale Chemotherapie
    - Indikation: symptomatische Meningeosis neoplastica
    - Durchführung: über ein Omaya-Reservoir oder mittels mehrfacher Lumbalpunktionen
    - geeignete Substanzen: Methotrexat, AraC, Thiotepa
    - Ziel: Liquorsanierung und Linderung der durch die Meningeosis neoplastica ausgelösten Symptome
    - bewirkt keine Verlängerung der Überlebenszeit
- systemischen Chemotherapie: richtet sich nach der Grunderkrankung

Prognose
- Überlebenszeit
    - ohne Therapie 6–8 Wochen
    - mit Therapie überleben 5–25% der Patienten mehr als 1 Jahr
- 2/3 der Patienten stirbt nicht an der intrakraniellen Manifestation des Tumorleidens

3.5 Neurokutane Syndrome

- mit Ausnahme der Neurofibromatose Typ I seltene Gruppe an erblichen Tumorsyndromen mit der Kombination von kutanen und intrakraniellen Tumoren
- Klinik zeigt die typische syndromale Symptomkombination, abortive Formen sind jedoch häufig

Eigene Notizen

3.5.1 Neurofibromatose Typ I (Morbus von Recklinghausen)

- Kombination von kutanen, teilweise entstellenden Neurofibromen und intrakraniellen Tumoren
  - Optikusgliome
  - pilozytische und diffuse Astrozytome
  - prognostisch relevant: Progression der peripheren Neurofibrome in schwer therapiebare maligne Nervenscheidentumore
- eine der häufigsten genetischen Erkrankungen mit autosomal-dominanter Vererbung bei variabler Penetranz, jedoch hoher Anteil an Neumutationen
- ursächliche Mutationen befinden sich auf dem NF1-(Neurofibromin-)Gen (supprimiert das Onkogen ras)

Klinik
- typisch:
  - Café-au-lait-Flecken (>6)
  - Hyperpigmentierung von Achseln und Leisten
- Skelettdeformitäten: Makrozephalie, Pseudoarthrosen, Keilbeinflügeldysplasien
- Hamartome der Iris (Lisch-Knötchen bei ca. 90% aller Patienten)
- selten: Phäochromozytome, fibroymuskuläre Dysplasie der Karotiden

Diagnostik
- 2 der folgenden 7 Kriterien:
  - >6 Café-au-lait-Flecken
  - >2 Neurofibrome
  - axilläre/inguinale Hyperpigementierung
  - Optikusgliom
  - >2 Lisch-Knötchen
  - Skelettdeformationen
  - >1 Verwandter mit NF1

Therapie
- symptomatisch nach Ausmaß und Schwere der einzelnen Symptome

3.5.2 Neurofibromatose Typ II

- Kombination der folgenden intrakraniellen Tumore
  - Vestibularisschwannome (auch beidseits)
  - Meningeome
  - spinale Ependymome
  - hintere Linsentrübung
  - selten: Meningoangiomatose, gliale Hamartome im Kortex, Astrozytome, kortikale Verkalkungen, periphere Neuropathie
- ursächliche Mutationen befinden sich auf dem NF2-(Schwannomin/Merlin-)Gen

Diagnostik
- 1 von folgenden 3 Kriterien:
  - beidseitige Vestibularisschwannome
  - einseitiges Vestibularisschwannom und
    - erstgradiger Verwandter mit NF2-Mutation
    - multiple Meningeome
    - weitere Schwannome, Gliome, zerebrale Verkalkungen oder Linsentrübung

Therapie
- symptomatisch nach Ausmaß und Schwere der einzelnen Symptome

3.5.3 Tuberöse Sklerose

- Kombination von kutanen Manifestationen und intrakraniellen Tumoren
- ursächliche Mutationen befinden sich auf dem TSC1- oder TSC2-Gen, die mit dem rap-1 (ras-assoziiert) und mTOR Signalweg interagieren.
- autosomal-dominanter Erbgang, bei ca. 50% Neumutationen

Klinik
- kortikale Fehlbildungen in Form von Hamartomen, verkalkten Gliaknoten und glioneuronalen Heterotypien
- Riesenzellastrozytome → z. T. schwere geistige Retardierung und epileptische Anfälle
- pathognomonische faziale Angiofibrome (sog. Adenoma sebaceum)
- hypopigmentierte Flecke
- retinale Manifestationen (Hamartome, Astrozytome)
- renale Angiomyolipome
- kardiale Rhabdomyome
- Hamartome von Leber und Darm

Diagnostik
- Diagnose wird aus den aufgeführten Symptomen gestellt
- faziale Angiofibrome gelten als pathognomonisch

Therapie
- symptomatisch nach Ausmaß und Schwere der einzelnen Symptome

3.5.4 Von-Hippel-Lindau-Syndrom

- ursächliche Mutationen befinden sich auf dem VHL-Gen, das für die Regulation der zellulären Hypoxiereaktion über $HIF1\alpha$ eine entscheidende Rolle spielt
- autosomal-dominante Vererbung, ca. 50% Neumutationen

Klinik

- Kombination von:
  - kapillären, zerebellären Hämangioblastomen
  - retinalen Hämangioblastomen
  - hellzelligen Nierenzellkarzinomen
  - Phäochromozytomen

Diagnostik

- zerebrale Bildgebung zur Darstellung der Hämangioblastome und Gefäßfehlbildungen
- ophthalmologische und internistische Abklärung
- **Cave** Bei allen Patienten mit Hämangioblastom des Kleinhirns ist ein Nierenzellkarzinom auszuschließen

Differenzialdiagnose

- isolierte zerebrale Hämangioblastome

Therapie

- symptomatisch, richtet sich nach Ausmaß und Schwere der Symptome

3.5.5 Gorlin-Syndrom

- Kombination aus multiplen Basalzellnävi und Medulloblastomen
- weitere assoziierte Fehlbildungen:
  - Kieferzysten
  - faziale Dysplasien
  - Ovarialfibrome
  - Kalzifikationen der Dura mater
  - palmare punktförmige Hauteinziehungen (»pits«)
- autosomal-dominante Vererbung mit ausgeprägter Varianz, ca. 40% Neumutationen
- ursächliche Mutation im PTCH-Gen (Sonic-Hedgehog-Signalweg)

3.5.6 Turcot-Syndrom

- Kombination aus Kolonkarzinomen/Polypen und neuroepithelialen Tumoren
- verschiedene Mutationen u. a. im APC-Gen
  - familiäre adenomatöse Polyposis: Kolonkarzinome/Polypen und Medulloblastome
  - Lynch-Syndrom: Kolonkarzinome/Polypen und Glioblastome
- Hirntumore meist zwischen dem 15.–18. Lebensjahr

3.5.7 Li-Fraumeni-Syndrom

- multiple Malignome u. a. auch im Gehirn (Gliome)
- autosomal-dominante Vererbung
- Mutationen im p53-Gen
- klinisch führend sind meist Mammakarzinome, Sarkome, Leukämien
- Hirntumore können auftreten, sind aber selten klinisch führend

3.6 Paraneoplastische Syndrome

3.6.1 Limbische Enzephalitis/Rhombenzephalitis

- bei über der Hälfte der Patienten wird der zugrundeliegende Tumor erst nach Diagnose der limbischen Enzephalitis diagnostiziert
- häufige auslösende Tumore
    - kleinzelliges Bronchialkarzinom
    - Hodenkarzinom
    - Mammakarzinom
- häufig mit antineuronalen Antikörpern assoziiert (anti-Hu oder Anti-Ta/Ma2)

Klinik
- Störungen des Kurzzeitgedächtnisses
- epileptische Anfälle
- akuter Verwirrtheitszustand sowie diverse psychiatrische Symptome
- seltener: Hirnstammsymptome, Zeichen der hypothalamischen Mitbeteiligung
- Variante Rhombenzephalitis mit Befall von Kleinhirn und Hirnstamm:
    - Schwindel
    - Übelkeit
    - Ataxie
    - Nystagmus
    - Pararesen bulbärer Hirnnerven
    - Augenbewegungsstörungen

Diagnostik
- folgenden 4 Kriterien müssen vorliegen:
    - typische Klinik (siehe oben)
    - Tumordiagnose vor maximal 4 Jahren
    - Ausschluss anderer neurologischer Erkrankungen (z. B. Herpesenzephalitis)
    - pathologische Befunde im:
        - EEG
        - Liquor
        - MRT

Eigene Notizen

Differenzialdiagnose
- Listerien-Rhombenzephalitis
- Varicella-Zoster-Virus-Rhombenzephalitis

Therapie
- immunsuppressive Therapie
- Therapie der Grunderkrankung

3.6.2 Opsoklonus-/Myoklonus-Syndrom

- meist subakute Entwicklung eines Opsoklonus (kurze schnelle Augenbewegungen unterschiedlicher Frequenz und Amplitude in alle Richtungen) sowie Myoklonien
- ursächliche Autoantikörper: anti-Ri, anti-Hu
- häufige auslösende Tumore:
  - Mammakarzinom (daher mehr Frauen betroffen)
  - seltener: kleinzelliges Bronchialkarzinom, Neuroblastome

Differenzialdiagnose
- Opsoklonus:
  - im Kindesalter: benigne Enzephalitiden
  - bei Erwachsenen:
    - vaskuläre oder entzündliche Läsionen
    - Sarkoidose
    - Bickerstaff-Enzephalitis
- Myoklonus:
  - benigne Myoklonien
  - seltener: myoklonische Epilepsien, multiple Sklerose, hypoxischer Hirnschaden

Therapie
- immunsuppressiv mit Cortison und Cyclophosphamid
- Behandlung der Grunderkrankung

3.6.3 Weitere typische paraneoplastische Erkrankungen

- Polymyositis, siehe ▶ Kap. 15, Abschn. 15.3.4
- Myasthenia gravis pseudoparalytica, siehe ▶ Kap. 15, Abschn. 15.6.1
- Lambert-Eaton-Rooke-Syndrom, siehe ▶ Kap. 15, Abschn. 15.6.2

Tag 1 – Neurovaskuläre Erkrankungen, Tumoren und Epilepsie

4 Epilepsien

A. Schröder

4.1 Einführung – 78

4.2 Anfallsarten – 79
4.2.1 Generalisierte Anfälle – typische Verläufe – 79
4.2.2 Fokale Anfälle – 80
4.2.3 Wichtige epileptische Syndrome des Kindes- und Jugendalters – 81

4.3 Diagnostik – 82

4.4 Differenzialdiagnose epileptischer Anfälle – 83

4.5 Therapie – 84

4.6 Status epilepticus – 85

4.7 Erlaubnis zum Führen von Kraftfahrzeugen – 86

4.1 Einführung

Definition
Epileptische Anfälle sind vorübergehende plötzliche Dysfunktionen des zentralen Nervensystems. Die Phänomenologie basiert auf abnormen neuronalen Entladungen der Hirnrinde und variiert daher je nach Ursprungsort. Anfälle (insbesondere generalisierte) dauern in der Regel nicht länger als 2 Minuten, der Patient befindet sich dabei im iktalen Zustand. Häufig folgt eine Nachphase (postiktal), in der es zu Sprachstörungen, Lähmungen, psychischen Veränderungen etc. kommen kann. Auren sind bereits Teil des Anfalls oder der Anfall selbst und bestehen aus subjektiven Phänomenen (begrenzter Anfall mit psychischen, kognitiven oder sensorischen Sensationen).

Epilepsie ist der Zustand des Gehirns, der gekennzeichnet ist durch eine andauernde Prädisposition, epileptische Anfälle zu generieren. Die Diagnose einer Epilepsie ist gerechtfertigt, wenn zwei oder mehr unprovozierte Anfälle aufgetreten sind oder mindestens ein epileptischer Anfall abgelaufen ist und Befunde (EEG, CMRT) vorliegen, die auf die Prädisposition für weitere epileptische Anfälle hinweisen.

Klassifikation
- die derzeit noch verwendete, jedoch offiziell nicht mehr gültige Klassifikation epileptischer Anfälle von 1981 trennt fokale Anfälle, bei denen die ersten klinischen oder elektroenzephalographischen Merkmale auf einen umschriebenen Beginn in einer Region einer Hemisphäre hinweisen, von generalisierten Anfällen, bei denen die ersten klinischen oder elektroenzephalographischen Anfallszeichen eine Einbeziehung beider Hemisphären schon zu Anfallsbeginn anzeigen
- die Unterteilung fokal versus generalisiert bezieht sich somit ausschließlich auf den Anfallsbeginn, prinzipiell kann jeder fokale Anfall sekundär generalisieren
- fokale Anfälle werden in zwei Gruppen unterteilt, je nachdem, ob eine Bewusstseinsstörung vorliegt (komplex-fokale Anfälle) oder nicht (einfach-fokale Anfälle)
- generalisierte Anfälle gehen häufig, aber nicht immer, mit einer Bewusstseinsverlust einher
- nach der Ursache Unterteilung der Epilepsien in:
  - idiopathisch
  - symptomatisch
  - kryptogen

Ätiologie
- Geburtsschäden
- Stoffwechseldefekte
- kortikale Dysplasien
- Schädel-Hirn-Trauma
- zerebrovaskuläre Erkrankungen
- Enzephalitis

- Tumor
- bei Kindern dominieren perinatale Schädigungen des Gehirns
- nach dem 25. Lebensjahr meist Hirntumore und Schädel-Hirn-Traumata
- bei älteren Menschen häufig durch zerebrovaskuläre Erkrankungen
- einzelne epileptische Anfälle können durch Fieber, Schlafentzug, Benzodiazepin- oder Alkoholentzug, und einige Medikamente provoziert werden

Generalisierte Anfälle
- Absencen
- myoklonische Anfälle
- klonische Anfälle
- tonische Anfälle
- tonisch-klonische Anfälle (Grand mal)
- atonische (astatische) Anfälle

Anfälle mit fokalem oder partialem Beginn
- einfach-partielle Anfälle (ohne Beeinträchtigung des Bewusstseins)
- komplex-partielle Anfälle (mit Beeinträchtigung des Bewusstseins)
- partielle, sekundär generalisierende Anfälle (Beginn fokal, Entwicklung zu tonischen, klonischen, oder tonisch-klonischen Anfällen)

4.2 Anfallsarten

4.2.1 Generalisierte Anfälle – typische Verläufe

Grand-mal Anfall (generalisierter tonisch-klonischer Anfall)
- Bewusstseinsverlust
- gelegentlich anfangs gepresster Schrei
- tonisches Stadium mit generalisierter Versteifung der gesamten Muskulatur, häufig konsekutiver Sturz, insbesondere bei fehlender Aura
- klonisches Stadium mit generalisierten Zuckungen, die anfangs sehr fein und rasch sind, dann immer langsamer werden und dabei an Heftigkeit und Bewegungsausschlag zunehmen
- Bewusstlosigkeit während des Anfalls geht gleitend in einen tiefen Nachschlaf unterschiedlicher Länge über
- bei kurzem Nachschlaf kommt es anschließend oft zu einem Dämmer- oder Verwirrtheitszustand mit motorischer Unruhe und Verkennung von Ort oder Personen
- Grand-mal Anfälle können bei allen Epilepsiesyndromen vorkommen und durch eine Aura oder einen anderen fokalen Anfall eingeleitet sein

Absence

- vor allem im Kindesalter
- gekennzeichnet durch einen Verlust oder eine deutliche Einschränkung des Bewusstseins von meist kurzer (weniger Sekunden) Dauer
- Beginn und Ende plötzlich (z. B. Innehalten einer Tätigkeit oder starrer Blick)
- motorische Symptome in der Regel gering ausgeprägt, z. B. feine Zuckungen der Augenlider, Aufwärts- und Rückwärtsbewegung von Augen und Kopf
- Ausnahme: rhythmische Kloni vor allem der Schultergürtelmuskulatur bei den »myoklonischen« Absencen

4.2.2 Fokale Anfälle

- Symptome abhängig vom involvierten Hirnareal

Temporallappenepilepsie
- mediale Temporallappenepilepsie
    - Leitsymptom: komplex-fokale Anfälle mit Automatismen, also im Gegensatz zu Myoklonien koordinierten, unwillkürlichen, meist sinnlosen Bewegungsabläufen (meist Schmatzen, Lippenlecken, Nesteln an der Kleidung), die sich oft gleichförmig wiederholen
    - in vielen Fällen Einleitung durch Aurasymptomatik (epigastrisch = schwer beschreibbares, meist vom Bauchraum aufsteigendes Gefühl; olfaktorisch oder gustatorisch, dysmnestisch im Sinne einer unbegründeten Fremdheit oder Vertrautheit (déjà vu) des aktuell Wahrgenommenen)
    - bei Anfällen in der sprachdominanten Hemisphäre häufig aphasische Symptomatik iktal oder postiktal
- laterale Temporallappenepilepsie
    - vielfältige Symptomatik
    - komplexe visuelle oder akustische Halluzinationen
    - systematischer Schwindel
    - Spracharrest oder dysphasische Elemente bei Betroffenheit der sprachdominanten Hemisphäre

Frontallappenanfälle (Beispiele)
- zentraler Ursprung
    - kontralaterale klonische Zuckungen, einzeln oder in Serien auftretend
    - häufig auf kleine Areale begrenzt
    - Anfälle können sich als »Jackson-March« von einer Körperregion auf Nachbarregionen ausbreiten
    - bei längerer Anfallsdauer kann es postiktal zu einer kontralateralen Lähmung (Todd-Parese) kommen

4.2 · Anfallsarten

- supplementär-motorischer Ursprung
  - Ablauf motorischer Programme, häufig Haltungsschablonen
  - ohne oder mit nur geringer Bewusstseinsstörung
  - Beginn und Ende abrupt
  - keine oder nur kurze postiktale Umdämmerung
- prämotorischer Ursprung
  - charakteristisch sind lang anhaltende, perseverierte, komplexe Automatismen wie z. B. Schaukelbewegungen des Körpers (body rocking)

Parietallappenepilepsie
- häufig Versivbewegungen nach kontralateral
- bilaterale Tonisierung der Extremitäten
- kontralaterale Hyp- oder Parästhesien
- mimische Verzerrungen
- akustische Sensationen
- anfallsartiger, systematischer Schwindel

Okzipitallappenepilepsie
- einfache oder komplexe visuelle Halluzinationen in Form von Blitzen, Skotomen, Farbensehen, Mikropsie, Makropsie

4.2.3 Wichtige epileptische Syndrome des Kindes- und Jugendalters

West-Syndrom
- Erkrankungsalter im 3.–8. Lebensmonat
- einhergehend mit Blitz-Nick-Salaam-Krämpfen, typischerweise in Serien auftretend
- ursächlich liegen meist prä- und perinatale Hirnschäden zugrunde
- schlechte Prognose
- EEG: Hypsarrhythmie

Lennox-Gastaut-Syndrom
- Beginn 2.–4. Lebensjahr
- epileptische Enzephalopathie mit der Trias:
  - 1. Spike-Wave-Varianten im EEG
  - 2. häufige generalisierte tonische Anfälle und atypische Absencen
  - 3. ausgeprägter mentaler Retardierung
- meist symptomatisch
- schlechte Prognose

Landau-Kleffner-Syndrom
- Beginn 2.–7. Lebensjahr
- häufig fokale oder generalisierte Anfälle
- Leitsymptom ist sprachliche Regression
- EEG: (multi-)fokale Sharp-Waves
- Prognose abhängig vom Therapieerfolg

Eigene Notizen

Rolando-Epilepsie
- Erkrankungsalter 3.–12. Lebensjahr
- Synonym: benigne Epilepsie mit zentrotemporalen Spikes
- die überwiegende Zahl der Anfälle erfolgt im Schlaf
- Kind kann im Anfall und kurz nach dem Anfall nicht sprechen
- gute Prognose, Therapie nicht unbedingt erforderlich

Juvenile myoklonische Epilepsie
- Beginn in der Regel prä- bis postpubertär
- Synonym: Impulsiv-Petit-mal
- EEG (iktal): Polyspike-Wave-Komplexe
- Leitsymptom sind einzelne, meist bilateral und symmetrisch auftretende Zuckungen vorwiegend in den oberen Extremitäten mit distaler Betonung
- Anfälle treten am häufigsten kurz nach dem Aufwachen auf

4.3 Diagnostik

Checkliste zur Anamnese eines Anfallsgeschehens
- **Allgemein:**
  - Schwangerschaft
  - Geburt (Steißlage, Asphyxie)
  - Laufen, Sprechen, mentale Entwicklung
  - Meningitis, Enzephalitis, Impfung, Stoffwechselerkrankung
  - Unfälle (Commotio, Contusio)
  - Kopfschmerz
  - Fieberkrämpfe, Anfälle
  - familiäre Disposition
  - andere familiäre (Stoffwechsel-)Erkrankungen
  - Alkohol, Drogen
- **Vor dem Anfall:**
  - Aura
  - Prodromina:
    - Palpitationen?
    - Dyspnoe?
    - Thoraxschmerz?
  - auslösende Situationen
  - können Anfälle vermieden werden
- **Während des Anfalls:**
  - Art des Sturzes:
    - »Baumstamm«?
    - »Nasser Sack«?
  - Bewusstseinsverlust
  - motorische Entäußerungen:
    - Zuckungen?
    - Ausbreitung?
    - Verkrampfungen?
    - Körperverteilung?

4.4 · Differenzialdiagnose epileptischer Anfälle

- Pupillenstarre
- Kopf-/Blickwendung
- Anfallsdauer
- Urin-/Stuhlabgang
- Nach dem Anfall:
  - Reorientierung
  - Muskelschmerzen? Schwäche
  - Sprach- oder Gedächtnisstörungen

Checkliste zur Untersuchung
- fokal-neurologisches Defizit
- Zungenbiss? Wo? (mittig spricht eher für psychogene Genese)
- Klopfschmerz Wirbelkörper
- Anhalt auf Schulterluxation oder andere Traumafolgen
- Forellenzeichen (Valsalva-bedingte, periorbitale Einblutungen)

Weitergehende Diagnostik
- **Labor:** Elektrolyte, Blutbild, Differenzialblutbild, CRP, BSG, Kreatinkinase, TSH, Kreatinin, Harnstoff, Leberenzymen, Lipase, Glukose, evtl.: Äthanolspiegel, CDT, toxikologische Untersuchungen, Herzenzyme, Prolaktin, D-Dimere, Vitamine B_1, B_6, und B_{12}, Folsäure, NH_3
- **EKG:** Herzrhythmusstörungen, ST-Hebungen oder -senkungen
- ggf. **Bildgebung:**
  - CT: bei Verdacht auf Subarachnoidalblutung oder zum Ausschluss von Traumafolgen
  - MRT: zum Nachweis epileptogener Läsionen
- ggf. Lumbalpunktion bei Verdacht auf entzündliche ZNS-Erkrankung oder Sinus-/Venenthrombose
- **EEG**
- evtl. humangenetische Testung

CK!

4.4 Differenzialdiagnose epileptischer Anfälle

Leitsymptom Bewusstseinsverlust/-störung
- Synkope (konvulsiv?)
- transitorische ischämische Attacke
- metabolische Störungen
- Intoxikationen
- psychogene Anfälle
- transiente globale Amnesie
- Migräne
- Narkolepsie

Leitsymptom sensomotorische Störung
- psychogene Anfälle
- transitorische ischämische Attacke
- Migräne
- extrapyramidale Bewegungsstörungen
- Tic

- posthypoxischer Myoklonus
- Einschlafmyoklonien
- Restless-Legs-Syndrom

4.5 Therapie

- eine medikamentöse Therapie kann bereits nach dem ersten Anfall indiziert sein
- nach mehreren Anfällen sollte eine Therapie begonnen werden
- Therapie ist antikonvulsiv, nicht antiepileptisch
- Therapieziel der Anfallsfreiheit wird im Erwachsenenalter mit dem ersten Medikament in bis zu 50% und mit Änderungen der Medikamente in bis zu 20% der Fälle erreicht
- ist die Ersttherapie nicht erfolgreich, erfolgt eine vollkommene Umsetzung auf ein zweites antikonvulsives Medikament; erst dann sollten Zweifachtherapien eingesetzt werden
- bei Verdacht auf Pharmakoresistenz sollten epilepsiechirurgische Maßnahmen erwogen und eine Vorstellung in einem entsprechenden Zentrum veranlasst werden
- aufgrund des hohen Interaktionspotenzials der klassischen Antikonvulsiva durch Enzyminduktion und -hemmung sollten bevorzugt moderne Medikamente mit geringem oder keinem Interaktionspotential eingesetzt werden
- zur Monotherapie generalisierter und unklassifizierter Epilepsien sind zahlreiche Medikamente wie beispielsweise Valproinsäure, Topiramat, Lamotrigin zugelassen. Allerdings sollte in dieser Patientengruppe unter Berücksichtigung der Studienlage Valproinsäure als bevorzugtes Medikament eingesetzt werden (◘ Tabelle)
- bei fokalen Epilepsien sind eine Reihe von Medikamenten wie beispielsweise Carbamazepin, Levetiracetam, Lamotrigin, Oxcarbazepin und Topiramat gut wirksam. Aufgrund des Nebenwirkungsprofils werden in dieser Gruppe neue Antikonvulsiva wie Lamotrigin und Levetiracetam den klassischen wie Carbamazepin vorgezogen (◘ Tabelle)

Beispiele für Antikonvulsiva				
Substanz	Erste Zieldosis (mg/d)	Titrationsgeschwindigkeit	Maximaldosis (mg/d)	Interaktion
Carbamazepin	600	mittel	1600	+
Lamotrigin	100	langsam	600	(–)
Levetiracetam	1000	schnell	4000	–
Oxcarbazepin	900	mittel	2400	(+)
Topiramat	100	mittel bis langsam	400	(–)
Valproat	750	mittel	2000	+

4.6 Status epilepticus

Definition

Epileptischer Anfall, dessen Dauer eine konventional festgelegte Grenze von 5 Minuten bei generalisiert tonisch-klonischen Anfällen und von 20–30 Minuten bei fokalen Anfällen oder Absencen überschreitet oder eine Sequenz mit gleicher Mindestdauer von einzelnen epileptischen Anfällen in kurzen Abständen, zwischen denen klinisch oder elektroenzephalographisch keine vollständige Restitution erfolgt.

- jeder Typ fokaler und generalisierter Anfälle kann einen Status epilepticus ausbilden
- der Status generalisierter tonisch-klonischer Anfälle (SGTKA) ist der häufigste und schwerwiegendste Status epilepticus (Letalität 20%)
- Komplikationen:
  - progrediente zerebrale Schädigung mit Hirnödem und hypoxischen Schädigungen (selten)
  - metabolische Azidose
  - Rhabdomyolyse (selten)
  - Nierenversagen (selten)
  - evtl. neurogenes Lungenödes

Managment

- Lagerung mit den Zielen Schutz vor Selbstverletzung und Freihalten der Atemwege
- Überwachung der Vitalparameter
- Legen mindestens eines stabilen Zuganges
- Gabe von Thiamin bei Verdacht auf ethanolassoziierten SGTKA, Glukose bei Verdacht auf Hypoglykämie
- medikamentös (unter Intubationsbereitschaft)
  - Gabe von Benzodiazepinen:
    - bevorzugt Lorazepam (0,1 mg/kg i. v., 2 mg/min, ggf. wiederholen, maximal 10 mg)
    - alternativ Diazepam (0,25 mg/kg i. v., 5 mg/min, maximal 30 mg) oder Clonazepam 1–2 mg i. v. (0,5 mg/min, ggf. wiederholen, max. ca. 6 mg)
  - bei Unwirksamkeit des Benzodiazepins oder fakultativ auch bei Ersttherapie mit Diazepam oder Clonazepam: Infusion von Phenytoin 15–20 mg/kg i. v. (50 mg/min über ca. 5 Minuten, Rest über 20–30 Minuten) maximal 30 mg/kg) über einen stabilen, separaten Zugang; alternativ i. v. Gabe von Valproat (20–30 mg/kg als Bolus, ggf. wiederholen, dann maximal 10 mg/kg) oder Phenobarbital (20 mg/kg i. v.)
  - bei Therapieversagen von Phenytoin, Valproat oder Phenobarbital:
    - Thiopental unter EEG-Monitoring mindestens bis zum Burst-Suppression-Muster für 12–24 h
    - Midazolam oder Propofol nach EEG-Monitoring

4.7 Erlaubnis zum Führen von Kraftfahrzeugen

- die Beurteilung der Tauglichkeit zum Führen von Kraftfahrzeugen richtet sich nach den Begutachtungsleitlinien der Bundesanstalt für Straßenwesen
- grundsätzlich gilt, dass jeder, der unter persistierenden epileptischen Anfällen oder anderen anfallsartig auftretenden Bewusstseinsstörungen leidet, nicht in der Lage ist, den gestellten Anforderungen zum Führen von Kraftfahrzeugen der Gruppe 1 (Krafträder, PKW) gerecht zu werden, so lange ein wesentliches Risiko von Anfallsrezidiven besteht. Für die Gruppe ist beispielsweise kein wesentliches Risiko anzunehmen
    - nach einer Beobachtungszeit von 3 Monaten nach einem erstmaligen provozierten Anfall, und 6 Monaten nach einem erstmaligen unprovozierten Anfall, wenn es keine Hinweise auf eine ursächliche Läsion oder beginnende idiopathische Epilepsie gibt
    - nach einjähriger Anfallsfreiheit unabhängig von bisherigen Therapieverlauf und der Therapieart bei bekannter Epilepsie
    - die Voraussetzung zum Führen von Kraftfahrzeugen der Gruppe 2 (Fahrzeuge mit 3500 kg Gesamtmasse, Kraftfahrzeuge zur Personenbeförderung etc.) bleibt nach mehr als 1 epileptischen Anfall ausgeschlossen

Tag 2 – Bewusstseinsstörungen und Schwindel

5 Synkopen

C. Haubrich

5.1 Einführung – 88

5.2 Kardiale Synkopen – 89
5.2.1 Arrhythmien – 89
5.2.2 Low-Output-Syndrom (Verminderung des Herzzeitvolumens) – 90

5.3 Reflexvermittelte Synkopen – 91
5.3.1 Neurokardiogene Synkopen (vasovagale Synkopen) – 91
5.3.2 Carotis-Sinus-Syndrom mit Synkopen – 93

5.4 Synkopen bei neurologischen Erkrankungen – 93
5.4.1 Orthostatische Hypotonie – 93
5.4.2 Posturales Tachykardiesyndrom – 95

5.1 Einführung

Definition
Als Synkope wird eine kurz andauernde Bewusstlosigkeit (<1 min) mit Verlust der Haltungskontrolle aufgrund einer vorübergehenden Minderdurchblutung des Gehirns bezeichnet.

Einteilung
- kardiale Synkopen
  - Arrhythmie
  - Low-Output-Syndrom
- reflexvermittelte Synkopen
  - neurokardiogene (vasovagale) Synkopen
  - Carotis-Sinus-Syndrom mit Synkope
- Synkopen bei neurologische Erkrankungen
  - orthostatische Hypotonie
  - posturales Tachykardie-Syndrom

Klinik
- Prodromi:
  - Schwindel
  - Schwarzsehen
  - Herzklopfen
  - Schwitzen
  - Blässe
  - Übelkeit
- Auslöser:
  - langes Stehen
  - körperliche Belastung
- Begleitsymptome der Synkope:
  - blasses Gesicht
  - flache Atmung
  - Kloni möglich
  - kein Zungenbiss
  - im Anschluss rasches Wiedererlangen der Orientierung

Diagnostik
- Anamnese/Fremdanamnese:
  - Auslöser
  - Dauer der Bewusstlosigkeit
  - Begleitsymptome
  - Wiedererlangen der Orientierung
- körperliche Untersuchung
- Labor: Blutzucker, Na+, K+, CRP, Blutbild
- Blutdruckmessung im Liegen und Stehen
- Ruhe- und Langzeit-EKG
- Herzultraschall

Differenzialdiagnose
- epileptischer Anfall (Differenzialdiagnostik ◘ Tabelle)

Differenzialdiagnostik von Synkope und epileptischem Anfall

		Synkope	Epileptischer Anfall
Beginn		typische Prodromi	oft unvermittelt, evtl. Aura
Im Ereignis	Augen	offen, evtl. nach oben gewendet	offen, seitliche Bulbus-deviation
	Atmung/Haut	blasses Gesicht	Apnoe/Zyanose
	Pupillenreaktion auf Licht	erhalten	erloschen
	Konvulsionen	kurz tonische oder arrhythmische Kloni	tonisch-klonisch bei Grand mal rhythmische Kloni
	Dauer	durchschnittlich 12 s	1–2 min
Danach		sofort orientiert	verwirrt, somnolent, agitiert

- passagerer Bewusstseinsverlust:
    - Stoffwechselentgleisungen
    - Anämie Hyperventilation/Hypokapnie evtl. mit Tetanie
    - vertebrobasiläre TIA
    - Basilarismigräne
- Stürze ohne Bewusstseinsverlust:
    - Drop Attack
    - Kataplexie
    - Tetanie

Therapie
- **Akuttherapie**
    - Schocklagerung: Oberkörper tief gelagert und die Beine angehoben → Blutrückfluss zum Herzen wird erleichtert → Patient klart zügig auf

5.2 Kardiale Synkopen

5.2.1 Arrhythmien

- Tachyarrhythmie: hochfrequente ventrikuläre und supraventrikuläre Tachykardie (Vorhofflimmern, Reentrytachykardien wie Wolff-Parkinson-White-(WPW-)Syndrom)
- Bradyarrhythmie
    - Morgagni-Adam-Stokes-Anfall (Sinusarrest, AV-Blockierungen)
    - Sick-Sinus-Syndrom

Klinik

- Prodromi:
    - plötzlicher Anfall von Herzjagen oder Herzpausen
    - evtl. Schwindel
    - Dyspnoe
    - unregelmäßiger Puls mit Pulsdefizit
- Bewusstseinsverlust für 10–30 s
    - beim Morgagni-Adam-Stokes Anfall evtl. mit Konvulsionen: kurze Tonussteigerung oder auch arrhythmische Kloni
- im Anschluss an Synkope bei Tachyarrhythmie: Harndrang (Ausschüttung von atrialem natriuretischem Peptid [ANP] durch Vorhofdehnung)

Diagnostik

- Ruhe- und Langzeit-EKG, ggf. Event-Recorder
- Belastungs-EKG
- Herzultraschall
- ggf. Atropin-Test bei Sick-Sinus-Syndrom

Therapie

- Tachyarrhythmie:
    - pharmakologische Frequenzkontrolle
    - Rhythmuskontrolle (Elektrokardioversion, ggf. selektive Hochfrequenzkatheterablation, implantierbarer Kardioverter-Defibrillator)
- Adam-Stokes-Anfall:
    - bei medikamentös-toxischer Ursache Umstellung der Medikation
    - ggf. Schrittmachertherapie

5.2.2 Low-Output-Syndrom (Verminderung des Herzzeitvolumens)

- Synkopen im Rahmen kognitiver und körperlicher Leistungsminderung

Klinik

- Schwächegefühl
- Müdigkeit
- Herzinsuffizienz (akut oder chronisch)
- ggf. mit Rhythmusstörungen
- Dyspnoe
- Asthma kardiale, Zyanose

Diagnostik

- Rasselgeräusche in der pulmonalen Auskultation
- verminderte Sauerstoffsättigung
- BNP-Spiegel
- D-Dimere

5.3 · Reflexvermittelte Synkopen

- Troponin T
- Herzultraschall
- Röntgen-Thorax
- ggf. Kardio-MRT oder -CT
- Herzkatheter

Eigene Notizen

Differenzialdiagnose
- Vorwärtsversagen des Herzens:
  - Kardiomyopathie
  - Aortenstenose
  - Mitralstenose
- Pumpversagen bei Myokardinfarkt oder Perikardtamponade
- Rückwärtsversagen des Herzens bei Lungenembolie oder Pulmonalstenose

Therapie
- symptomatisch
  - halbsitzende Lagerung
  - vorsichtiger Transport
  - Sedierung, O_2-Nasensonde
  - ggf. Intubation und Beatmung bzw. Behandlung des kardiogenen Schocks
- kausal:
  - Herzinfarktbehandlung
  - Perikarddrainage
  - Operation einer Aortenklappenstenose
  - Katheterablation einer hypertrophischen obstruktiven Kardiomyopathie

5.3 Reflexvermittelte Synkopen

5.3.1 Neurokardiogene Synkopen (vasovagale Synkopen)

- häufigste Form bei jungen gesunden Personen
- Auslöser sind:
  - Angst
  - Schmerz
  - Stress
  - Hitze
  - oft ist langes Stehen begünstigend
- Reflexkaskade mit Blutdruckverlust und Bradykardie, d. h. Hemmung des Sympathikus und Aktivierung des Parasympathikus

Klinik
- Prodromi:
  - Schwindel

- Gähnen
- Ohrensausen
- Hitzegefühl
- epigastrischer Druck
- Begleitsymptome:
  - Schwitzen
  - Blässe
  - Übelkeit
- Synkope:
  - Bewusstseinsverlust <30 s
  - flache Atmung
  - kurze tonische Streckkrämpfe und Kloni möglich
  - Urinabgang eher untypisch
  - Pupillen weit, aber lichtreagibel
- danach: rasches Wiedererlangen der Orientierung

Diagnostik
- allgemeine Diagnostik: ► Abschn. 5.1
- Kipptischuntersuchung mit Blutdruck und EKG
  - typischerweise plötzlicher drastischer systolischer Blutdruckabfall (≥50 mmHg)
  - ggf. mit Bradykardie
  - u. U. Asystolie mit Synkope oder präsynkopalen Symptomen

Differenzialdiagnose
- kardiale Synkope
- Carotis-Sinus-Syndrom
- viszerale Reflexsynkopen
- epileptischer Anfall
- psychogener Anfall
- Hyperventilation/Hypokapnie
- weitere: ► Abschn. 5.1

Therapie
- Auslöser/begünstigende Faktoren meiden (langes Stehen, Hitze etc.)
- Prodromi erkennen, notfalls an Ort und Stelle auf den Boden setzen
- isometrische Übungen wie Ineinandergreifen der Hände und Auseinanderziehen der Arme (Jendrassik-Handgriff) oder Überkreuzen der Beine und Anspannen der Muskulatur
- Orthostasetraining
- peripheres Pooling (Volumenverschiebung in Beine) vermindern:
  - Kompressionsstrümpfe
  - Ausdauersport
  - Kaffee
  - Medikamente:
    - Fludrocortison (Mineralocorticoid)
    - Midodrin (Sympathomimetikum)
- Schrittmacherindikation bei Asystolie oder Bradykardie prüfen

5.3.2 Carotis-Sinus-Syndrom mit Synkopen

- Überempfindlichkeit der Carotisgabel-Barorezeptoren
- häufig bei älteren Männern bei bestehender Arteriosklerose

Klinik
- Synkopen bei spontanen Kopfdrehungen, einengenden Kragen oder nach Massage der Carotisgabel

Differenzialdiagnose
- passagere Minderdurchblutung des Hirnstamms durch Kompression oder Anzapfen einer führenden Vertebralarterie

Diagnostik
- Anamnese
- Doppler- und Duplexsonographie der hirnversorgenden Arterien
- Carotisdruckversuch: Asystolie >3 Sekunden und/oder Blutdruckverlust >50 mmHg (❶ **Cave** Stenose der A. carotis)

Therapie
- Schrittmacher nur bei Asystolie oder Bradykardie mit Schwindel oder Synkopen

5.4 Synkopen bei neurologischen Erkrankungen

5.4.1 Orthostatische Hypotonie

- häufigste Synkopenform bei älteren Menschen
- begünstigend wirken
    - Immobilisation
    - Anämie
    - Blutdrucksenker
    - Diuretika
    - Opiate
    - Alkohol
- Läsionsorte/neurologische Grunderkrankungen:
    - medulläres Kreislaufzentrum (Tumore, Hirnstammischämie etc.)
    - Deafferenzierung der Barorezeptoren (Guillian-Barré-Syndrom etc.)
    - zentrale autonome Bahnen (Multisystematrophie)
    - sympathische Efferenzen bei Synukleinopathien:
        - Lewy-Körper-Demenz
        - Morbus Parkinson
        - Pure autonomic failure
    - sympathische Efferenzen bei »Small-fiber«-Neuropathien: Diabetes, Amyloidose, HSAN III, Sjögren-Syndrom, Paraneoplastische Neuropathie

Eigene Notizen

Eigene Notizen

Klinik
- Synkope wenige Minuten nach dem Aufrichten aus Liegen oder Sitzen
- typische Prodromi:
  - Schwindel
  - Ohrensausen
  - Hitzegefühl
  - epigastrischer Druck
- Begleitsymptome:
  - Schwitzen
  - Übelkeit
  - flache Atmung

Diagnostik
- Schellong-Test:
  - systolischer Blutdruckverlust ≥30 mmHg und/oder diastolischer Blutdruckverlust ≥10 mmHg innerhalb von 3 Minuten nach dem Aufrichten
  - evtl. mit Herzfrequenzstarre bzw. verminderter Herzfrequenzvariabilität
  - ergänzende Untersuchungen bei neurologischer Grunderkrankung:
    - Diagnostik des vegetativen Nervensystems inkl. Herzfrequenzvariabilität
    - ggf. Neurographie
    - ggf. zerebrales MRT
    - Doppler-Duplexsonographie der Carotiden

Differenzialdiagnose
- kardiale Synkope
- vagovasale Synkope
- epileptischer Anfall
- psychogener Anfall
- Hyperventilation/Hypokapnie und allgemeine DD ▶ Abschn. 5.1

Therapie
- Medikation umstellen (Blutdrucksenker-Dosis ↓)
- peripheres Pooling ↓ (nichtmedikamentös und medikamentös, ▶ Abschn. 5.3.1)
- Blutvolumen ↑:
  - Trinkmenge 2 l/d
  - nächtliche Oberkörperhochlagerung 20°
  - Kochsalz: 3 g/d
- Medikamente:
  - Midodrin (Sympathomimetikum), (ggf. Kombination mit SSRI, z. B. Paroxetin)
  - Fludrocortison (Mineralocorticoid)

5.4.2 Posturales Tachykardiesyndrom

- typischerweise junge Patientinnen 15–50 Jahre
- verursacht durch die Kombination einer massiven Reduktion des venösen Rückstroms und der Hypersensitivität kardialer Betarezeptoren
- Auftreten nach
  - viralen Infekten
  - Entbindung
  - großen Operationen

Klinik
- Synkopen in Orthostase oder bei körperlicher Belastung
- klassische präsynkopale Symptome einhergehend mit Herzrasen
- neben Synkopen leiden Patienten unter
  - Belastungsintoleranz
  - orthostatischem Schwindel
  - Visusstörungen
  - Müdigkeit
  - kognitiven Beeinträchtigungen
- selbstlimitierter Verlauf über einen Zeitraum von einigen Monaten

Diagnostik
- Schellong-Test
- Kipptischversuch:
  - Anstieg der Herzfrequenz ≥30 Schläge innerhalb von 10 min oder
  - Anstieg auf ≥120/min ohne signifikante Blutdruckminderung

Differenzialdiagnose
- kardiale Synkope
- Volumenmangel, z. B. nach Blutverlust
- psychogener Anfall
- Hyperventilation/Hypokapnie

Therapie
- peripheres Pooling ↓ (▶ Abschn. 5.3.1)
- Blutvolumen↑ (▶ Abschn. 5.4.1)
- Medikamente:
  - Midodrin
  - Fludrocortison
  - Betablocker (niedrigdosiert zur Kontrolle der Tachykardie)

Tag 2 – Bewusstseinsstörungen und Schwindel

6 Schlafstörungen

J. Schiefer

6.1 Schlafapnoe-Syndrom – 98

6.2 Narkolepsie und affektiver Tonusverlust – 101

6.3 REM-Verhaltensstörung – 103

6.4 Restless-Legs-Syndrom (RLS) – 104

- Formen von Schlafstörungen, die in der Neurologie wichtig sind:
  - Schlafapnoe-Syndrom
  - Narkolepsie
  - REM-Verhaltensstörung
  - Restless-Legs-Syndrom

6.1 Schlafapnoe-Syndrom

Definition
Das Schlafapnoe-Syndrom ist eine nächtliche Störung der Atmung mit Atempausen, Sauerstoffentsättigungen, Arousalreaktionen, Fragmentierung des Schlafprofils und Reduktion des Tiefschlafes.
- Folgen:
  - fehlender Erholungswert des Schlafes
  - vegetative Belastung mit erhöhtem Risiko für kardio- und zerebrovaskuläre Erkrankungen (Herzinfarkt, Schlaganfall)
  - reduzierte Lebenserwartung

Einteilung
Obstruktives Schlafapnoe-Syndrom (OSAS)
- maximal 4.–6. Lebensdekade
- Geschlechtsverteilung: m > w
- Atempausen mechanisch durch Kollaps (Obstruktion) der oberen Luftwege bei physiologischer Entspannung der Rachenmuskulatur im Schlaf bedingt
- anatomische Verhältnisse ggf. begünstigend (weicher Gaumen, Zäpfchen, Mandelhyperplasie, Zungengrund, Retrognathie, Kieferwinkel)
- Atemantrieb und Mechanik erhalten, »frustrane« Atemzüge ohne Ventilation
- Apnoe: Sistieren des Atemflusses für mind. 10 s
- Hypopnoe: relevante Reduktion des Atemflusses für mind. 10 s und nachfolgende Sauerstoffentsättigung um mind. 3% oder Arousal
- Apnoe/Hypopnoe-Index (AHI: mittlere Anzahl relevanter Atemereignisse pro Stunde Schlaf): pathologisch >5
- **Unterteilung in:**
  - **leichtes OSAS**
    - AHI: 5–20
    - geringe Entsättigungen
    - wenige Arousal
    - kaum Tagessymptomatik
  - **mittelschweres OSAS**
    - AHI: 20–40
    - deutliche Entsättigungen
    - viele Arousals mit reduziertem Tiefschlaf
    - deutliche Tagessymptomatik

- **schweres OSAS**
  - AHI: >40
  - dramatische Entsättigungen (bis 50%)
  - Schlafprofil völlig fragmentiert
  - deutliche Tagessymptomatik
  - Begleit- und Folgeerkrankungen

Zentrales Schlafapnoe-Syndrom
- seltener als OSAS
- Nachlassen oder Aussetzen des zentralen Atemantriebs mit resultierender Minderung oder Stillstand der Atemmechanik bei offenen oberen Luftwegen
- Ursachen z. B.:
  - Hirnstammläsion mit Schädigung des Atemzentrums
  - Störung der chemorezeptiven Regulation z. B. bei schwerer Herzinsuffizienz
- Sauerstoffentsättigungen meist gering, wenig Tagessymptomatik
- Cheyne-Stoke-Atmung

Gemischtes Schlafapnoe-Syndrom
- überwiegend obstruktive Atemereignisse mit weniger als 50% zentralen Atemereignissen
- deutlicher Rückgang bzw. Verschwinden der zentralen Komponente bereits unter Behandlung der Obstruktionen
- keine Cheyne-Stoke-Atmung

Klinik
- lautes Schnarchen mit Atemaussetzern, lautes »Luftschnappen« (Fremdanamnese)
- morgendliche Mundtrockenheit, Kopfschmerzen, »nicht erholt«
- Tagesmüdigkeit mit Monotonieintoleranz (Einschlafneigung, Konzentrations- und Leistungsstörungen, Gefährdung im Straßenverkehr)
- Energielosigkeit bis zu depressiver Stimmungslage
- assoziiert mit:
  - Adipositas
  - arterieller Hypertonie (fehlende Nachtabsenkung: 24-h-RR-Messung!)
  - Diabetes mellitus
  - Herzinsuffizienz
  - absoluter Arrhythmie bei Vorhofflimmern
  - nächtlichem Schwitzen
  - Libidoverlust
- beim zentralen Schlafapnoe-Syndrom zusätzliche Klinik:
  - Z. n. Schlaganfall
  - Enzephalitis
  - schwere Herzinsuffizienz
  - Cheyne-Stoke-Atmung
  - oft keine Adipositas
  - kein Schnarchen und Luftschnappen!

Eigene Notizen

Diagnostik

- Anamnese und besonders Fremdanamnese:
  - BMI
  - Puls
  - RR
  - Medikamente (muskelrelaxierende Schmerzmittel, Schlafmittel)
  - Alkohol
  - Essverhalten
  - kardiovaskuläre Risikofaktoren (CVRF)
- Fragebögen zur Objektivierung von Tagesmüdigkeit und Schlafqualität (Epworth Sleepiness Scale, Pittsburgh Sleep Quality Index)
- kardiorespiratorische Polygraphie:
  - ambulantes Screening-Verfahren zur Erfassung relevanter Atemereignisse
  - Sauerstoffsättigungen
  - Herzfrequenz
  - Atemarbeit
- Polysomnographie:
  - Bestimmung des Schlafprofils und des Arousalindex
    - EEG (Elektroenzephalogramm)
    - EOG (Elektrookulogramm)
    - EMG (Elektromyogramm)
  - Zuordnung relevanter Atemereignisse zu bestimmten Schlafstadien oder zur Körperlage
  - artefaktfreie Objektivierung der polygraphisch erhobenen respiratorischen Befunde
  - Korrelation von Atemereignissen
  - konsekutiven Sauerstoffsättigungen und antizyklischen Schwankungen der Herzfrequenz
  - Erfassung spezifischer Atemmuster (Cheyne-Stoke-Atmung)
- HNO-ärztliche Untersuchung der anatomischen Verhältnisse im Nasen-Rachen-Raum
- ggf. pulmologische Untersuchung
- Erfassung der Begleit- und Folgeerkrankungen (ggf. internistisch/kardiologische Diagnostik)

Differenzialdiagnose

- Tagesmüdigkeit anderer Genese
- Burn-Out-Syndrom
- Depression
- habituelles Schnarchen

Therapie

- Gewichtsreduktion
- bei leichtem OSAS (konservativ):
  - kein Alkohol/keine schwere Mahlzeit am späten Abend, keine muskelrelax. Medikamente

Eigene Notizen

- bei Rückenlageabhängigkeit: Vermeiden des Rückenschlafes durch mechanische Maßnahmen (z. B. Tennisball ins Rückenteil des Schlafanzuges oder Rucksack mit fest gewickelter Decke)
- ggf. HNO-ärztlich korrigierende Maßnahmen:
  - Tonsillektomie
  - Uvulopalatopharyngoplastik (UVPP)
  - Straffung des weichen Gaumens (Laser, Thermosonde)
  - Verbesserung der Nasenatmung
- Unterkieferprotraktionsschiene
- bei mittelschwerem/schwerem OSAS: nächtliche Überdruckatmung (continous positive airway pressure = CPAP)
  - Verhindern der Rachenobstruktion durch Applikation eines positiven Atemdruckes über Nasen- oder Fullface-Maske
  - CPAP: ein festes Druckniveau über die gesamte Nacht (max. 10 mbar)
  - BiPAP: zwei Druckniveaus (höher bei Inspiration, geringer bei Exspiration), wenn sehr hohe Drücke nötig oder Herz-, Lungenerkrankung
  - autoCPAP: nur in Phasen mit relevanten Apnoen, Hypopnoen Druckaufbau (z. B. bei REM-Schlaf gebundenem OSAS)
- beim zentralen Schlafapnoe Syndrom:
  - zusätzlich zu BiPAP hinterlegte minimale Atemfrequenz mit der ggf. nichtinvasiv beatmet wird (BiPAP-ST)
  - adaptive Servoventilation (Cheyne-Stoke-Atmung)
- regelmäßige polygraphische Kontrolle der Therapiecompliance und der benötigten Druckeinstellung
- ggf. Reduktion der blutdrucksenkenden Medikation

6.2 Narkolepsie und affektiver Tonusverlust

Definition
Seltene Erkrankung mit Störung der REM/NonREM-Zyklik, Insomnie und einer Reihe skurriler Symptome tagsüber
- Ätiologie multifaktoriell
  - Mangel des Hormons Orexin, vermutlich infolge Degeneration der sezernierenden Neurone im Hypothalamus
  - genetische Disposition
  - (auto)immunologische Faktoren
- Geschlechtsverteilung: m = w
- Beginn der Symptome meist 2.–4. Lebensdekade, selten im Kindesalter
- klinischer Verlauf sehr variabel

Klinik
- imperativer Schlafdrang
  - mehrfach am Tag nicht zu unterdrückende Einschlafneigung (monotonieunabhängig!)

- Insomnie
  - erhebliche Durchschlafstörungen
- Kataplexien (affektiver Tonusverlust):
  - Verlust der Kontrolle über die Haltemuskulatur bei emotionalem Stimulus bis hin zum schlaffen Hinstürzen
  - Bewusstsein immer erhalten
  - Dauer: Sekunden bis Minuten
- Schlafparalysen (dissoziatives Erwachen)
  - Unfähigkeit, sich zu bewegen obwohl man bereits wach ist
  - mit bedrohlichen Emotionen
- hypnagoge/hypnopompe Halluzinationen
  - Fehlwahrnehmungen aller Sinnesqualitäten beim Einschlafen (hypnagog) oder Aufwachen (hypnopomp)
- automatisches Verhalten
  - meist unsinniges Verhalten oder Reden in Phasen der Müdigkeit für das später eine Amnesie besteht

Diagnostik
- Anamnese/Fremdanamnese (gezielt die Symptome abfragen!)
- Polysomnographie
  - Schlafprofil:
    - Nachweis von Sleep-onset-REM (»SOREM«)
    - REM-Phase innerhalb von 10 Minuten nach dem Einschlafen
  - multipler Schlaflatenz-Test (MSLT) über den Tag verteilt:
    - SOREM in mind. 2 der 4 Tests
    - verkürzte Einschlaflatenz von <5 min
- HLA-Typisierung:
  - Assoziation mit HLA DR2(15) und HLA DQw1(6)
  - HLA DQB1*0602

Differenzialdiagnose
- Restless-Legs-Syndrom
- Schlafapnoe-Syndrom
- Depression

Therapie
- nichtmedikamentös:
  - »Schlafhygiene«
    - konsequente Einschlaf- und Aufstehzeiten
    - feste Kurzschlafphasen über den Tag von 10–15 min (Dauer, Information und Absprache mit beruflichem und privatem Umfeld)
- medikamentös:
  - Stimulanzien zur Behandlung der Tagesmüdigkeit:
    - Modafinil (max. 200 mg – 200 mg – 0 mg)
    - direkte (Ephedrin) und indirekte Sympathomimetika (Methylphenidat, Pemolin)
  - Behandlung der REM-assoziierten Symptome (Kataplexien, Schlafparalysen, Hypnagoge Halluzinationen):

- SSRI (Venlafaxin, Fluoxetin, Fluvoxamin)
- Trizyklika (Clomipramin, Imipramin, Desipramin)
- Monoaminooxidasehemmer (Moclobemid, Selegilin)
- Narkotika (Gammahydroxybuttersäure; oral 2-mal nachts)

6.3 REM-Verhaltensstörung

Definition
Zeitweiser Verlust der im REM-Schlaf physiologischen Atonie der Muskulatur mit komplexer motorischer Aktivität im Zusammenhang mit Träumen.
- Ätiologie unklar, vermutlich Störung im Bereich des Pons
- Geschlechtsverteilung: m > w
- Symptome selten vor der 5. Lebensdekade
- später bei bis zu 50% der Patienten Entwicklung einer neurodegenerativen Erkrankung (Morbus Parkinson, Alzheimer Demenz, Lewy-Body-Erkrankung, Multisystematrophie)

Klinik
- Ausagieren von Träumen mit Gefahr der Selbst- oder/und Fremdverletzung (bis hin zur Tötung)
- Amnesie für diese Episoden
- beim Wecken werden jeweils konkrete Trauminhalte passend zum Verhalten erinnert
- Tagesmüdigkeit

Diagnostik
- Eigen- und Fremdanamnese
- Polysomnographie (fehlende Muskelatonie in den REM-Phasen, Korrelation des über Video dokumentierten Verhaltens im Schlaf mit den REM-Phasen)
- Hinweise auf neurodegenerative Erkrankung?

Differenzialdiagnose
- Narkolepsie
- Albträume
- nächtliche epileptische Anfälle
- Arousal- oder Schlafstadienwechsel-assoziierte Störungen:
  - Schlafwandeln (aus dem Tiefschlaf)
  - Pavor nocturnus
  - Schlaftrunkenheit

Therapie
- Vorsichtsmaßnahmen im Schlafbereich (Polsterung, getrenntes Schlafen)
- REM-Schlaf unterdrückende Medikamente:
  - Clonazepam: 0,5 mg – 2 mg
  - Trizyklika

Eigene Notizen

6.4 Restless-Legs-Syndrom (RLS)

Definition
Syndrom mit unerträglicher Bewegungsunruhe der Beine, insbesondere in Ruhe, Prävalenz 7–10%
- Ursache vermutlich Störung (Mangel) des Dopaminstoffwechsels
- Geschlechtsverteilung: w > m
- idiopathisch (heterogener, autosomal dominanter Erbgang, mindestens 7 Genloci beschrieben)
- symptomatisch (Störungen des Eisenstoffwechsels, Niereninsuffizienz, Schilddrüsenfunktionsstörung, Polyneuropathie, Vitamin-B_{12}-Mangel, Schwangerschaft, spinozerebelläre Ataxie, idiopathisches Parkinsonsyndrom)

Klinik
- Kardinalsymptome:
    - imperativer Bewegungsdrang der Beine, meist assoziiert mit Missempfindungen/Schmerzen
    - Auftreten der Beschwerden ausschließlich in Entspannung und Ruhe
    - prompte Besserung durch Bewegung
    - zirkadiane Rhythmik, Beschwerden abends und nachts
- supportive Symptome:
    - Insomnie mit Tagesmüdigkeit
    - positive Familienanamnese
    - positives Ansprechen der Symptome auf L-DOPA/Dopaminagonisten
    - periodische Beinbewegungen im Schlaf

Diagnostik
- Anamnese/Fremdanamnese
- Polysomnographie (periodische Beinbewegungen, konsekutive »arousal«, Fragmentierung des Schlafprofils, reduzierter Tiefschlafanteil, verminderte Schlafzeit)
- Labor:
    - Eisen, Ferritin, Transferrin
    - fT3, fT4, TSH
    - Kreatinin, Harnstoff
    - Vitamin B_{12}, Folsäure
- neurologische Untersuchung (PNP?)
- ggf. Elektrophysiologie (PNP)
- L-DOPA Test nach Provokation der Symptome durch ruhiges Sitzen

Differenzialdiagnose
- (nächtliche) Wadenkrämpfe
- Einschlafmyoklonien
- Polyneuropathie
- Aufmerksamkeits-Defizit-Hyperaktivitäts-Syndrom (ADHS)
- Akathisie (Neuroleptika-assoziiert)

Therapie
- symptomatisches RLS
  - Therapie der assoziierten Erkrankung
- idiopathisches RLS (symptomorientiert, symptomatisch)
  - L-DOPA (ggf. retard) zur Nacht (Restex: 100–300 mg)
  - als Notfallmedikament sofort wirksames L-DOPA, z. B. Madopar LT (Off-Label!)
  - Dopaminagonisten (zugelassen: Non-Ergot-Präparate):
    - Pramipexol (Sifrol, 0,088 mg bis 0,75 mg)
    - Ropinirol (Adartrel, 0,25 mg bis 4 mg)
    - Rotigotin (Neupro-Pflaster)
  - ggf. supportiv bei assoziierten Missempfindungen/Schmerzen:
    - Gabapentin, Pregabalin
    - Valproinsäure, Carbamazepin
    - Opiate
    - Trizyklika
    - Clonidin

Eigene Notizen

Tag 2 – Bewusstseinsstörungen und Schwindel

7 Bewusstseinsstörungen

J. Schiefer

7.1 Amnesie, Somnolenz und Sopor – 108
7.1.1 Amnesie – 108
7.1.2 Somnolenz – 108
7.1.3 Sopor – 109

7.2 Koma – 109

7.3 Transiente globale Amnesie (TGA) – 111

Definition
Bewusstseinsstörungen sind aus neurologischer Sicht Störungen des inhaltlichen Bewusstseins oder der Bewusstheit (qualitative Bewusstseinsstörungen) sowie Einschränkungen des Wachbewusstseins und der Reaktionsfähigkeit (quantitative Bewusstseinsstörungen).

7.1 Amnesie, Somnolenz und Sopor

7.1.1 Amnesie

- zeitlich begrenzte Gedächtnislücke meist als Folge einer Erkrankung, die mit Vigilanzstörung einhergeht
    - retrograd: betrifft Ereignisse vor der Vigilanzstörung
    - anterograd: betrifft Ereignisse nach der Vigilanzstörung

7.1.2 Somnolenz

- leichteste Form der Bewusstseinsstörung: »Schläfrigkeit«
- nach leichtem SHT möglich
- bei Intoxikation
- metabolischen Störungen
- postiktal
- leichte intrakranielle Druckerhöhung (Ödem, Subduralhämatom)

Klinik
- auf Ansprache jederzeit erweckbar und dann adäquat
- vermehrte Einschlafneigung in Gesprächs- und Untersuchungspause
- keine weiteren Symptome
- komplett reversibel

Diagnostik
- Suche nach spezifischer Ursache (Blutabnahme, Drogenscreening, Blutzuckerwerte)
- Laboruntersuchung beim Verdacht auf metabolische Störungen (Blutzucker, Elektrolyte, Nierenretentionswerte, Leberwerte)
- CCT bei Verdacht auf SHT (Hirnschwellung?, Subduralhämatom?)

Differenzialdiagnose
- extreme Übermüdung
- psychogen bedingt

Therapie
- Überwachung (Vitalparameter, neurologischer Befund, Bewusstseinslage)
- ggf. Behandlung einer spezifischen Ursache

7.1.3 Sopor

- schwere Bewusstseinsstörung
- letzte Stufe vor dem Koma

Klinik
- fehlende spontane Bewegung
- auf akustische Reize verzögerte Orientierungsreaktion, die ohne neuerlichen Reiz nur kurz anhält
- auf Schmerzreize prompte gerichtete Abwehrreaktionen

7.2 Koma

Definition
Schwerste Form der Bewusstseinsstörung

- das Bewusstsein ist nicht erhalten
- Unterteilung in Schweregrade z. B. nach dem Glasgow Coma Score (◘ Tabelle)

Eigene Notizen

Glasgow Coma Score (GCS)	
Beste verbale Antwort	
Keine	1
Unverständliche Laute	2
Inadäquate Worte	3
Desorientiert	4
Orientiert	5
Augenöffnen	
Keine Augenöffnung	1
Auf Schmerzreize	2
Auf akustische Stimuli	3
Spontan	4
Beste motorische Reaktion	
Keine	1
Abnormes Strecken	2
Abnormes Beugen	3
Zieht zurück (Fluchtbewegung)	4
Lokalisiert Stimulus (wehrt gezielt ab)	5
Befolgt Aufforderungen	6
Summe der besten Werte der 3 Kategorien	

Klinik

- abhängig vom Schweregrad des Komas
- prognostisch günstig:
  - Haltung wie im physiologischen Schlaf
  - intakte Hirnstammreflexe
  - normale Pupillenreaktion
- prognostisch schlecht:
  - Beugehaltung der Arme
  - Überstreckung der Beine (»Dekortikation«)
  - Überstreckung von Armen und Beinen (»Dezerebration«)
  - Störung der Pupillomotorik:
    - Anisokorie, insbesondere wenn die Lichtreaktion verzögert oder aufgehoben, meist Hinweis auf fokale raumfordernde Läsion (❶ Cave Zustand nach Glaukom-OP)
    - entrundete, weite oder mittelweite lichtstarre Pupillen
    - abgeschwächter/erloschener Cornealreflex
    - gestörter okulozephaler Reflex (Puppenkopfphänomen)
    - erloschene Trigeminus-Schmerzreaktion
    - erloschener Würge-/Absaugreflex
- pathologische Atemmuster im Koma:
  - Cheyne-Stokes-Atmung: oszillierende Atemamplitude bei beschleunigter Atemfrequenz, auch mit Apnoen
  - Biot-Atmung: ständig wechselnde Atemamplitude und Atemfrequenz ohne festes Atemmuster
  - Apneusis: Apnoen in Inspiration »Respirationskrampf«
  - zentrale Hyperventilation: anhaltende Hyperventilation mit Hypokapnie (DD: metabolische Azidose!)

Diagnose

- klinisch/neurologische Untersuchung (Glasgow Coma Score, Motorik, Muskeltonus, Hirnstammreflexe, Atemmuster)
- Vitalparameter, arterielle Blutgasanalyse, Monitor,
- zerebrale Bildgebung, ggf. Angiographie (Basilaristhrombose?)
- Labor (Blutzucker-, Leber-, Schilddrüsen-, Nierenwerte, Elektrolyte)
- Drogenscreening

Differenzialdiagnose

- psychogener Stupor
- Katatonie
- katatone Schizophrenie
- apallisches Syndrom
- Locked-in-Syndrom

Therapie

- Stabilisierung der Vitalfunktionen (Intubation bei fehlenden Schutzreflexen)
- intensivmedizinische Überwachung
- Therapie der Ursache des Komas

7.3 Transiente globale Amnesie (TGA)

Definition
Akute, passagere (1–24 h) Störung des Neugedächtnisses (Merkfähigkeit) bei erhaltenem Alt- und prozeduralem Gedächtnis infolge passagerer Funktionsstörung mediobasaler Anteile der Temporallappen incl. beider Hippocampi

Ätiologie
- unbekannt, diskutiert werden:
  - zerebrale Durchblutungsstörungen
  - Elektrolytverschiebungen
  - Migräne
  - epileptische Genese

Klinik
- akute Störung der Merkfähigkeit mit ratlosem Verhalten und stereotypen Fragen:
  - Was mache ich hier?
  - Wie komme ich hierher?
- Altgedächtnis und prozedurales Gedächtnis sind nicht gestört
- Störung innerhalb von 24 h komplett reversibel
- für die Dauer der Episode bleibt eine Amnesie
- keine weiteren neurologischen Symptome

Diagnostik
- Dopplersonographie der hirnversorgenden Gefäße
- EEG
- Bildgebung (CCT/MRT)
- Blut: Elektrolyte, Schilddrüse, Nierenwerte
- Ausschluss der Differenzialdiagnosen

Differenzialdiagnose
- komplexfokaler Anfall
- dissoziative Episode
- beginnende Enzephalitis
- transitorische ischämische Attacke
- Kontrastmittelreaktion z. B. nach Herzkatheder/cerebraler Angiographie

Therapie
- stationäre Überwachung, bis Episode abgeklungen ist
- keine spezielle Therapie erforderlich
- Information der Angehörigen und später des Patienten über Harmlosigkeit der Episode
- geringes Rezidivrisiko

Tag 2 – Bewusstseinsstörungen und Schwindel

8 Schwindel (Vertigo)

C. Fromm

8.1 Einleitung – 114

8.2 Benigner peripherer paroxysmaler Lagerungsschwindel (BPPV) – 115

8.3 Neuropathia vestibularis (akuter Vestibularisausfall) – 116

8.4 Morbus Menière – 116

8.5 Bilaterale Vestibulopathie – 117

8.6 Zentrale vestibuläre Syndrome – 118
8.6.1 Vestibuläre Migräne/Basilarismigräne – 118
8.6.2 Zentraler Lageschwindel und zentrale Nystagmen – 119

8.7 Phobischer Schwankschwindel – 120

Definition

Störung der räumlichen Orientierung oder die fälschliche Wahrnehmung einer Bewegung des Körpers (Drehen, Schwanken) und/oder der Umwelt (Oszillopsien).

8.1 Einleitung

Einteilung

- unsystematischer Benommenheitsschwindel
    - präsynkopale Benommenheit (z. B. orthostatische Dysregulation)
    - Schwindel aufgrund psychosomatischer Erkrankungen
        - Angststörungen
        - phobischer Schwankschwindel (▶ Abschn. 8.7)
    - Schwindel bei metabolischen Störungen
    - Schwindel aufgrund von Medikamenten
    - Schwindel durch Intoxikation
- systematischer Reiz- oder Läsionsschwindel
    - peripher vestibulärer Schwindel (▶ Abschn. 8.2 bis ▶ Abschn. 8.5)
        - entweder akuter einseitiger Ausfall oder chronisch beidseitige Ausfälle des N. vestibularis bzw. der Vestibularorgane
        - oder pathologische Erregung oder Hemmung des N. vestibularis bzw. der Vestibularorgane
    - zentrale vestibuläre Syndrome (meist aufgrund infratentorieller Läsion der Verbindungen zwischen den Vestibulariskernen in der Medulla oblongata und dem Vestibulozerebellum, oft zusätzlich neurologische Begleitsymptomatik (▶ Abschn. 8.6)

Diagnostik

- Art:
    - Drehschwindel (z. B. Neuropathia vestibularis)
    - Schwankschwindel (z. B. phobischer)
    - Benommenheit (z. B. durch Medikamentenintoxikation)
- Dauer:
    - Sekunden (Vestibularisparoxysmie = ein neurovaskuläres Kompressionssyndrom des VIII. Hirnnerven) oder über Stunden (Morbus Menière, vestibuläre Migräne)
    - Dauerschwindel über Tage bis einige Wochen (Neuropathia vestibularis)
    - Schwankschwindelattacke von Minuten bis Stunden (z. B. Hirnstamm-TIA)
- Auslösbarkeit/Verstärkung des Schwindels:
    - bereits in Ruhe (Neuropathia vestibularis)
    - beim Gehen (z. B. bilaterale Vestibulopathie)
    - bei Kopfdrehung (Vestibularisparoxysmie, A.-vertebralis-Okklusionssyndrom), Kopflagerung relativ zur Schwerkraft (z. B. benigner peripherer paroxysmaler Lagerungsschwindel, BPPV)
    - beim Pressen, Husten oder bei lauten Tönen (Perilymphfistel)
    - situativ (somatoformer Schwindel, phobischer Schwankschwindel)

8.2 · Benigner peripherer paroxysmaler Lagerungsschwindel (BPPV)

- mit Begleitsymptomen:
  - attackenartiger Tinnitus und Hörminderung (Morbus Menière)
  - Kopfschmerzen (vestibuläre Migräne, aber auch Hirnstamm-/ Kleinhirninfarkte und blutungen)
  - Doppelbilder, Dysarthrie, Gefühlsstörungen Lähmungen (Hirnstammläsionen)
- obligate körperliche Untersuchung:
  - Kopfdrehimpulstest nach Halmagyi-Curthoys: Funktionstest des vestibulookulären Reflex (VOR: 3-Neuronenreflex zwischen Vestibularisafferenz – Vestibulariskernen – Augenmuskelmotoneuronen)
  - Frenzel-Brille
    - Spontannystagmus (SPN)
    - Blickrichtungsnystagmus (BRN)
  - Lagerungsmanöver (BPPV: ▶ Abschn. 8.2)
  - Untersuchung der Augenbewegungen
  - des Hörvermögens
  - des Standvermögens (Romberg-Versuch, Unterberger-Tretversuch)
  - des Gangvermögens

8.2 Benigner peripherer paroxysmaler Lagerungsschwindel (BPPV)

- häufigste Schwindelform
- 90% idiopathisch, im höheren Alter auftretend; 10% symptomatisch in jedem Alter (nach SHT, Neuropathia vestibularis, Morbus Menière)
- Pathogenese: Canalolithiasishypothese: Otokonienkonglomerat im Bogengang, Sog auf die Endolymphe, Cupulaauslenkung → Lagerungsnystagmus

Klinik
- typischerweise Aufwachschwindel im Bett
- lagerungsabhängiger Schwindel mit rezidivierenden, durch Kopflagerungswechsel gegenüber der Schwerkraft ausgelösten, Sekunden dauernden, heftigen Drehschwindelattacken
- Übelkeit
- Nystagmus mit Oszillopsien

Diagnostik
- durch Kopf- bzw. Körperseitlagerung ausgelöst entspricht der Nystagmus einer ampullofugalen Erregung des betroffenen **posterioren** vertikalen Bogengangs des unten liegenden Ohrs. Er tritt mit Latenz auf, hat ein Crescendo-Decrescendo von 5–40 s und schlägt zum unten liegenden Ohr mit Rotation zur Stirn
- beim selteneren BPPV des **horizontalen** Bogengangs wird der Nystagmus durch Kopfdrehung um die Körperlängsachse im Liegen ausgelöst und schlägt strikt horizontal zum jeweils unten liegenden Ohr mit Seitendifferenz zugunsten des betroffenen Ohrs

Eigene Notizen

Eigene Notizen

- der Nystagmus ist »launisch«, d. h. er habituiert (DD zentraler Lageschwindel: ▶ Abschn. 8.6.2)

Therapie

- Befreiungsmanöver (Semont- oder Epley-Manöver): unter raschen Kopflagerungen wird das Konglomerat aus dem Bogengang in den Utriculus herausgespült

8.3 Neuropathia vestibularis (akuter Vestibularisausfall)

- dritthäufigste periphere Schwindelform (in jedem Alter, häufig im 30.–60. Lebensjahr)
- Ursachen:
    - akute, einseitige virale Entzündung (evtl. HSV-1)
    - Durchblutungsstörung

Klinik

- über Tage anhaltender Drehschwindel und horizontal rotierender Spontannystagmus (SPN) mit der schnellen Komponente zum »gesunden« Ohr, der durch Fixation in der Regel supprimierbar ist; Oszillopsien
- Gangabweichung, Fallneigung, Vorbeizeigen und Kippung der subjektiven visuellen Vertikalen zur Seite des »kranken« Ohr (= ipsiversiv)
- Übelkeit und Erbrechen

Diagnostik

- SPN mit Verstärkung in die jeweilige Blickrichtung unter Frenzel-Brille
- pathologischer Kopfdrehimpulstest nach Halmagyi: rasche Kopfdrehung zum betroffenen Ohr führt zu einer Refixationssakkade
- Nachweis der Funktionsstörung des horizontalen Bogengangs durch geminderte Erregbarkeit des kalorisch (mit Warm- und Kaltspülung) oder auch rotatorisch (mit Drehstuhl) ausgelösten Nystagmus

Therapie

- antiemetisch (Dimenhydrinat), ❶ **Cave** Nicht zu lange: hemmt die zentrale Kompensation!
- Cortison: Monotherapie reicht, Virustatikum hat keinen zusätzlichen Effekt
- Gleichgewichtstraining

8.4 Morbus Menière

- zweithäufigster peripherer Schwindel (9–10%, Altersgipfel 40–60 Jahre)
- Ursachen:
    - endolymphatischer Labyrinth-Hydrops mit rezidivierenden Rupturen der Trennmembran zum Perilymphraum → Störungen durch verändertes Ionenmilieu
    - idiopathisch
    - symptomatisch (z. B. nach Labyrinthitis)

Klinik

- rezidivierende Drehschwindelattacken bis zu einigen Stunden Dauer, ohne Auslöser, mit rotierendem SPN und gerichteter Fallneigung
- oft zusammen mit Tinnitus, Ohrdruck und Hörminderung
- monosymptomatische (rein kochleäre oder vestibuläre) Attacken sind möglich
- selten auch Zu-Boden-Stürze (drop attack = Tumarkin-Krise) durch Hydrops mit Otolithenverlagerung

Diagnostik

- typische Anamnese
- Nystagmogramm mit SPN zum betroffenen Ohr in Reizphase, zum kranken Ohr in der Ausfallsphase
- Erregbarkeitsminderung in der kalorischen Testung
- Audiogramm zeigt Hörminderung

Therapie

- 1. Wahl: längere und hochdosierte Medikation mit Betahistin
- 2. Wahl:
  - tympanale Instillation von ototoxischem Gentamycin
  - Operation

8.5 Bilaterale Vestibulopathie

- ca. 6% aller Schwindelformen
- heterogene Ursachen: Meningitis/Enzephalitis, ototoxische Substanzen (z. B. Vancomycin), Morbus Menière, Autoimmunerkrankungen wie Cogan-Syndrom, Vitamin-B_{12}-Mangel, in Verbindung mit zerebellären Affektionen und Polyneuropathien

Klinik

- Stand- und Gangunsicherheit besonders im Dunklen
- Oszillopsien (Patient berichtet »Unscharfsehen«) bei raschen Kopfbewegungen
- Störungen des Raumgedächtnis

Diagnostik

- Prüfung der Funktion des VOR mit Kopfdrehimpulstest nach Halmagyi
- vermehrtes Schwanken im Romberg-Versuch nach Augenschluss
- Tandem- und Seiltänzergang
- Elektronystagmographie oder Videookulographie mit kalorischer Prüfung

Differenzialdiagnose

- zerebelläre Störungen
- phobischer Schwankschwindel
- beginnender Normaldruckhydrozephalus
- Parkinsonsyndrome

Therapie
- abhängig von der jeweiligen Ursache und Grunderkrankung
- Förderung der zentralen Kompensation durch Gang- und Gleichgewichtstraining

8.6 Zentrale vestibuläre Syndrome

- häufige Ursachen des zentralen vestibulären Schwindels
    - vestibuläre Migräne (auch peripher-vestibuläre Mechanismen werden diskutiert)
    - Läsionen im Bereich des Hirnstamms, die insbesondere vestibuläre Verbindungen mit dem Kleinhirn betreffen, und damit den zentralen Lageschwindel und typischerweise in der Vertikalen auftretende Nystagmen (Downbeat- und Upbeat-Nystagmus) auslösen
    - selten Störungen der weiter nach supratentoriell aufsteigenden Bahnen (thalamische Astasie, vestibuläre Epilepsie)

8.6.1 Vestibuläre Migräne/Basilarismigräne

- häufigste Ursache spontaner rezidivierender Schwindelattacken
- in jedem Alter auftretend (Gipfel zwischen 3. und 5. Lebensdekade)
- signifikant häufiger bei Patienten mit Migräne ohne Aura in der Vorgeschichte
- Assoziation mit Morbus Menière
- Pathogenese unklar (Vasospasmen der Labyrintharterie? Zentrale Mechanismen? Oft sind vestibuläre oder okulomotorische Störungen im beschwerdefreien Intervall nachweisbar)

Klinik
Basilarismigräne
- reversible Attacken mit variabler Kombination von
    - Schwindel
    - Doppelbildern
    - Nystagmus
    - Stand- und Gangataxie
    - andere Hirnstammausfälle (Dysarthrie)
    - selten kurzer Bewusstseinsverlust
- nach der »Aura« meist okzipital betonter Kopfschmerz (kann fehlen), Licht- u. Lärmscheu; familiäre Migränebelastung

Vestibuläre Migräne
- isolierte Dreh-/Schwankschwindelattacken von Minuten bis Tagen
- evtl. mit Kopfschmerz (vor, während, nach auftretend) und/oder Lichtscheu/Lärmempfindlichkeit

Diagnostik
- Anamnese/Familienanamnese
- Ausschlussdiagnostik anderer Schwindelsyndrome
- ex juvantibus durch Ansprechen auf spezifische Migräne-Medikation
- im attackenfreien Intervall öfter zentrale Okulomotorikstörungen in Form einer sakkadierten Blickfolge, eines BRN, SPN oder Lagerungsnystagmus

Therapie
- akut:
  - Antiemetikum
  - Analgetika
- prophylaktisch:
  - Betablocker
  - Valproat
  - Topiramat

8.6.2 Zentraler Lageschwindel und zentrale Nystagmen

- Unterscheidung der vertikalen Nystagmustypen jeweils nach der Schlagrichtung der schnellen Komponente in:
  - **Downbeat-Nystagmus (DBN):** schnelle Phase des Nystagmus schlägt nach unten (Dysfunktion des Vestibulozerebellums, insbesondere des Flocculus/Paraflocculus)
    - Ursachen heterogen: idiopathisch, degenerativ, Arnold-Chiari-Malformation, vaskulär, entzündlich, paraneoplastisch, Medikamente und Nikotin
  - **Upbeat-Nystagmus (UBN):** seltener, schnelle Phase des Nystagmus schlägt nach oben (Läsionen/Funktionsstörungen des ventralen tegmentalen Traktes)
    - Ursachen heterogen: vaskulär, Tumore, entzündlich, Wernicke-Enzephalopathie, spinozerebelläre Ataxien, cholinerge Substanzen
- DBN und UBN sind erworbene zentrale Fixationsnystagmen
- Charakteristika des zentralen Nystagmus und Lageschwindels
  - wie der BPPV durch Kopfseitlagerung oder -reklination auslösbar im Gegensatz zum BPPV ohne Latenz auftretend, bis >60 s anhaltend, vertikal, torsionell oder zum oben liegenden Ohr gerichtet
  - der zentrale Nystagmus ist reproduzierbar und wenig ermüdbar
  - oft ohne Schwindelgefühl und vegetative Begleitsymptomatik (Ausnahmen vorhanden)

Klinik
- Gangunsicherheit
- Fallneigung
- Oszillopsien
- Nachweis des DBN oder UBN

Diagnostik

- Anamnese (▶ Abschn. 8.1)
- Körperliche Untersuchung (▶ Abschn. 8.1)
    - DBN: typischerweise in Kopfhängelage mit oder ohne Schwindelangabe auslösbar
    - UBN: u. U. durch Kopflagerung provozierbar oder verstärkt

Therapie

- medikamentös mit
    - Aminopyridinen (Kaliumkanalblocker)
    - Clonazepam
    - evtl. Baclofen

8.7 Phobischer Schwankschwindel

- somatoforme Erkrankung (Verarbeitungsstörung)
- zweithäufigste Ursache von Schwindel
- am Beginn der Erkrankung häufig
    - besondere psychosoziale Belastungssituation
    - oder organische vestibuläre Erkrankung (abgelaufene Neuropathia vestibularis oder BPPV)

Klinik

- charakteristisch: Kombination eines Schwankschwindels mit subjektiver Stand- und Gangunsicherheit mit normalem neurologischem Befund und unauffälligen Gleichgewichtstests
- oft zwanghafte Persönlichkeitsstruktur
- Attacken treten oft nur in bestimmten Situationen auf
- im Verlauf entsteht eine Generalisierung der Beschwerden mit zunehmendem Vermeidensverhalten gegenüber auslösenden Reizen
- Patienten geben häufig eine Besserung der Beschwerden nach leichtem Alkoholgenuss an

Diagnostik

- sorgfältige Anamnese
- Ausschlussdiagnostik

Differenzialdiagnose

- bilaterale Vestibulopathie
- orthostatischer Tremor
- neurodegenerative Erkrankungen
- andere psychosomatische Krankheiten

Therapie

- Psychoedukation
- Desensibilisierung durch Eigenexposition und Verhaltenstherapie
- begleitende Pharmakotherapie (SSRI, Trizyklika)

Tag 3 – Bewegungsstörungen, Demenz, Motoneuronerkrankung, Kopfschmerz

9 Bewegungsstörungen

J.B. Schulz

9.1 Parkinson-Syndrome – 122
9.1.1 Idiopathisches Parkinson-Syndrom – 122
9.1.2 Genetische Parkinson-Syndrome – 126
9.1.3 Sekundäre (symptomatische) Parkinson-Syndrome und häufige Differenzialdiagnosen – 127

9.2 Atypische Parkinson-Syndrome – 128
9.2.1 Multisystematrophie (MSA) – 128
9.2.2 Progressive supranukleäre Paralyse (PSP) – 129
9.2.3 Kortikobasale Degeneration (CBD) – 130

9.3 Chorea – 131
9.3.1 Chorea Huntington – 131

9.4 Dystonien – 132
9.4.1 Klassifikation und Diagnostik – 132
9.4.2 Generalisierte (idiopathische) Dystonien – 133
9.4.3 Sekundäre Dystonien – 133
9.4.4 Therapie der Dystonien – 133

9.5 Erbliche und nichterbliche Ataxien – 134
9.5.1 Dominante Ataxien/spinozerebelläre Ataxien (SCA) – 134
9.5.2 Rezessive Ataxien – 135
9.5.3 Sporadische degenerative Ataxien des Erwachsenenalters und Multisystematrophie – 137
9.5.4 Sekundäre Ataxien – 137

9.6 Wilson-Krankheit – 138

9.7 Tremor – 139
9.7.1 Verstärkter physiologischer Tremor – 140
9.7.2 Klassischer essentieller Tremor – 140
9.7.3 Primärer orthostatischer Tremor – 141
9.7.4 Aufgaben- und positionsspezifische Tremores – 141
9.7.5 Dystoner Tremor – 141
9.7.6 Tremor beim idiopathischen Parkinsonsyndrom – 142
9.7.7 Zerebelläre Tremorsyndrome – 142
9.7.8 Holmes Tremor – 142
9.7.9 Gaumensegel Tremor – 142
9.7.10 Psychogener Tremor – 142

9.1 Parkinson-Syndrome

Definition
Ein Parkinson-Syndrom ist definiert durch das Vorliegen einer **Akinesie** und eines der folgenden 3 kardinalen Symptome:
- Rigor
- Ruhetremor
- posturale Instabilität

Fakultative **Begleitsymptome** sind:
- sensorische Symptome (Dysästhesien und Schmerzen)
- vegetative Symptome (Störungen von Blutdruck, Temperaturregulation, Harn-Blasen-Funktion und sexuellen Funktionen)
- psychische Symptome (vor allem Depression)
- kognitive Symptome (im fortgeschrittenen Stadium Demenz)

Klassifikation
Einteilung in 3 Gruppen:
1. **Idiopathische Parkinson-Syndrome** (IPS, Parkinson-Krankheit)
    - nach den klinischen Symptomen Unterteilung in folgende Verlaufsformen:
        - akinetisch-rigider Typ
        - Äquivalenztyp
        - Tremor-Dominanz-Typ
        - monosynaptischer Ruhetremor
2. **Symptomatische (sekundäre)** Parkinson-Syndrome (▶ Abschn. 9.1.3)
3. **Atypische** Parkinson-Syndrome (Parkinson-Syndrome im Rahmen anderer neurodegenerativer Erkrankungen)
    - Multisystematrophie (MSA)
    - progressive supranukleäre Blickparese (PSP)
    - kortikobasale Degeneration (CBD)
    - spinozerebelläre Atrophien (SCA)
    - Demenz vom Lewy-Körper-Typ (DLB)

9.1.1 Idiopathisches Parkinson-Syndrom

Pathogenese
- Degeneration dopaminerger Neurone in der Substantia nigra pars compacta (SNpc) und konsekutiver Verlust dopaminerger Terminalen im Striatum
- Die motorischen Symptome werden klinisch manifest, wenn ca. 50% der dopaminergen Neurone in der Substantia nigra zugrunde gegangen sind und im Striatum die Dopaminkonzentration auf 20-30% reduziert ist. Das bedeutet, dass es eine lange präklinische Erkrankungsphase geben muss.
- Nachweis intrazytoplasmatischer eosinophiler Einschlusskörper (Lewy-Körper)

9.1 · Parkinson-Syndrome

- Hauptbestandteil der Lewy-Körper: aggregiertes α-Synuklein
- Braak-Klassifikation: Nachweis der Lewy-Körper
  - in frühen Stadien in motorischen dorsalen Vaguskernen, dem Locus coeruleus und im Bulbus olfactorius (frühes Auftreten Riechstörungen)
  - in späteren Stadien auch im Assoziationskortex und im primären Kortex (Demenz im Erkrankungsverlauf)

Diagnostik

- erfolgt in 4 Schritten:

1. Nachweis der klinischen Kriterien eines Parkinson-Syndroms:
   - **Akinese** (Verlangsamung bei der Initiierung und Durchführung willkürlicher Bewegungen, progressive Verlangsamung und Abnahme der Amplitude bei repetitiven Bewegungen) und mindestens eines der folgenden Symptome:
     - Rigor
     - Ruhetremor (4–6 Hz, Auftreten in Ruhe, Abnahme bei Bewegung) *[einseitig beginnend!]*
     - posturale Instabilität

2. Ausschluss eines symptomatischen Parkinson-Syndroms oder häufiger Differenzialdiagnosen
   - Behandlung mit **Neuroleptika** oder anderen Dopaminrezeptorblockern oder mit **Valproinsäure** zum Zeitpunkt der Erstmanifestation der Parkinson-Symptome *[Antiemetika (MCP)!]*
   - bildgebender Nachweis eines zerebralen Tumors oder eines Hydrocephalus communicans
   - wiederholte ischämische Insulte, die mit einer stufenweisen Verschlechterung der Parkinson-Symptomatik assoziiert waren
   - bildgebender Nachweis einer vaskulären Enzephalopathie
   - rezidivierende Schädel-Hirn-Traumen in der Vorgeschichte
   - diagnostisch gesicherte Enzephalitis in der Vorgeschichte
   - Intoxikationen *(Mangan, CO…)*

3. Beachtung typischer Warnsymptome einer nichtidiopathischen Erkrankung (atypischen Parkinson-Syndroms):
   - Nichtansprechen auf hohe Dosen L-Dopa (1000 mg/Tag)
   - frühzeitig im Verlauf auftretende schwere Störungen des autonomen Nervensystems (orthostatische Hypotension, Synkopen, Impotenz oder verringerte genitale Empfindlichkeit, Urininkontinenz oder -retention, Anhydrose)
   - supranukleäre vertikale Blickparese
   - zerebelläre Symptome
   - okulogyre Krise
   - frühe posturale Instabilität und Stürze
   - positives Babinski-Zeichen
   - innerhalb des ersten Jahres auftretende Demenz mit Sprach- und Gedächtnisstörungen
   - innerhalb des ersten Jahres auftretende fluktuierende Halluzinationen
   - Apraxie
   - Somnolenzphasen, spontan oder nach Neuroleptikagebrauch

Eigene Notizen

- ausgeprägter Antecollis
- deutliche Dysarthrie
- deutliche Dysphagie

4. Ergänzende Kriterien im weiteren Verlauf der Erkrankung:
   - mindestens 3 der folgenden Symptome:
     - einseitiger und/oder persistierende Asymmetrie im Krankheitsverlauf
     - L-Dopa induzierte Dyskinesien
     - eindeutig positives Ansprechen auf L-Dopa (ohne dass das Symptom Ruhetremor ansprechen muss)
     - nicht durch Zusatzsymptome (Systemüberschreitung) komplizierter klinischer Verlauf von 10 oder mehr Jahren

- **apparative Untersuchungen**
  - CT
    - Ausschluss von zerebraler Raumforderung, Normaldruckhydrozephalus, vaskulärer Enzephalopathie
  - MRT
    - Ausschluss von zerebraler Raumforderung, Normaldruckhydrozephalus, vaskulärer Enzephalopathie
    - Nachweis von Signalauffälligkeiten oder Atrophien
- **L-Dopa- oder Apomorphin-Test**
  - Ansprechen von L-Dopa gehört zu dem bestätigenden diagnostischen Kriterien für ein idiopathisches Parkinson-Syndrom
    - Kurztest mit 200 mg schnell löslichem L-Dopa und Decarboxylase-Inhibitor
    - nur noch selten angewendet: Apomorphin-Test (50 µg/kg KG s. c.)
- **funktionale bildgebende Verfahren**
  - FP-CIT-SPECT, auch DATScan (markiert die Dopamintransporter an den präsynaptischen Endigungen der dopaminergen nigrostrialen Bahn im Striatum)
  - IBZM-SPECT oder spezifische PET-Liganden (markieren die postsynaptischen dopaminergen Rezeptoren)
  - ^{123}I-MIBG-Szintigraphie (Untersuchung der autonomen Funktion des Herzens)
- **autonome Testung**
  - bei V. a. Multisystematrophie
    - posturale Hypotension: Schellong-Test (RR und HF Messung im Stehen und im Liegen), evtl. Kipptischmessung
    - urodynamische Untersuchung
- **Riechtest**
  - »Sniffin-Sticks« zur Bestimmung der olfaktorischen Schwelle sowie der Identifikation und Diskrimination olfaktorischer Reize
- **Sonographie**
  - transkranielle Parenchymsonographie
- **Polysomnographie**
  - Mehrzahl der Parkinson-Patienten weisen eine REM-Schlaf-Verhaltensstörung auf

Therapie

- **Therapieprinzipien**
  - medikamentöse und nichtmedikamentöse Therapieformen zur Reduktion der Symptome
  - Auswahl der Medikamente und ihre Dosierungen richten sich nach
    - den Symptomen
    - dem Ansprechen auf die Medikamente
    - den potenziellen oder beim Patienten beobachteten Nebenwirkungen
- **Medikamentöse Therapie zur Behandlung der motorischen Symptome**
  - **L-Dopa**
    - in fester Kombination mit einem Decarboxylase-Inhibitor (Benserazid oder Carbidopa) ist das wirksamste Medikament
    - Anwendungsformen: oral (Kapsel, Tablette, retardiert), schnell lösliche, dispersible Präparate und zur intrajejunalen Infusionstherapie (Duodopa-Pumpe)
  - **Dopaminagonisten**
    - 2 Gruppen: **Ergot-Dopaminagonisten** (Bromocriptin, Cabergolin, α-Dihydroergocriptin, Lisurid, Pergolid) und **Non-Ergot-Dopaminagonisten** (Pramipexol, Ropinirol, Piribedil, Apomorphin [s. c.], Rotigotin [transdermale Pflasterapplikation])
    - zu den Nebenwirkungen der Dopaminagonisten gehört u. a. vermehrte Müdigkeit
    - ❶ Cave Führen eines Kraftfahrzeugs
    - Dopamínagonisten der ersten Wahl sind Non-Ergot-Agonisten
    - Ergot-Agonisten sind aufgrund der Nebenwirkungen Reservemedikamente (regelmäßige Ultraschallkontrolle des Herzens wegen Herzklappenfibrose)
    - Wahl des einzusetzenden Dopaminagonisten richtet sich nach der Applikationsform (oral, transdermal, subkutan), der Halbwertzeit und des Nebenwirkungsprofils des Medikaments
  - **Cathechol-o-Methyl-Transferase-(COMT-)Inhibitoren**
    - COMT-Inhibitoren in Kombination mit L-Dopa zur Behandlung von Wirkungsschwankungen beim fortgeschrittenen, idiopathischen Parkinson-Syndrom
    - COMT-Inhibitoren hemmen den Abbau von Dopamin und verlängern damit die Wirkung von synaptischem Dopamin
    - Mittel der ersten Wahl ist Entacapone
    - Mittel der zweiten Wahl ist Tolcapone (strenge Kontrolle der Leberwerte)
  - **Monoamin-Oxidase-B-(MAO-B-)Inhibitoren**
    - hemmen den Abbau von Dopamin, das dadurch länger im synaptischen Spalt zur Verfügung steht
    - Präparate: Selegilin und Rasagilin (beide als Monotherapie und in Kombination mit L-Dopa)

Eigene Notizen

- **Amantadine**
  - NMDA-Rezeptorantagonist (zur Monotherapie als auch in Kombination mit L-Dopa), reduziert L-Dopa-assoziierte Dyskinesien
- **Budipin**
  - wirkt auf monoaminerge Systeme und NMDA-antagonistisch
  - zur Behandlung von Tremor
  - **❗ Cave** Wegen der Gefahr lebensgefährlicher Herzrhythmusstörungen regelmäßigen EKG-Kontrollen erforderlich
- **Anticholinerge Therapie**
  - Gruppe der ältesten Parkinsonmedikamente dar, Einsatz bei Ruhetremor
  - aufgrund zentraler und peripherer anticholinerger Nebenwirkungen Anwendungseinschränkung insbesondere bei älteren Patienten
- **Operative Verfahren**
  - **tiefe Hirnstimulation**
    - Behandlungsmethode im fortgeschrittenen Stadium der Parkinson-Krankheit mit L-Dopa-sensitiven Fluktuationen, wenn medikamentös nicht ausreichend behandelt werden kann
    - Elektroden werden stereotaktisch implantiert und mit einem programmierbaren, unter dem Schlüsselbein implantierten Stimulator verbunden
    - nur bei Patienten, die auf L-Dopa ansprechen
  - **L-Dopa-Infusionstherapie (Duodopa-Pumpe)**
    - Anlage einer perkutan-endoskopisch-jejunalen (PEJ-)Sonde
    - Alternative zur tiefen Hirnstimulation und bei Patienten in hohem Alter (>70 Jahre), mit demenzieller Entwicklung oder multimorbiden Patienten

9.1.2 Genetische Parkinson-Syndrome

- obwohl die Parkinson-Erkrankung als idiopathische Erkrankung gilt, wird bei 20–30% der Patienten eine genetische Form der Erkrankung angenommen
- Nachweis von Mutationen, Duplikationen und Triplikationen des α-Synuklein-Gens bei Patienten mit autosomal-dominanter Vererbung führte zum Nachweis, dass bei allen Patienten mit einem idiopathischen Parkinson-Syndrom aggregiertes α-Synuklein der wesentliche Bestandteil der pathognomonischen Lewy-Körper ist
- bei Erkrankung vor dem 40. Lebensjahr genetische Untersuchung (autosomal rezessive Formen der Erkrankung) (◘ Tabelle).
- Mutationen im **Leucine-rich-repeat-Kinase-2**(LRRK2-)Gen sind häufigste genetische Form einer Parkinson Erkrankung,
- klinisch keine Unterschiede, sprechen in gleicher Weise auf die bekannten Therapien an

9.1 · Parkinson-Syndrome

Genetik der Parkinson-Erkrankung

Lokus	Chromosomale Lokalisation	Genprodukt	Vererbung	Spezifische klinische Symptome
PARK 1	4q21	α-Synuclein	AD	Demenz
PARK 2	6q25.2-27	Parkin	AR	früher Beginn, L-Dopa-induzierte Dystonien, Verbesserung durch Schlaf, Fuß-Dystonien
PARK 3	2p13	?	AD	Demenz
PARK 4	4q21	α-Synuklein	AD	Demenz
PARK 5	4p14	UCH-L1	AD	
PARK 6	1p35-36	PINK-1	AR	früher Beginn, Tremor dominant
PARK 7	1p36	DJ-1	AR	früher Beginn, Dystonie, psychiatrische Auffälligkeiten
PARK 8	12cen	LRRK2	AD	Tremor, später Beginn
PARK 9	1p36	ATP13A2	AR	sehr früher Beginn mit Demenz, Pyramidenbahnzeichen und Blickparese
PARK 10	1p32	?	AD (?)	später Beginn
PARK 11	2q34	?	AD (?)	später Beginn
PARK 13	2p13	HtrA2/Omi	Suszeptibilität	später Beginn
	1q21	Glucocerebrosidase	Suszeptibilität	später Beginn, bei homozygoten Mutationen: Morbus Gaucher
	5q23	Synphilin-1	Suszeptibilität	später Beginn

AD, autosomal-dominant; AR, autosomal-rezessiv

9.1.3 Sekundäre (symptomatische) Parkinson-Syndrome und häufige Differenzialdiagnosen

— wichtige sekundäre Parkinson-Syndrome (Differenzialdiagnosen, die bei der Diagnostik des Morbus Parkinson ausgeschlossen werden müssen):
  — medikamenteninduziert
    • klassische Neuroleptika, Antiemetika, Reserpin
    • Lithium
    • Kalziumantagonisten: Cinnarizin, Flunarizin, Amlodipin
    • Valproinsäure
  — vaskulär (subkortikale vaskuläre Enzephalopathie)

Eigene Notizen

- Normaldruckhydrozephalus
- tumorbedingt
- posttraumatisch
- toxininduziert (z. B. Kohlenmonoxid, Mangan)
- entzündlich (AIDS-Enzephalopathie oder seltene Enzephalitiden)
- metabolisch (z. B. Morbus Wilson, Hypoparathyreoidismus)
- Depressionen

9.2 Atypische Parkinson-Syndrome

Definition
Atypische Parkinson-Syndrome sind neurodegenerative Erkrankungen, die sich durch ein akinetisch-rigides Syndrom manifestieren, bei denen meist eine Degeneration des nigrostriatalen Systems beteiligt ist, aber auch postsynaptische Neurone (z. B. im Striatum) degenerieren.
- Krankheitsbilder sind:
    - Multisystematrophie (MSA)
    - progressive supranukleäre Paralyse (PSP)
    - kortikobasale Degeneration (CBD)
- ein gemeinsames Charakteristikum ist ein geringes und meist nur vorübergehendes Ansprechen auf eine Therapie mit L-Dopa oder Dopaminagonisten
- Ursache für das schlechte Ansprechen auf L-Dopa ist die Degeneration der postsynaptischen Dopamin-Rezeptoren
- Prognose der MSA, PSP und CBD: deutlich schlechter als beim idiopathischen Parkinson-Syndrom

9.2.1 Multisystematrophie (MSA)

- pathologisches Charakteristikum sind oligodendrogliale zytoplasmatische Einschlusskörper, in denen sich (wie in den Neuronen beim idiopathischen Parkinson-Syndrom) aggregiertes α-Synuklein findet
- sporadische Erkrankung (auch wenn kürzlich α-Synuklein als Suszeptibilitätsgen identifiziert wurde)
- umfasst die früheren Erkrankungsbilder, die alle oligodendrogliale Inklusionen aufweisen:
    - striatonigrale Degeneration (Parkinson-Syndrom, das nicht auf L-Dopa anspricht)
    - olivopontozerebelläre Atrophie (idiopathisches zerebelläres Syndrom mit zerebellärer pontiner Atrophie)
    - Shy-Drager-Syndrom (autonomes Versagen durch Degeneration präganglionärer Neurone)
- Unterteilung in
    - MSA vom Parkinson-Typ (MSA-P)
    - MSA vom zerebellären Typ (MSA-C)

Klinik/Diagnostik
- die Diagnose MSA wird gestellt, wenn ein Parkinson-Syndrom und/oder ein zerebelläres Syndrom in Verbindung mit einer schweren autonomen Dysfunktion vorliegen

- Zeichen einer autonomen Dysfunktion (die häufig den motorischen Symptome vorausgehen):
    - Blasenfunktionsstörung (meist Kombination aus Blasenentleerungsstörung mit Restharnbildung und Inkontinenz)
    - erektile Dysfunktion
    - orthostatische Hypotonie infolge einer asympathikotonen Reaktion (RRsys Abfall von ≥30 mmHg bei fehlendem Anstieg des RRdiast und fehlendem Anstieg der HF nach dem Aufstehen aus dem Liegen
    - kalte Akren (cold hand sign)
- mögliche Zusatzsymptome:
    - Babinski-Zeichen mit Reflexsteigerung
    - Stridor (bei bds. Stimmbandlähmung)
    - rasch progressives Parkinson-Syndrom
    - fehlendes/geringes Ansprechen auf L-Dopa
    - posturale Instabilität innerhalb von 3 Jahren nach motorischem Erkrankungsbeginn
    - Parkinson-Syndrom kombiniert mit Gangataxie, zerebellärer Dysarthrie, Extremitätenataxie und/oder zerebellärer Okulomotorikstörung
    - Dysphagie innerhalb von 5 Jahren nach motorischem Erkrankungsbeginn
    - Atrophie von Putamen, mittlerem Kleinhirnstiel, Pons oder Zerebellum in der MRT
    - Hypometabolismus im Putamen, Hirnstamm oder Zerebellum in der FDG-PET
    - verminderte Dopaminrezeptor-Dichte im Racloprid-PET oder IBZM-SPECT

Therapie
- die therapeutischen Möglichkeiten sind limitiert:
    - Behandlungsversuch mit L-Dopa, Besserung meist deutlich geringer ausgeprägt als beim idiopathischen Parkinson-Syndrom, hohe Dosen (bis zu 1000 mg/Tag) werden gut vertragen
    - Dopaminagonisten werden oft wegen der vegetativen Nebenwirkungen schlecht vertragen (❗**Cave** Blutdruckabfall)
    - häufig Einsatz von Amantadine
    - vegetative Symptome werden symptomatisch behandelt, z. B. mit
        - Mineralkortikoiden zur Erhöhung des Blutdrucks
        - Trospiumchlorid oder Oxybutynin zur Behandlung der Dranginkontinenz (❗**Cave** Restharnbildung)

9.2.2 Progressive supranukleäre Paralyse (PSP)

- neuropathologisch zu den Tauopathien gehörend, mit Ausbildung von Neurofibrillen (im Gegensatz zur Alzheimer-Demenz keine Amyloidablagerungen)
- ist eine überwiegend sporadische Erkrankung (wenige Familien mit autosomal-dominantem Vererbungsmodus wurden identifiziert)

- obligat betroffene Hirnregionen:
  - Globus pallidus
  - Nucleus subthalamicus
  - Substantia nigra
- fakultativ betroffene Hirnregionen:
  - Striatum
  - okulomotorische Kerngebiete
  - Medulla oblongata
  - Nucleus dentatus

Klinik
- eine PSP wird beim Vorliegen eines progressiven akinetisch-rigiden Syndroms verbunden mit einer supranukleären Blickparese oder einer prominenten posturalen Instabilität bereits im 1. Erkrankungsjahr diagnostiziert
- Symptome sind:
  - meist ein ausgeprägter Nackenrigor
  - Verlangsamung der vertikalen und horizontalen Sakkadengeschwindigkeit der Augenbewegungen
  - Dysarthrie und Dyphagie
  - früher Beginn einer kognitiven Beeinträchtigung mit dem Vorliegen von Apathie, Beeinträchtigung des abstrakten Denkens, reduzierter verbaler Flüssigkeit und Frontalhirnzeichen

Diagnostik
- klinische Symptomatik
- zusätzliche diagnostische Kennzeichen sind:
  - Mittelhirnatrophie im MR (»Mickey-Mouse«-Zeichen in axialen Bildern oder »Kolibri«-Zeichen in sagittalen Bildern)
  - Verlust von Dopaminrezeptoren im Racloprid-PET oder IBZM-SPECT

Therapie
- therapeutische Optionen sind eingeschränkt
- Behandlungsversuche mit L-Dopa und Amantadine

9.2.3 Kortikobasale Degeneration (CBD)

- chronisch progredientes akinetisch-rigides Syndrom, das nicht oder nur vorübergehend auf L-Dopa anspricht
- neuropathologisch gehört die CBD zu den Tauopathien
- meist asymmetrische Erkrankung (dann häufig auch asymmetrische parietale Atrophie im MRT)
- zusätzliche motorische Symptome sind:
  - fokale Dystonien
  - Myoklonien
  - Apraxie
  - Alien-limb-Syndrom (Extremität wird nicht als eigene wahrgenommen)
  - irregulärer Halte- oder Aktionstremor
- häufig mit einer bereits früh einsetzenden Demenz assoziiert, die auch führend sein kann

Therapie
- therapeutischen Möglichkeiten begrenzt:
  - zur Therapie des akinetisch-rigiden Syndroms L-Dopa (meist mit wenig Erfolg)
  - Therapie der Dystonie zur Senkung des Muskeltonus Botulinumtoxin A und evtl. Baclofen

9.3 Chorea

Definition
Chorea ist ein Syndrom und beschreibt eine Bewegungsstörung mit unwillkürlichen, plötzlichen, raschen, unregelmäßigen und nicht vorhersehbare Bewegungen der Extremitäten, des Gesichts, des Halses und des Rumpfes. Die Bewegungen können sowohl in Ruhe als auch während willkürlicher Bewegungen auftreten. Die Chorea nimmt in der Regel an Intensität durch Stress zu und sistiert weitgehend in tiefen Schlafstadien.
- eine Chorea ist Merkmal verschiedener Erkrankungen:
  - Chorea Huntington
  - Chorea minor als Poststreptokokkenerkrankung (infektiöse Ursache)
  - Chorea gravidarum (Schwangerschaft)
  - bei Kollagenosen (z. B. Lupus erythematodes, Antiphospholipid-Syndrom)
  - bei verschiedenen neurodegenerativen Erkrankungen (z. B. spinozerebelläre Ataxie Typ 3 und Typ 17
  - Neuroakanthozytose-Syndrom

9.3.1 Chorea Huntington
- wird autosomal-dominant vererbt
- Ursache der Erkrankung sind pathologische CAG-Trinukleotid-Wiederholungen im Exon 1 des Huntingtin-Gens, die zu einem verlängertem Polyglutamin-Abschnitt im Huntington-Protein führen
- je größer die Zahl der CAG-Wiederholungen desto früher wird die Erkrankung symptomatisch und desto rascher ist ihr Verlauf
- neuropathologisch findet sich u.a. eine Degeneration striataler, GABA/Enkephalin-erger Interneurone

Klinik
- erste Symptome typischerweise zwischen dem 30. und 40. Lebensjahr
- Manifestation:
  - zunächst Bewegungsunruhe der Extremitäten, der Gesichtsmuskulatur (Grimassieren) und des Rumpfes
  - später steigern sich die Hyperkinesien dann bis hin zu schleudernden Bewegungen (Ballismus)
  - im weiteren Verlauf können auch Dystonien auftreten
  - zuletzt auch hypokinetische Störungen
- es kommt zur Sprachverarmung und zu Schluckbeschwerden
- den motorischen Symptomen können psychische Beschwerden, unangepasstes Sozialverhalten und eine demenzielle Entwicklung vorausgehen

Diagnostik
- **MRT: Atrophie des Caudatus-Kopfes**, im Verlauf kortikale Atrophie
- genetische Diagnostik (auch präsymptomatisch und pränatal)

Therapie
- keine kausal in den Erkrankungsverlauf eingreifende Therapie (Erkrankung ist unaufhaltsam progredient)
- hyperkinetischen Störungen: Behandlung mit Tetrabenazin (Dopamin-Freisetzungs-Inhibitor), alternativ Sulpirid und Tiaprid (Dopamin-Antagonisten)
- psychotische Symptome: Behandlung mit Neuroleptika
- depressive Symptome: Behandlung mit SSRI

9.4 Dystonien

Definition
Bewegungsstörung mit länger anhaltenden, unwillkürlichen Kontraktionen der quergestreiften Muskulatur, die zu repetitiven, häufig verzerrenden und abnormen Haltungen oder bizarren Fehlstellungen von Körperteilen führen.
- Erscheinungsformen
    - eigenständige Erkrankung (z. B. generalisierte, vererbliche Formen)
    - klinisches Syndrom im Rahmen einer Grunderkrankung (z. B. symptomatische Dystonie oder Dystonie bei spinozerebellärer Ataxie)
    - Krankheitssymptom (Off-Dystonie bei Parkinson-Krankheit)

9.4.1 Klassifikation und Diagnostik

Klassifikation
- erfolgt nach ätiologischen und phänomenologischen Kriterien:
- **ätiologische Kriterien:**
    - primäre Dystonien (z. B. genetische, generalisierte Formen)
    - sekundäre (symptomatische) Dystonien (z. B. nach Hypoxie, Enzephalitis bzw. heredodegenerative Dystonien)
- wichtigstes **phänomenologisches Kriterium** ist die **topische Verteilung:**
    - fokal:
        - auf eine Körperregion begrenzt (z. B. Blepharospasmus, zervikale Dystonie, Schreibkrampf)
    - segmental:
        - auf zwei zusammenhängende Körperregionen begrenzt (z. B. zervikale Dystonie und oromandibuläre Dystonie)
    - multifokal:
        - zwei oder mehr nicht zusammenhängende Körperregionen sind betroffen (z. B. Hemidystonie)
    - generalisiert:
        - mehrere Körperregionen sind betroffen einschließlich mindestens eine der unteren Extremitäten

9.4 · Dystonien

Diagnostik

- Anamnese:
    - Erkrankungsalter
    - Geburtsverlauf
    - frühkindliche Entwicklung
    - vorangegangene Hirntraumen oder -entzündungen
    - familiäre Häufungen von Bewegungsstörungen
    - Medikamenteneinnahme
- molekulargenetische Diagnostik bei generalisierten Formen
- klinisch exakte Beschreibung der Dystonie
- Erfassung weiterer Bewegungsstörungen (Myoklonien, Tremor)
- zusätzliche neurologischer Symptome, die eine idiopathische Dystonie ausschließen: Paresen, Atrophien, Pyramidenbahnläsion, Aaxie, kognitive Defizite

9.4.2 Generalisierte (idiopathische) Dystonien

- klinisch-genetisch werden derzeit 15 monogene Dystonieformen unterschieden (DYT1–13, 15, 16):
    - primäre Dystonien: sporadische und hereditäre Formen (DYT1, 2, 4, 6, 7, 13, 17)
    - Dystonie-plus-Syndrome
    - Myoklonus-Dystonie (DYT 11, 15)
    - Dystonie-Parkinson-Syndrom (DYT 3, 5, 12)

9.4.3 Sekundäre Dystonien

- Ursachen
    - zahlreiche neurologische Erkrankung mit häufig genetischer Ursache (z. B. neurodegenerative Krankheiten wie Parkinson-Syndrom oder Chorea Huntington)
    - seltene metabolische Krankheiten, z. B. Kupferstoffwechselstörung (Morbus Wilson, ▶ Abschn. 9.6)
- Medikamente (z. B. Dopaminantagonisten wie Neuroleptika oder Antiemetika)
- vaskuläre Erkrankungen
- Raumforderungen
- Infektionen
- Traumen mit oder ohne ZNS-Beteiligung
- psychogen bedingt

9.4.4 Therapie der Dystonien

Therapie fokaler Dystonien

- Pharmakotherapie:
    - Therapie der 1. Wahl orientiert sich an der topischen Verteilung der Symptome: regelmäßige, in zeitlichen Abständen von etwa 3 Monaten erfolgende, lokale Injektionen von Botulinumtoxin A in die betroffenen Muskelgruppen

Eigene Notizen

- Therapie der 2. Wahl: orale Pharmakotherapie mit Anticholinergika (meist Trihexyphenidyl)

Therapie segmentaler und generalisierter Dystonien
- Pharmakotherapie:
  - oral mit Anticholinergika (meist Trihexyphenidyl)
  - im Kindesalter: Behandlungsversuch mit L-Dopa über mehrere Wochen
  - Therapie der 2. Wahl: Tetrabenazin, Baclofen, Tiaprid oder Benzodiazepine
- operative Therapie:
  - tiefe Hirnstimulation bei schwerer medikamentös therapierefraktärer segmentaler und generalisierter Dystonie

9.5 Erbliche und nichterbliche Ataxien

Definition
Als Ataxien werden nichtfokale Krankheiten des Kleinhirns und seiner Verbindungen bezeichnet, deren Leitsymptom eine progressive oder episodische Ataxie ist.

Einteilung
- erbliche Ataxien
- nichterbliche degenerative Ataxien
- erworbene Ataxien

Diagnostik
- Anamnese
  - Erkrankungsalter
  - Begleitsymptome der Ataxie
  - Familienanamnese (autosomal-dominant, autosomal-rezessiv, mitochondrial)
  - Hinweis auf Tumorerkrankung bei V. a. paraneoplastische Syndrome
- Zusatzdiagnostik
  - Bildgebung (MRT)
  - Liquor
  - elektrophysiologische Untersuchungen (Neurographie, evtl. auch Elektromyographie)

9.5.1 Dominante Ataxien/spinozerebelläre Ataxien (SCA)

- autosomal-dominant vererbte Ataxien (ADCA)
- dominante Ataxien können auch bei leerer Familienanamnese vorliegen
- nach genetischer Nomenklatur als spinozerebelläre Ataxien (SCA) bezeichnet
- bei vielen (aber nicht allen) SCA-Formen handelt es sich genetisch um expandierte CAG-Trinukleotid-Wiederholungen, führen zu verlängerten Polyglutaminabschnitten im Protein

9.5 · Erbliche und nichterbliche Ataxien

- bei allen SCA Erkrankungen ist ein jeweils anderes Gen und Protein betroffen

Einteilung
- klinisch 3 Subtypen:
    - ADCA I: zerebelläre Ataxie mit extrazerebellärer Beteiligung (z. B. positive Pyramidenbahnzeichen, Doppelbilder, Neuropathie, Dystonie, akinetisch-rigides Syndrom, z. B. SCA1, SCA2, SCA3)
    - ADCA II: zerebelläre Ataxie mit Retinadegeneration (SCA7)
    - ADCA III: zerebelläre Ataxie ohne extrazerebelläre Beteiligung (z. B. SCA6)

Klinik
- zerebelläre Ataxie
    - zerebelläre Okulomotorikstörung
    - Intentionstremor
    - Stand- und Gangataxie
    - zerebelläre Dysarthrie

Diagnostik
- Erfassung potenzieller extrazerebellärer Symptome
    - MRT des Kopfes
    - molekulargenetische Diagnostik (zumindest SCA1, SCA2, SCA3, SCA6)
    - elektrophysiologische Diagnostik

Therapie
- Physiotherapie
- Logopädie
- symptomatische Therapie von Spastik, Basalganglien-Symptomatik, Krampi, Dysästhesien, Restless-Legs-Syndrom
- keine medikamentöse Therapie der Ataxie möglich

9.5.2 Rezessive Ataxien

- zu den rezessiven Ataxien zählen
    - Friedreich-Ataxie (FRDA)
    - Ataxie mit isoliertem Vitamin-E-Defizit (AVED)
    - Ataxia teleangiectasia (Louis-Bar-Syndrom)
    - Abetalipoproteinämie (Bassen-Kornzweig-Syndrom)
    - Refsum-Krankheit
    - zerebrotendinöse Xanthomatose
    - autosomal-rezessive spastische Ataxie Charlevoix-Saguenay (ARSACS)
    - autosomal-rezessive Ataxie mit okulomotorischer Apraxie (AOA)-1
    - autosomal-rezessive Ataxie mit okulomotorischer Apraxie (AOA)-2

Friedreich Ataxie
- häufigste degenerative Ataxie

Eigene Notizen

Klinik

- klinische diagnostische Kriterien:
    - progressive, anders nicht erklärte Ataxie
    - Krankheitsbeginn vor dem 25. Lebensjahr
    - Areflexie der unteren Extremitäten
    - Babinski-Zeichen
    - Dysarthrie innerhalb von 5 Jahren nach Krankheitsbeginn
- fakultative Symptome:
    - distale atrophische Paresen
    - Störungen der Tiefensensibilität
    - Störungen der Okulomotorik
    - Seh- und Hörstörungen
    - Skelettdeformitäten (Skoliose, »Friedreich-Fuß«)
    - hypertrophische Kardiomyopathie
    - Diabetes mellitus

Diagnostik

- klinische Untersuchung (Symptome siehe Klinik)
- Basislabor mit Bestimmung von Glukose (Ausschluss Diabestes mellitus) und Vitamin E
- molekulargenetische Diagnosesicherung
- MRT des Kopfes und des oberen Halsmarks
- Neurographie (Nachweis einer sensiblen axonalen Neuropathie)
- kardiologische Untersuchung mit EKG und Echokardiographie

Therapie

- Physiotherapie
- Logopädie
- keine Therapie etabliert

Ataxie mit isoliertem Vitamin-E-Defizit

- Ursache sind Mutationen im α-Tocopherol-Transport-Protein
- Mutationen führen zur verminderten Aufnahme von α-Tocopherol (Vitamin E)
- Erkrankungsbeginn meist vor dem 20. Lebensjahr
- klinische Unterscheidung zur Friedreich-Ataxie ist schwierig

Klinik

- Areflexie
- Sensibilitätsstörungen
- Skelettdeformitäten
- Kardiomyopathie

Diagnostik

- Labor: Bestimmung der Vitamin-E-Serumkonzentration
- molekulargentischer Nachweis von Mutationen

Therapie

- Substitution von Vitamin E (800–2000 IE pro Tag), Dosierung unter Kontrolle des Serumspiegels

Ataxie-Teleangiektasie

- autosomal-rezessiv vererbte Multisystemkrankheit
- Ursache: Punktmutationen im ATM-Gen

9.5 · Erbliche und nichterbliche Ataxien

– Beginn meist in der frühen Kindheit
– führt schwerer Behinderung und vorzeitigem Tod

Klinik
– Zu den neurologischen Symptomen zählen:
  – progressive Ataxie
  – Bewegungsstörungen
  – okulomotorische Apraxie
– zusätzlichen Krankheitsmanifestationen:
  – okulokutane Teleangiektasien
  – gestörte Immunabwehr
  – erhöhte Neigung zu malignen Tumoren

Diagnostik
– Basisdiagnostik
– zusätzlich Labor:
  – Immunelektrophorese (z. T. erniedrigte Ig-Fraktionen)
  – α-Fetoprotein (meist erhöht, aber auch bei der Ataxie mit okulomotorischer Apraxie (AOA) Typ 2)
  – In-vitro-Radiosensitivitäts-Assay
  – MRT des Kopfes (keine Röntgendiagnostik wegen Radiosensitivität)
  – Neurographie

Therapie
– Physiotherapie
– Logopädie
– frühzeitige und intensive Behandlung von Infekten, u. a. mit Antibiotika
– bei einzelnen Patienten mit rezidivierenden Infekten: Gabe von Immunglobulinen (**Cave** Erhöhtes Risiko allergischer Reaktionen bei Patienten mit IgA-Mangel)
– bei Patienten mit malignen Tumoren: Chemotherapie auf individueller Basis (Radiotherapie ist kontraindiziert)

9.5.3 Sporadische degenerative Ataxien des Erwachsenenalters und Multisystematrophie

– unklare Ätiologie
– Beginn im Erwachsenenalter
– typisch ist eine progressive Ataxie
– bei einem Teil der sporadischen Ataxien liegt eine Multisystematrophie vom zerebellären Typ (MSA-C) vor (▶ Abschn. 9.2.1)
– die Diagnose einer sporadischen Ataxie setzt eine intensive Abklärung auf hereditäre und sekundäre Ataxien voraus

9.5.4 Sekundäre Ataxien

Alkoholische Kleinhirndegeneration
– Folge einer chronischen Alkoholkrankheit
– innerhalb von Wochen bis Monaten entwickelt sich eine Ataxie, bei der Stand- und Gangschwierigkeiten im Vordergrund stehen

Eigene Notizen

- als Ursache wird neben der Toxizität von Alkohol eine Fehlernährung, besonders Vitamin-B_1-Mangel (Thiamin) angenommen

Therapie
- Alkoholkarenz
- unverzügliche Substitution von Vitamin B_1 (Thiamin)
- ausgewogene Ernährung
- Physiotherapie

Paraneoplastische Kleinhirndegeneration
- Autoimmunerkrankung
- assoziiert mit Malignomen, besonders:
  - kleinzelligem Bronchialkarzinom
  - malignem Lymphom
  - Ovarialkarzinom
  - Mammakarzinom
- bei ca. 50% der Patienten Nachweis spezifischer Antikörper (z. B. anti-Hu, anti-Ri, anti-Yo, anti-Tr) im Serum und Liquor

9.6 Wilson-Krankheit

- autosomal-rezessiv vererbte Störung des hepatischen Kupferstoffwechsels
- hervorgerufen durch Mutationen im ATP7B Gen (Wilson-Gen); die hepatozelluläre ATPase 7B ist ein intrazellulärer Kupfertransporter
- Pathophysiologie:
  - gestörte biliäre Kupferexkretion und verminderter Einbau von Kupfer in Coeruloplasmin
  - toxische Kupferakkumulation vorrangig in Leber und Gehirn
- verläuft unbehandelt tödlich

Klinik/Diagnostik
- Kombination aus hepatischen und/oder neurologisch-psychiatrischen (extrapyramidalen) Symptomen
- Nachweis eines Kayser-Fleischer-Kornealrings (wird in Fällen mit neurologischer Beteiligung fast immer gefunden, Fehlen schließt die Diagnose jedoch nicht aus)
- neurologische Symptome
  - (flapping) Tremor
  - Ataxie
  - Koordinations-, Schreib-, Feinmotorikstörung
  - Dysarthrie
  - Dysphagie
  - Bradykinese
  - Rigidität
  - Dystonie
- psychiatrische Symptome
  - Persönlichkeitsstörungen (Affekt und Impulskontrolle)
  - kognitive Störungen
  - Depression
  - Psychose

- Leber
    - Hepatomegalie, Fettleber
    - Erhöhung der Transaminase
    - akute oder chronische Hepatitis
    - Leberzirrhose, Aszites, Ikterus
    - fulminantes Leberversagen
- Augen
    - Kayser-Fleischer-Kornealring
- Herz
    - Kardiomyopathie
    - Arrhythmie
- laborchemische Befundkonstellation
    - erhöhte Urinkupferausscheidung
    - erniedrigter Serum-Coeruloplasminspiegel
    - erniedrigtes Serumkupfer
    - erhöhtes freies Serumkupfer
    - erhöhter Kupfergehalt im Leberbiopsat
- bis heute über 250 Mutationen identifiziert, daher molekulargenetische Standarddiagnostik schwierig (Mutationsnachweis evtl. für Familienmitglieder für rechtzeitigen Therapiebeginn wichtig)

Therapie
- effiziente symptomatische Therapie mit Medikamenten (ständige Verlaufskontrolle!)
- für Initialtherapie: D-Penicillamin (langsam eindosieren), (❗ Cave Nebenwirkungen)
- Medikamente der 1. Wahl sind Chelatbildner
    - Triethylentetramin-Dihydrochlorid (Trien): hemmt die intestinale Kupferresorption
- Zinksalze
    - wirken über eine Induktion von Metallothionein in der Darmmukosa und verhindern vorrangig die intestinale Kupferresorption
    - als Erhaltungstherapie bei »entkupferten« Patienten

Verlauf
- entscheidend ist eine rechtzeitige und konsequente lebenslange Therapie
- sowohl die Verhinderung des Symptomausbruchs und der Progredienz als auch eine partielle Reversibilität sind möglich
- entscheidender Erfolgsparameter ist die Kupferausscheidung im Urin (24-h-Sammelurin)

9.7 Tremor

Definition
- definiert als unwillkürliche rhythmische Oszillation eines oder mehrerer Körperabschnitte
- Symptome und ätiologisch heterogen

Klassifikation

- nach Aktivierungsbedingung
  - Ruhe
  - Aktion
  - Halten
  - ungerichtete Bewegung
  - Zielbewegung
- Nach Frequenz
  - niederfrequent: 2–4 Hz
  - mittelfrequent: 4–7 Hz
  - hochfrequent: > 7 Hz
- nach Amplitude
- nach Dauer der Erkrankung
- nach Erblichkeit
- unter Berücksichtigung sonstiger Symptome
- unter Berücksichtigung anamnestischer Angaben, die zur Aufklärung der Ätiologie der Grunderkrankung nützlich sind (extrapyramidale Symptome wie Rigor oder Akinese oder Polyneuropathien etc.)

9.7.1 Verstärkter physiologischer Tremor

Klinik und Diagnose
- bei Haltebedingungen sichtbar
- hohe Frequenz (> 6 Hz)

Ursachen
- Medikamente
  - Neuroleptika, Reserpin, Tetrabenazin, Metoclopramid
  - Antidepressiva, Lithium
  - Sympathomimetika, Theophyllin, Steroide
  - Antiarrythmika (Amiodaron)
  - Valproinsäure
  - Schilddrüsenhormone
  - Zytostatika
  - Alkohol
- Hyperthyreose, Hyperparathyreoidismus
- Hypokalzämie, Hypoglykämie
- Niereninsuffizienz
- Vitamin B12-Mangel
- Emotion und Stress
- Erschöpfung
- Kälte
- Drogenentzug

Therapie
- zunächst Therapie der kausalen Ursache
- unspezifische Behandlung mit β-Blockern

9.7.2 Klassischer essentieller Tremor

Klinik und Diagnose
- vorwiegend Halte- und Aktionstremor
- hohe Frequenz (> 6 Hz)

9.7 · Tremor

- bei 60% Hinweise für autosomal-dominante Vererbung
- in der Regel langsam progredient
- häufig Besserung der Tremoramplitude nach Alkoholgenuss
- Betroffene Körperregionen: Hände → Kopf → Stimme → Gesicht → Beine → Rumpf

Therapie
- Propranolol (1. Wahl)
- Primidon (2. Wahl), oder Kombination aus Propranolol und Primidon
- Topiramat
- Gabapentin
- Tiefe Hirnstimulation des Thalamus

9.7.3 Primärer orthostatischer Tremor

Klinik und Diagnose
- Zentraler Tremor
- Oszillator vermutlich im Hirnstamm
- Subjektive Standunsicherheit
- 14–18 Hz Tremor bei EMG Ableitung aus den Beinmuskeln

Therapie
- Gabapentin
- Clonazepam
- Primidon

9.7.4 Aufgaben- und positionsspezifische Tremores

Klinik und Diagnose
- Isoliertes Auftreten bei hochspezialisierter motorischer Beanspruchung (»Übertraining«)
- Schreibtremor
- Stimmtremor

Therapie
- Insgesamt unbefriedigend
- Botulinum Toxin
- Ruhigstellung der Extremität mit anschließendem sensorischen und motorischen Training

9.7.5 Dystoner Tremor

Klinik und Diangose
- Tremor in einer Extremität oder einem Körperteil, das zumindest minimale Zeichen einer Dystonie aufweist
- Häufig irreguläre Amplituden, ca. 7 Hz
- Halte- und Aktionstremor

Therapie
- Trihexyphenidyl
- Propranolol
- Lioresal
- Clonazepam

Eigene Notizen

9.7.6 Tremor beim idiopathischen Parkinsonsyndrom

Klinik und Diagnose

- siehe auch 9.1.1
- Ruhetremor, 4–7 Hz
- Zunächst dopaminerge Behandlung aller Symptome
- Wenn Ruhetremor unbefriedigend therapiert:
  - Anticholinergika
  - Propranolol
  - Primidon
  - Clozapin
  - Budipin

9.7.7 Zerebelläre Tremorsyndrome

Klinik und Diagnose

- unilateraler oder bilateraler Tremor bei Zielbewegungen
- Langsame Tremorfrequenz, < 5 Hz
- Posturaler Tremor kann vorkommen, aber kein Ruhetremor

Therapie (insgesamt mit geringem Erfolg)

- Clonazepam
- Carbamazepin
- Propranolol
- Ondansetron
- Topiramat

9.7.8 Holmes Tremor

Klinik und Diagnose

- Ruhe- und Intentionstremor
- Langsame Tremorfrequenz < 4 Hz
- Typische Latenzphase zwischen struktureller Läsion und Auftreten des Tremors

Therapie

- L-Dopa und Dopaminagonisten
- Trihexyphenidyl
- Clonazepam

9.7.9 Gaumensegel Tremor

Klinik und Diagnose

- Symptomatisch: Läsion oder Degeneration im Hirnstamm oder Zerebellum mit nachfolgender olivärer Pseudohypertrophie
- Essentiell: rhythmische Bewegung des weichen Gaumens mit Ohrklick

9.7.10 Psychogener Tremor

- Sistieren bei Ablenkung
- plötzlicher Beginn, plötzliche Remission

Tag 3 – Bewegungsstörungen, Demenz und Kopfschmerz

10 Demenz

J. B. Schulz

10.1 Alzheimer-Demenz – 144

10.2 Vaskuläre Demenz – 148

10.3 Frontotemporale Demenz – 149

10.4 Demenz bei Creutzfeldt-Jakob-Krankheit – 150

10.5 Demenz bei Chorea Huntington – 151

10.6 Demenz bei Morbus Parkinson – 151

10.7 Lewy-Körper-Demenz – 152

10.8 Therapie demenzieller Syndrome – 153
10.8.1 Medikamentöse Therapie – 153
10.8.2 Sozialpsychiatrische Maßnahmen – 154
10.8.3 Sicherheitsmaßnahmen – 154

Definition

Demenz ist ein Syndrom als Folge einer meist chronischen oder fortschreitenden Erkrankung des Gehirns mit Beeinträchtigung höherer kortikaler Funktionen, die zu einer Beeinträchtigung der Alltagsaktivitäten führt. Demenz ist der Verlust einer früher vorhandenen geistigen Leistungsfähigkeit. Das Bewusstsein ist nicht getrübt.

- **Allgemeine Kriterien für eine Demenz (nach ICD-10):**
    - Abnahme des Gedächtnisses
    - Abnahme anderer kognitiver Fähigkeiten (Urteilsvermögen, Denkvermögen, Fähigkeit zu planen und zu organisieren, Informationsverarbeitung); Nachweis durch Fremdanamnese, neuropsychologische Untersuchung oder quantifizierte objektive Verfahren
    - Apathie
    - emotionale Labilität
    - Reizbarkeit
    - Vergröberung des Sozialverhaltens
    - Dauer mindestens 6 Monate; sonst nur vorläufige Diagnose
- **Unterscheidung in kortikale und subkortikale Demenz:**
    - kortikal:
        - Morbus Alzheimer
        - frontotemporale Demenzen
    - subkortikal:
        - vaskuläre Demenz
        - Demenz bei Morbus Parkinson

10.1 Alzheimer-Demenz

Definition

Degenerative Erkrankung bisher unbekannter Ätiologie mit schleichendem Beginn. Es finden sich charakteristische neuropathologische Veränderungen. Im Vordergrund stehen Gedächtnisverluste und Orientierungsstörungen.

- häufigste Demenzform
- früher Beginn (präsenile Demenz): vor dem 65. Lebensjahr (häufig rasche Verschlechterung)
- später Beginn (senile Demenz): nach dem 65. Lebensjahr (häufig langsamere Verschlechterung)

Ätiologie

- als Ursache werden neurodegenerative Prozess angenommen
- folgende pathologische Veränderungen werden mit der Alzheimer-Demenz in Verbindung gebracht:
    - extrazellulär senile Plaques mit aggregierten β-Amyloidpeptiden (Aβ), vor allem $Aβ_{1-42}$
    - intrazellulär aggregierte Tau-Fibrillenbündel

10.1 · Alzheimer-Demenz

- selten (weniger als 5% aller Alzheimer-Demenzen) werden monogen vererbt (Mutationen im Amyloid-Gen, im Präsenilin-1- oder -2-Gen)
- Das Apolipoprotein E4 Gen (apoE Isoform ε4) ist ein Risikofaktor für die Alzheimer Demenz
- Verlust von Synapsen und Nervenzellen (Degeneration) in Hippocampus, Großhirnrinde und Nucleus basalis Meynert

> **Alzheimer-Demenz**
> Frau Elfriede D., 74 Jahre, wirkt äußerlich sehr gepflegt und lächelt freundlich. Sie kann das aktuelle Datum nicht einmal ungefähr benennen und weiß nicht, wo sie sich befindet. Auf dem Nachhauseweg hat sie sich schon mehrfach verirrt. Bis vor kurzem konnte sie noch einkaufen und sich selbst Essen kochen; da aber öfters gefährliche Dinge passiert waren (Herzmedikamente mehrfach kurz hintereinander eingenommen, Herd angelassen), musste sie in die Klinik gebracht werden. Sie kann sich nicht erinnern, dass sie am gleichen Tag schon einmal mit dem Arzt gesprochen hat. Vor allem nachts kommt es zu Unruhezuständen, bei denen Frau D. die Klinik verlassen will und das Pflegepersonal bezichtigt, sie bestohlen zu haben.

Eigene Notizen

Klinik
- **kognitive Störungen**
  - Gedächtnisstörungen (zu Beginn nur Aufnahme neuer Informationen gestört, später auch Verlust früher erlernter Inhalte)
  - Störungen des Denkvermögens (Urteilsfähigkeit, Ideenfluss)
  - Wortfindungsstörungen
  - Orientierungsstörungen
  - Antriebsstörungen
  - Perseveration (ständige Wiederholungen von Wörtern oder Sätzen)
  - Echolalie (Wiederholung der Frage des Untersuchers)
  - Neologismen (unverständliche Wortneubildung)
  - Logoklonie (Verbindung von Wortteilen, die nicht zusammengehören)
  - im fortgeschrittenen Stadium
    - Stupor
    - Mutismus
- **nichtkognitive Störungen**
  - Depression (häufiger ist aber eine neutrale oder gar »sonnige« Stimmung)
  - Apathie
  - Erregung, Aggressivität
  - Ängstlichkeit
  - Schlafstörungen (z. B. Umkehr des Schlaf-Wachrhythmus)
  - paranoide Ideen, wahnhafte Personenverkennungen
  - Dermatozoenwahn

- seniler Eifersuchtswahn
- Halluzinationen
- **neurologische Symptome**
  - Apraxie
  - Alexie
  - Agnosie
  - Akalkulie
  - Aphasie
  - pathologische Reflexe (u. a. Palmomentalreflex)
- **Entwicklung**
  - im Anfangsstadium der Erkrankung Persönlichkeit und soziales Verhalten meist unbeeinträchtigt, es wird eine »Fassade« aufrechterhalten
  - Patienten selbst sind sich oft ihrer Defizite nicht bewusst
  - manche Patienten überschätzen ihre Fähigkeiten, Alltagsprobleme zu lösen
  - das Langzeitgedächtnis ist häufig zu Beginn noch intakt
  - Kurzzeitgedächtnis bzw. Immediatgedächtnis sind schon früh gestört

Diagnostik

- durch Zusammenschau der Befunde aus den folgenden Untersuchungen
- sichere Diagnose nur autoptisch (oder bioptisch) möglich
- **Neuropsychologie**
  - Mini-Mental-Status-Test (MMST) nach Folstein: der am weitesten verbreitete Test (30 Punkte maximal; Punkte: 0–11 = schwere, 12–19 mittlere, 20–25 leichte Demenz; >25 leichte kognitive Störung bzw. Normbereich)
  - Uhr-Zeichen-Test (Patient muss Uhrzeit in einen Kreis zeichnen)
  - Dementia-Detection-Test (DemTect)
  - Alzheimer's Disease Assessment Scale – cognitive subscale (ADAS-cog) für klinische Studien
  - Montreal Cognitive Assessment (MoCA), besonders sensitiver Test
- **Labor**
  - Liquoruntersuchung
    - $A\beta_{1-42}$ erniedrigt
    - Tau-Protein erhöht
    - phospho-Tau erhöht
- **EEG**
  - Allgemeinveränderungen
- **Bildgebung**
  - CCT und MRT: globale Hirnatrophie, Betonung der Atrophie im Bereich des mesialen Temporallappens (Hippocampus)
  - Perfusions-SPECT: typische parietotemporale Hypoperfusion, z. T. asymmetrisch
  - ^{18}FDG-PET: fokal betonter Hypometabolismus im Assoziationskortex

10.1 · Alzheimer-Demenz

Differenzialdiagnose

- wichtige Differenzialdiagnosen
    - vaskuläre Demenz (neurologische Herdsymptome, vaskuläre Risikofaktoren, stufenförmige Progredienz)
    - frontotemporale Demenzen
    - Alkoholdemenz (Korsakow-Syndrom)
    - Demenz bei idiopathischem Morbus Parkinson
    - Lewy-Körper-Demenz (Parkinson-Syndrom)
    - Pseudodemenz bei Depression
- **❗ Cave** Bei älteren Patienten ist manchmal die Differenzialdiagnose zur »Pseudodemenz« im Rahmen einer Depression schwierig: Die Patienten glauben, sich nichts merken zu können. Durch die starke Konzentrations- und Aufmerksamkeitseinschränkung im Rahmen einer Depression fallen allerdings auch objektive Tests wie MMST oft schlecht aus und sind daher nicht zu verwerten. Nach Besserung der Depression bessern sich diese kognitiven Störungen wieder. Daher ist beim Verdacht auf eine Depression ein medikamentöser Behandlungsversuch indiziert.
- seltene Demenzerkrankungen
    - degenerativ:
        - progressive supranukleäre Blickparese (Steele-Richardson-Olszewski-Syndrom)
        - Demenz bei Creutzfeldt-Jakob-Krankheit
    - traumatisch
        - posttraumatische Demenz (nach Schädel-Hirn-Trauma)
        - Demenz bei Encephalopathia pugilistica (Vorgeschichte: häufige KOs beim Boxen)
    - vererbt
        - Demenz bei Chorea Huntington
    - entzündlich
        - postenzephalitische Demenz
        - Demenz bei multipler Sklerose
        - Demenz bei Neurosyphilis/progressiver Paralyse
        - HIV-Enzephalopathie
    - Stoffwechselstörungen
        - Demenz bei Morbus Wilson
        - Demenz bei Hashimoto-Enzephalopathie
    - Andere
        - Normaldruckhydrozephalus
- **Ausschluss potenziell reversibler Ursachen von kognitiven Störungen**
    - Exsikkose (zu geringe Trinkmenge)
    - Hypovitaminosen (z. B. B_1, B_6, B_{12})
    - Stoffwechselstörungen (z. B. Hypothyreose, Kupferspeicherkrankheiten)
    - Infektionen (z. B. Lues)
    - Elektrolytentgleisungen, insbesondere Hyponatriämie oder Hyperkalziämie

Eigene Notizen

Therapie
Siehe ▶ Abschn. 10.8

10.2 Vaskuläre Demenz

Definition
Oberbegriff für durch zerebrovaskuläre Hirnschädigungen bedingte Demenzen. Die gemeinsame Ätiologie der verschiedenen Formen beruht im Wesentlichen auf unterschiedlich lokalisierten ischämischen Ereignissen, die zu einem Untergang von Hirngewebe führen. Je nach Ort und Ausprägung der Läsionen können die Symptome sehr unterschiedlich sein.

Formen
- multiple kortikale Infarkte (Multiinfarktdemenz)
- strategische Infarkte (bilaterale Verschlüsse kleiner Arterien im Gyrus angularis, basalen Vorderhirn, Hippocampus und Thalamus)
- multiple lakunäre Infarkte (Status lacunaris)
- Binswangers subkortikale arteriosklerotische Leukenzephalopathie
- seltene Form: CADASIL (zerebrale autosomal-dominant vererbte Amyloid-Angiopathie)

Klinik
- häufig stufenweise oder fluktuierende Verschlechterung der kognitiven Funktionen
- subkortikale Symptomatik:
  - psychomotorische Verlangsamung
  - Antriebsstörungen
  - Affektlabilität
  - depressive Verstimmungen
- fokal-neurologische Symptome
- Gang- und Standunsicherheit mit häufigen Stürzen
- Pseudobulbärparalyse
- Urininkontinenz ohne urologische Ursache

Diagnostik
- Anamnese: in der Vorgeschichte oft vaskuläres Risikoprofil, vor allem Hypertonie
- klinisch: Nachweis fokal-neurologischer Defizite
- neuropsychologisch: fokale Defizite, Verlangsamung
- CCT/MRT (territoriale oder lakunäre Infarkte, strategische Infarkte, diffuse Marklagerschädigung)

Therapie
Siehe ▶ Abschn. 10.8

10.3 Frontotemporale Demenz

Definition

Gruppe von Demenzen unterschiedlicher Ätiologie und verschiedenen Phänotyps, bei denen Frontal- und Temporallappen betroffen sind. Krankheitsbeginn meist vor dem 65., selten nach dem 75. Lebensjahr.

> **Frontotemporale Demenz**
>
> Ein Sohn berichtet im Erstkontakt über seine Mutter (59 Jahre): »Meine Mutter hat sich in den letzten 12 Monaten völlig im Wesen verändert. Sie sitzt den ganzen Tag auf dem Sofa, sorgt sich nicht mehr um den Haushalt. Wir müssen sie aktivieren, von selbst macht sie fast nichts mehr. In den letzten Monaten ist ihre Sprache undeutlicher geworden. Wenn sie schnell spricht, kann man sie häufig nicht verstehen. Für meinen Vater ist das veränderte Essverhalten sehr belastend. Meine Mutter kann immerzu essen. In den letzten 3 Monaten hat sie 6 kg an Gewicht zugenommen. Am liebsten isst sie Süßigkeiten. Sie isst schnell und schmatzt. Das hätte sie früher niemals gemacht. Letzte Woche hatten wir Besuch, und da hat meine Mutter völlig unangemessen über die Kinder unser Freunde gelästert. Das war uns allen sehr peinlich. Mein Großvater und eine Tante von mir haben an einem Morbus Pick gelitten. Meiner Mutter sind diese Veränderungen anscheinend überhaupt nicht bewusst. Sie lächelt viel und erscheint zumeist gut gelaunt.«
>
> Der Eindruck und die Exploration in der Sprechstunde decken sich mit den Angaben des Sohnes. Die Patientin erscheint zufrieden. Wesensveränderungen seien ihr selber nicht aufgefallen. Ergebnisse der in der Gedächtnissprechstunde durchgeführten Diagnostik: Es bestehen nur leichte kognitive Defizite. Im Liquor zeigt sich eine leichte Erhöhung des TAU-Proteins, im MRT zeigt sich eine frontotemporal betonte Atrophie. Im SPECT finden sich Aktivitätsminderbelegungen bifrontal und bitemporal.

Ätiologie

- frontale und gelegentlich temporale kortikale Hirnatrophie bisher ungeklärter Genese
- kaum senile Plaques oder Neurofibrillenveränderungen
- deutlich häufiger als die Alzheimer-Demenz monogen vererbt: Mutationen im Tau- und Progranulin-Gen (Gene liegen auf Chromosom 17)
- histopathologisch verschiedene Formen:
    - frontotemporale Lobärdegenerationen mit Ubiquitin-positiven und Tau-negativen intrazellulären Inklusionen (intrazelluläre Ablagerungen des Proteins TDP43)
        - Formen mit frontotemporaler Demenz mit oder ohne Motoneuronerkrankung
        - Morbus Pick
        - genetischen Formen mit Mutationen im Progranulin-Gen

- Tau-Fibrillen; Formen mit:
  - Parkinson-Symptomen
  - kortikobasalen Degenerationen
  - progressive supranukleäre Paralyse
  - Mutationen im Tau-Gen

Klinik
- präsenile Demenz, Beginn typischerweise im 40.–60. Lebensjahr
- Persönlichkeitsveränderungen, Störungen des Sozialverhaltens und der Sprachproduktion als Frühsymptom
- Distanzlosigkeit
- Vernachlässigung der Körperpflege
- Esslust
- Gedächtnis anfangs erhalten
- Aspontaneität, Inflexibilität
- Perseveration, sprachliche Stereotypien, Echolalie
- anamnestische Aphasie, selten Apraxie!
- Primitivreflexe
- Inkontinenz
- eventuell akinetisches Parkinson-Syndrom (mit Amimie, Rigor, Tremor)
- labiler Blutdruck
- selten Atrophie der kleinen Handmuskeln

Diagnostik
- neuropsychologisch:
  - Sprachstörungen
  - Störungen der Exekutiv- und Aufmerksamkeitsfunktionen (z. B. Verlangsamung)
  - ❗ Cave Unterschied zwischen Alzheimer und frontotemporalen Demenzen: Alzheimer: zuerst Gedächtnisstörungen; frontotemporalen Demenzen: zuerst soziale Störungen bzw. Distanzlosigkeit
- Liquor:
  - Tau-Protein normal oder leicht erhöht
  - $A\beta_{1-42}$ normal
  - phospho-Tau meist normal
- CCT, MRT (symmetrische frontotemporale Atrophie, oft mit Marklageratrophie; Vorderhörner erweitert)
- SPECT/PET (Perfusions- und Stoffwechselstörungen frontotemporal)

10.4 Demenz bei Creutzfeldt-Jakob-Krankheit

▶ Kap. 17.5.

10.5 Demenz bei Chorea Huntington

- ▶ Kap. 9.3.1.
- Chorea Huntington ist eine seltene autosomal-dominant vererbte Erkrankung
- Gendefekt auf Chromosom 4 durch verlängerte CAG-Trinukleotid-Wiederholungen
- Beginn zwischen 30.–40. Lebensjahr

Klinik
- Beginn:
    - meist mit choreatiformen Bewegungsstörungen
    - selten Demenz bereits bei Erkrankungsbeginn
- Später:
    - Depression
    - Angst
    - paranoide Syndrome
    - Persönlichkeitsveränderungen
    - Demenz
    - evtl. Aggressivität

Diagnostik
- Familienanamnese
- humangenetische Untersuchung

Verlauf
- langsame Progredienz
- Tod nach 10–15 Jahren

Therapie
- keine Therapie bekannt

10.6 Demenz bei Morbus Parkinson

- ▶ Kap. 9.3.1.
- Entwicklung einer Demenz bei 15–30% der Patienten
- zusätzlich evtl. auch Komorbiditäten mit anderen Demenzen (Alzheimer-Demenz, vaskuläre Demenz)

Klinik
- Aufmerksamkeitsstörungen
- Störung der Aufgabenplanung und Problemlösung
- Störung des räumlichen Sehens
- Verhaltensstörungen
- szenische Halluzinationen
- Depressionen
- zu Beginn keine ausgeprägten Gedächtnisstörungen

Eigene Notizen

- **!** **Cave** Bei manchen kognitiv nicht eingeschränkten Parkinson-Patienten wird aufgrund der neurologischen Symptome und der starren Mimik fälschlicherweise eine Demenz angenommen

10.7 Lewy-Körper-Demenz

Definition

Demenzerkrankung mit Lewy-Körpern in Neuronen des Neokortex, limbischen Kortex, Hirnstamms und des Nucleus basalis Meynert. Gemischt kortikales/subkortikales Demenzsyndrom.

Die nosologische Trennung zwischen Lewy-Körper-Demenz und Demenz bei Morbus Parkinson wird zunehmend angezweifelt. Pragmatische Definition zur Abgrenzung gegenüber der Parkinson-Erkrankung mit Demenz: Die Lewy-Körper-Demenz geht dem Auftreten der Parkinson-Symptome voraus oder stellt sich spätestens 1 Jahr nach dem ersten Auftreten der Parkinson-Symptome ein.

> **Lewy-Körper-Demenz**
> Frau Luise H., 59 Jahre, wird wegen Verfolgungsideen und optischer Sinnestäuschungen (verstorbene Verwandte) durch den Ehemann in der Aufnahme vorgestellt. Der Ehemann berichtet über eine Wesensänderung mit sozialem Rückzug, Apathie und ängstlich-gespannter Stimmungslage. Die Patientin war wiederholt gestürzt. In der Anamnese wirkt sie misstrauisch, ansonsten affektiv verflacht. Der Gedankengang ist verlangsamt, die Sprachproduktion reduziert. Es zeigen sich deutliche Aufmerksamkeits- und Konzentrationsdefizite, leichte Gedächtnisdefizite und eine verminderte Auffassungsgabe. Die örtliche und zeitliche Orientierung ist eingeschränkt. In der körperlichen Untersuchung fallen ein gebundenes Gangbild mit Propulsionsneigung und hypomimischem Gesichtsausdruck sowie ein symmetrischer Rigor auf. Im stationären Verlauf fluktuiert die kognitive Symptomatik der Patientin deutlich, so dass Gedächtnistests (z. B. Mini-Mental-Status-Test: MMST) von Tag zu Tag sehr unterschiedlich ausfallen.
>
> Die psychotische Symptomatik der Patientin lässt sich durch das atypische Neuroleptikum Seroquel 100-0-0-200 mg gut bessern. Unter typischen Neuroleptika (z. B. Haldol 2,5 mg) hatte die diskrete Parkinson-Symptomatik zuvor deutlich zugenommen; sie war schließlich mit L-Dopa (4×50 mg/Tag) rückläufig. Zur weiteren Unterstützung der kognitiven Fähigkeiten wird eine antidementive Therapie mit dem Acetylcholinesterase-Inhibitor Rivastigmin (Exelon) 2×6 mg/Tag begonnen.

Klinik

- Unterscheidung von Symptomen 1. und 2. Ranges (hinsichtlich der Sicherheit der Diagnose):
  - Symptome 1. Ranges
    - Fluktuation der Vigilanz und der kognitiven Funktionen
    - Parkinson-Symptome
    - optische Halluzinationen, oft szenisch und detailreich (Figuren an den Wänden)
  - Symptome 2. Ranges
    - extreme Empfindlichkeit gegenüber Neuroleptika
    - extrapyramidalmotorische Störungen (EPS) möglich
    - häufige Stürze
    - Synkopen
    - Wahn
    - nichtoptische Halluzinationen
    - Schlafstörung
    - Depression

Diagnostik

- klinische Symptome
- Liquoranalytik
  - $A\beta_{1-42}$-Peptid erniedrigt
  - selten Erhöhungen von Tau oder phospho-Tau
- Bildgebung
  - Dopamin-Transporter-SPECT (DAT-Scan) (Abnahme der Dopamin-Transporter-Dichte im Striatum als Hinweis für eine Degeneration des nigrostriatalen Systems)
  - CCT/MRT (relativ geringe Atrophie)

10.8 Therapie demenzieller Syndrome

10.8.1 Medikamentöse Therapie

- Antidementiva
  - bei leichter und mittelschwerer Alzheimer-Demenz sowie Lewy-Körper- und Parkinson-Demenzen
    - Acetylcholinesterasehemmer (Donepezil, Rivastigmin, Galantamin)
  - bei mittelschwerer und schwerer Alzheimer-Demenz
    - Memantine
- symptomatisch
  - bei Unruhezuständen, Aggression, Wahn, Halluzinationen:
    - hochpotente Neuroleptika wie Haloperidol
    - bei starker Empfindlichkeit gegenüber EPS atypische Antipsychotika verwenden (z. B. Quetiapin oder Clozapin), insbesondere bei Lewy-Körper-Demenz und Demenz beim idiopathischen Parkinsonsyndrom

Eigene Notizen

- **!** **Cave** Bei Patienten mit Demenz besteht bei Gabe von Risperidon und Olanzapin, aber auch bei anderen Neuroleptika evtl. erhöhtes Schlaganfallrisiko
- depressive Syndrome
    - trizyklische Antidepressiva vermeiden, stattdessen Antidepressiva ohne ausgeprägte Wechselwirkungen mit anderen Medikamenten, z. B. SSRI wie Citalopram oder Sertralin
- bei Angst
    - begrenzt Benzodiazepine
    - **!** **Cave** Gefahr bei Benzodiazepinbehandlung demenzieller Syndrome: Übersedierung, Stürze, paradoxe Unruhe
- Schlafstörungen
    - sedierende Neuroleptika oder Antidepressiva
    - nur bei Therapieresistenz Benzodiazepin-ähnliche Substanzen (Zopiclon, Zolpidem)

10.8.2 Sozialpsychiatrische Maßnahmen

- ggf. Pflegestufe
- Tagesbetreuung
- gesetzliche Betreuung
- Unterstützung der Pflegenden

10.8.3 Sicherheitsmaßnahmen

- Sturzgefahren beseitigen (lose Teppiche, Schwellen)
- Hüftprotektoren als Schutz gegen den häufigen Oberschenkelhalsbruch
- Matratzen vor das Bett legen
- Klingel, Notruf, Ortungssysteme
- Herd mit automatischer Abschaltung

Tag 3 – Bewegungsstörungen, Demenz und Kopfschmerz

11 Motorneuronerkrankung

M. Kronenbürger

11.1 Amyotrophe Lateralsklerose (ALS) – 156

11.2 Hereditäre Spastische Spinalparalyse – 158

11.3 Primäre Lateralsklerose (PLS) – 160

11.4 Spinale Muskelatrophien (SMA) – 161
11.4.1 Infantile spinale Muskelatrophie Typ I (Werding-Hofmann) – 161
11.4.2 Infantile spinale Muskelatrophie Typ II (intermediäre Form) – 161
11.4.3 Infantile spinalen Muskelatrophie Typ III (Kugelberg-Welander) – 162
11.4.4 Adulte Form der spinalen Muskelatrophie Typ IV – 162
11.4.5 Distale spinale Muskelatrophie – 162
11.4.6 Spino-bulbäre Muskelatrophie (Kennedy-Syndrom) – 162
11.4.7 Seltene Sonderformen der spinalen Muskelatrophie – 162

Eigene Notizen

Definition
Heterogene Gruppe von Erkrankungen, bei denen entweder nur das 1. oder nur das 2. oder das 1. und das 2. Motorneuron erkrankt sind. Bei manchen Varianten Beteiligungen des sensiblen oder des autonomen Nervensystems.

Klinik
- bei Schädigung des 1. Motorneurons:
    - gesteigerte Muskeleigenreflexe
    - Hyperreflexie
    - Pyramidenbahnzeichen
    - Spastik
    - Krampi
- bei Schädigung des 2. Motorneurons:
    - abgeschwächte/aufgehobene Muskeleigenreflexe
    - Muskelatrophie
    - Fibrillationen der Zunge
    - Faszikulationen der Extremitäten-/Rumpfmuskulatur

11.1 Amyotrophe Lateralsklerose (ALS)

Definition
Kombinierte Degeneration des ersten und zweiten Motorneurons

- klinisch kann in der Frühphase nur das erste oder nur das zweite Motorneuron betroffen sein
- mögliche Ätiologien
    - glutamatvermittelte Neurotoxizität
    - mitochondriale Pathologie
    - oxidative Schäden
- meist sporadisches Auftreten (90–95%), aber familiär möglich (5–10%)
- Krankheitsbeginn durchschnittlich um das 60. Lebensjahr
- prognostisch ungünstige Faktoren:
    - höheres Alter
    - männliches Geschlecht
    - bulbäre Symptomatik bei Krankheitsbeginn
    - niedrige Vitalkapazität

Klinik
- Lokalisation der ersten Symptome:
    - obere Extremitäten (40–50%)
    - untere Extremitäten (20–30%)
    - Bulbärbereich (20–30%)
- Atemmuskulatur erst im Verlauf betroffen
- in der Regel nicht betroffen: Augenmuskeln, Harnblasen- und Analsphinkter
- im fortgeschrittenen Stadium:
    - pathologisches Lachen
    - Weinen oder Gähnen
    - neuropsychologische Defizite (Frontalhirnfunktionsstörungen)

11.1 · Amyotrophe Lateralsklerose (ALS)

Diagnostik
- Eigenanamnese
- Familienanamnese (ggf. Anzahl betroffener Angehöriger)
- klinisch nach Schädigung des 1. sowie 2. Motorneurons fahnden
- neurophysiologische Untersuchungen:
  - Nadel-EMG (Nachweis einer axonalen Schädigung als Hinweis auf eine Schädigung des 2. Motorneurons)
  - transkranielle Magnetstimulation (Nachweis einer Schädigung des 1. Motorneurons)
  - SEP (sensibel evozierte Potenziale)
  - ENG (Elektroneurographie)
- Liquordiagnostik (normal oder selten leichte Eiweißerhöhung)
- MRT von Schädel und kompletter Wirbelsäule
- am Krankheitsbeginn meist noch kein Vollbild einer ALS, deshalb Einschätzung der Wahrscheinlichkeit anhand der El-Escorial-Kriterien (▶ Übersicht)
- wichtig ist der Ausschluss symptomatischer Ursachen (▶ Differenzialdiagnose)

El-Escorial-Kriterien zu Diagnostik einer ALS

- **mögliche ALS**
  - Schädigungszeichen des 1. und des 2. Motorneurons in einer von folgenden 4 Regionen
    - bulbär
    - zervikal
    - thorakal
    - lumbosakral
- **wahrscheinliche, laborunterschützte ALS**
  - Schädigungszeichen des 1. und 2. Motorneurons in einer von 4 Regionen
  - und Denervierungszeichen im EMG in mindestens 2 Extremitäten
- **wahrscheinliche ALS**
  - Schädigungszeichen des 1. und 2. Motorneurons in 2 von 4 Regionen, wobei die Schädigungszeichen des zweiten Motorneurons rostral der Schädigung des ersten Motorneurons liegen müssen.
- **sichere/definitive ALS**
  - Schädigungszeichen des 1. und 2. Motorneurons in 3 von 4 Regionen

---

Differenzialdiagnose
- vorwiegende Schädigung des 1. Motorneurons
  - primäre Lateralsklerose
  - (familiäre) spastische Spinalparalyse
  - funikuläre Myelose (Vitamin-B_{12}-Mangel)
  - HIV-Myelitis

- vorwiegende Schädigung des 2. Motorneurons
  - mulitfokale motorische Neuropathie (Leitungsblöcke in der Neurographie, GM1-Antikörper im Labor)
  - chronische Radikulopathie wie CIDP (Erfassung mittels Liquordiagnostik)
  - hereditäre motorisch-sensible Neuropathie (HMSN)
  - spinale Muskelatrophie
  - diabetische Amyotrophie
  - Poliomyelitis/Post-Polio-Syndrom
  - Einschlusskörperchenmyositis und andere Myopathien wie der okulopharyngealen Muskelatrophie (Ausschluss bzw. Evaluation mittels Muskelbiopsie)
- Schädigung des 1. und 2. Motorneurons
  - zervikale Myelopathie und kraniozervikale Übergangsanomalie (Auffälligkeiten im MRT der Wirbelsäule)
  - Borreliose
  - Lues
  - Gammopathie
  - Hyper- oder Hypothyreose
  - GM2-Gangliosidose

Therapie
- Aufklärung des Patienten und der Angehörigen über Krankheitsverlauf und die medizinisch sinnvollen Maßnahmen
- Riluzol 2×50 mg/Tag verlängert die Überlebenszeit um wenige Monate (**Cave** Transaminasenanstieg als Nebenwirkungen, darum regelmäßige Laborkontrollen)
- Anticholinergika bei Hypersalivation
- Antispastika, z. B. Baclofen oder Tizanidin bei Muskelkrämpfen oder Spastik
- Physiotherapie zur Atemgymnastik aber auch Prophylaxe von Kontrakturen und Dekubitus
- frühzeitige PEG-Anlage bei Dysphagie
- Hilfsmittelverordnung (Peroneusschiene, Stützkorsett, Gehhilfen, Rollstuhl, Halskrawatte, Kopfstütze)
- nichtinvasive Heimbeatmung bei Hypoventilation
- Morphin als perorale oder subkutane Präparation bei präterminaler Dyspnoe

11.2 Hereditäre Spastische Spinalparalyse

Definition
Gruppe von vererbten Erkrankungen (autosomal-dominant, autosomal-rezessiv, x-chromosomal), bei denen es zur Degeneration des 1. Motorneurons im zervikalen, thorakalen und lumbosakralen Bereich kommt. Der Bulbärbereich ist ausgespart.

Klinik
- Krankheitsbeginn in der Kindheit bis zur 2. Lebensdekade
- wichtigste Kennzeichen
  - beinbetonte Spastik
  - Paresen
- Gangfähigkeit bis zum mittleren Erwachsenenalter erhalten
- Blasenfunktionsstörungen (imperativer Harndrang, selten Urininkontinenz) oder sensible Defizite (Hypästhesie an den Beinen)
- selten treten Neuropathie, Optikusatrophie, Kleinhirnatrophie und mentale Retardierung auf
- normale Lebenserwartung, aber führt über 20–30 Jahre zur Immobilisation bzw. Bettlägerigkeit
- Störungen außerhalb des Nervensystems
  - kardiale Reizleitungsstörungen
  - Glaukom
  - hämatologische Auffälligkeiten
  - Haut- und Skelettveränderungen

Diagnostik
- Anamnese und Klinik einer langsam progredienten spastischen Paraparese
- Familienanamnese (❗ Cave Einige Familienangehörigen können nur leichte und damit bisher unbemerkte Symptome aufweisen)
- MRT des Schädels und der Wirbelsäule
- neurophysiologische und laborchemische Untersuchungen (▶ Abschn. 11.1)
- molekulargenetische Diagnostik
- Zusatzlaboruntersuchungen bei Verdacht auf familiäre metabolische Erkrankungen wie die Adrenomyeloneuropathie, Mitochondriopathie, metachromatische Leukodystrophien oder GM-2-Gangliozydosen

Differenzialdiagnose
- amyotrophe und primäre Lateralsklerose
- multiple Sklerose
- Myelopathie bei Vitamin-B_{12}-Mangel
- Syringomyelie
- Rückenmarktumore
- zervikale Myelopathie
- Lues
- Hirntumoren mit Kompression der Mantelkanten (z. B. Falx-Meningeom)
- mitochondriale Erkrankungen
- Dopa-responsive Dystonie

Therapie
- keine kausale Therapie bekannt
- Physiotherapie zur Reduktion der Spastik
- Hilfsmittelverordnung (Gehhilfen, Rollstuhl)

Eigene Notizen

- Blasentraining, Therapieversuch mit Oxybutinin (3 × 5 mg/d)
- symptomatische Therapieoptionen zur Behandlung der Spastik, z. B. Baclofen oder Tizanidin

11.3 Primäre Lateralsklerose (PLS)

Definition
Isolierte Schädigung des 1. Motorneurons, wobei unklar ist, ob es um eine Unterform der amyotrophen Lateralsklerose handelt.
- seltene Erkrankung

Klinik
- Beginn um das 50. Lebensjahr mit spastischen, beinbetonten Paresen die unilateral oder symmetrisch sein können
- langsamere Progredienz als bei einer ALS
- keine Sensibilitätsstörungen und keine kognitiven Beeinträchtigungen
- im Vergleich zur amyotropen Lateralsklerose kommt es seltener zur bulbären Symptomatik mit Dysarthrie und Dysphagie
- im Gegensatz zur ALS findet sich jedoch bei manchen Patienten eine Blasenfunktionsstörung

Diagnostik
- Anamnese und Klinik progredienter spastischer Paresen
- neurophysiologische Untersuchungen sind entscheidend:
  - EMG: keine Denervierungszeichen
  - transkraniellen Magnetstimulation: verzögerte oder keine Muskelpotenziale
- MRT des Schädels (Evaluation einer Atrophie des Gyrus präzentalis)
- MRT des Wirbelsäule (Ausschluss einer zervikalen Raumforderung)

Differenzialdiagnose
- amyotrophe Lateralsklerose
- hereditäre spastische Spinalparalyse (positive Familienanamnese)
- funikuläre Myelose
- Borreliose
- multiple Sklerose
- spinale Raumforderungen
- Myelitiden (z. B. bei Lues, HIV)

Therapie
- keine kausal wirksame Therapie bekannt
- symptomatische Therapie der Spastik mit Baclofen und Tizanidin
- Physiotherapie
- Hilfsmittelverordnung (Gehhilfen, Rollstuhl)
- Blasentraining, Therapieversuch mit Oxybutinin (3 × 5 mg/d)

11.4 Spinale Muskelatrophien (SMA)

- bei Kindern wahrscheinlich die häufigste letal verlaufende autosomal rezessiv vererbte Erkrankung nach der zystischen Fibrose
- betroffen ist ausschließlich das 2. Motorneuron (klinisch sind schlaffe Paresen und Faszikulationen zu finden)
- keine sensiblen Störungen
- normale Intelligenzentwicklung
- tendenziell hat ein späterer Symptombeginn eine bessere Prognose
- Typ 1–3 mit homozygoter Deletion des Gens SMN1
- Typ 4: entweder autosomal-rezessiv (70%) oder autosomal dominant vererbt (30%)
- Augenmuskeln, der Sehnerv oder Ohren sind nicht beteiligt
- Diagnosestellung durch
  - klinisches Bild
  - neurophysiologische Befunde (pathologische Spontanaktivität und Riesenpotenziale im EMG, normale oder leicht reduzierte Nervenleitgeschwindigkeit)
  - Muskelbiopsie (gruppierte Atrophien)
  - Mutationsnachweis
- keine kausal wirksame Therapie etabliert
- Behandlung rein symptomatisch
  - Physiotherapie zum Muskelaufbau und Prophylaxe von Kontrakturen
  - Hilfsmittelverordnung (Gehhilfen, Rollstuhl, Orthesen, Kopfstützen)

11.4.1 Infantile spinale Muskelatrophie Typ I (Werding-Hofmann)

- häufigste Form der spinalen Muskelatrophie
- Beginn vor der Geburt oder innerhalb der ersten 6 Monate
- Tod vor dem 3. Lebensjahr
- Sitzen wird nicht erlernt
- Paresen und Atrophien zumeist proximal und beinbetont aber auch die bulbäre Muskulatur und respiratorische Muskulatur sind mit betroffen
- die ausgeprägte muskuläre Hypotonie führte in englischsprachigen Ländern zum Ausdruck des „Floppy infant"

11.4.2 Infantile spinale Muskelatrophie Typ II (intermediäre Form)

- Beginn im Alter von 6–8 Monaten
- Patienten lernen Sitzen aber nicht Stehen und Gehen
- vergleichbar mit dem Typ I sind die Atrophien und Paresen proximal und beinbetont
- Prognose ist aber im Gegensatz zu Typ I etwas günstiger (Überleben bis in die 2. Lebensdekade)

11.4.3 Infantile spinalen Muskelatrophie Typ III (Kugelberg-Welander)

- Symptombeginn zwischen dem 18. Monat und dem 18. Lebensjahr
- klinisch steht eine Schwäche und Atrophie der Beckengürtelmuskulatur und der proximalen Muskulatur der Beine im Vordergrund
- Langzeitüberleben möglich

11.4.4 Adulte Form der spinalen Muskelatrophie Typ IV

- Beginn nach dem 18. Lebensjahr (meistens in der 4. Lebensdekade)
- normale Lebenserwartung da keine relevante Beeinträchtigung der Atemmuskulatur
- proximale Paresen der Beine, weniger der Arme
- bulbäre Symptome können auftreten sind aber eher selten
- langsame Progredienz unterscheidet sie von der ALS

11.4.5 Distale spinale Muskelatrophie

- autosomal-rezessiv oder autosomal-domiant vererbt
- Beginn im Jugend- oder Erwachsenenalter
- 10% aller spinalen Muskelatrophien
- Paresen sind meist distal betont im Gegensatz zu den anderen Formen der spinalen Muskelatrophie

11.4.6 Spino-bulbäre Muskelatrophie (Kennedy-Syndrom)

- Degeneration der bulbären und spinalen Motoneurone aber keine Beteiligung der Pyramidenbahnen
- x-chromosomal gebunden, CAG-Expansion
- Beginn um das 40. Lebensjahr in Gesichts- und Schlundmuskulatur
- Androgenrezeptorinsuffizienz: teilweise Gynäkomastie und Hodenatrophie

11.4.7 Seltene Sonderformen der spinalen Muskelatrophie

- Beginn zwischen dem 30. und 50. Lebensjahr
- skapulohumerale Form (Vulpian-Bernardt) mit autosomal rezessivem Erbgang
- skapuloperoneale Form (Brossard-Kaeser) mit autosomal dominantem Erbgang

Tag 3 – Bewegungsstörungen, Demenz und Kopfschmerz

12 Kopf- und Gesichtsschmerzen

A. Lehmann

12.1	Einleitung	– 164
12.2	Primäre Kopfschmerzerkrankungen	– 165
12.2.1	Migräne – 165	
12.2.2	Spannungskopfschmerz – 169	
12.2.3	Cluster-Kopfschmerz und andere trigeminoautonome Kopfschmerzerkrankungen – 170	
12.2.4	Andere primäre Kopfschmerzerkrankungen – 172	
12.3	Sekundäre Kopfschmerzsyndrome	– 172
12.3.1	Traumatischer Kopfschmerz – 173	
12.3.2	Vaskulär bedingter Kopfschmerz – 173	
12.3.3	Kopfschmerzen durch Liquordruckstörungen – 174	
12.3.4	Kopfschmerz durch eine Substanz oder deren Entzug – 175	
12.3.5	Medikamenteninduzierter Kopfschmerz – 176	
12.3.6	Andere sekundäre Kopfschmerzerkrankungen – 176	
12.4	Kraniale Neuralgien, zentraler und primärer Gesichtsschmerz und andere Kopfschmerzen – 177	
12.4.1	Trigeminusneuralgie – 177	
12.4.2	Glossopharyngeusneuralgie – 178	
12.4.3	Nacken-Zungen-Syndrom – 179	
12.4.4	Kopf- und Gesichtsschmerzen bei akutem Herpes zoster – 179	
12.4.5	Tolosa-Hunt-Syndrom – 180	
12.4.6	Glossodynie – 180	

Eigene Notizen

12.1 Einleitung

- schmerzsensible kraniale Strukturen:
  - Schädel
  - A. meningea media
  - durale Sinus
  - Falx cerebri
  - proximale Abschnitte der großen pialen Arterien
- nicht schmerzsensible Strukturen:
  - ventrikuläres Ependym
  - Plexus choroideus
  - piale Venen
  - Großteil des Hirnparenchyms

Basisdiagnostik bei Kopf- und Gesichtsschmerzen

- Anamnese:
  - Beginn
  - Dauer und Periodizität
  - Schmerzstärke und Lokalisation
  - Begleitsymptome
- neurologischer Status:
  - detaillierte Hirnnervenuntersuchung
  - Fundoskopie
- Bulbusdruck- und Bewegungsschmerz (Glaukom, Neuritis nervi optici)
- Messung von Blutdruck und Temperatur
- Beweglichkeit der HWS: paravertebrale Schmerztriggerpunkte (zervikogener Kopfschmerz)
- Druckschmerz der perikranialen Muskulatur (Spannungskopfschmerz)
- Erfassung des BMI (idiopathische intrakraniale Druckerhöhung, obstruktive Schlafapnoe, Tumorerkrankung)
- Klopf- und Druckschmerz: Nasennebenhöhlen und des Mastoids, Tragusdruckschmerz (Sinusitis/Mastoiditis, Otitis)
- Beurteilung von Schleimhäuten, Zahnstatus, Kieferokklusion
- Druckschmerzhaftigkeit der A. temporalis superficialis (Arteriitis temporalis)
- entzündliche Veränderungen der Konjunktiven/Skleren, Exophthalmus (ophthalmologische Erkrankung, Sinus-cavernosus-Fistel)

Warnsymptome für sekundären Kopfschmerz

- Kopfschmerz »so schlimm wie noch nie«
- erstmalig aufgetretener starker Kopfschmerz
- subakute Verschlechterung über Tage oder Wochen
- auffälliger neurologischer Untersuchungsbefund
- Fieber oder ungeklärte systemische Symptome
- dem Kopfschmerz vorausgehendes Erbrechen (ohne bekannte Migräne)

- Schmerzinduktion durch Beugen, Heben schwerer Lasten oder Husten
- Schmerzstärke, die zum Erwachen führt oder plötzlich während des Erwachens eintritt
- bekannte systemische Erkrankung
- Erkrankungsalter >55 Jahre
- begleitend lokales Spannungsgefühl, z. B. im Bereich der Temporalarterien

Apparative Zusatzdiagnostik bei Verdacht auf symptomatischen Kopfschmerz

- bildgebende Verfahren
- Laboruntersuchungen
- Lumbalpunktion einschließlich Liquordruckmessung
- Doppler- und Duplexsonographie der hirnversorgenden Gefäße
- EEG
- Konsiliaruntersuchungen (Augenheilkunde, Zahn-Mund-Kieferheilkunde, Kieferorthopädie, HNO, Innere Medizin, Psychiatrie)

12.2 Primäre Kopfschmerzerkrankungen

- 92% der Fälle
- Häufigkeitsverteilung:
  - Spannungskopfschmerz 69%
  - Migräne 16%
  - primärer stechender Kopfschmerz 2%
  - Cluster-Kopfschmerz 0,1%

12.2.1 Migräne

Definition

Gutartiges, episodisch auftretendes Syndrom mit Kopfschmerzen von 4–72 h Dauer, vegetativer Begleitsymptomatik und/oder fokal-neurologischen Symptomen.
- Erstmanifestation meist 10.–30. Lebensjahr
- auslösende Faktoren
  - Hunger oder Durst
  - Menstruation, Östrogene
  - Schlafentzug
  - grelles Licht
  - Parfüm
  - psychische Belastungssituationen
  - Alkohol

Pathogenese
- genauer Mechanismus ungeklärt
- vaskuläre Prozesse lediglich Epiphänomen, nicht Ursache der Migräne
- Kontroverse: Aura als Trigger/Ursache der Schmerzempfindung?
- Hypothese: Störung subkortikaler sensibler Modulationssysteme im Sinne einer Dyshabituation
- **Kopfschmerz:**
    - trigeminale durale Afferenzen mit Projektion zu Neuronen 2. Ordnung im trigeminozervikalen Komplex (TCC): Ausbreitung vom trigeminalen Nucleus caudalis bis spinal zum kaudalen Anteil des C2-Hinterhorn-Segments
    - Afferenzen von zervikalen Strukturen (Gelenke, Muskeln) projizieren über Zellkörper der oberen zervikalen Hinterwurzelganglien zum TCC
    - Neurone des TCC projizieren zum ventrobasalen Thalamus und von dort zum Kortex
        - sensible Modulation, absteigende Bahnen: Hypothalamus, periaquäduktales Grau des Mittelhirns, pontiner Locus coeruleus, Ncl. raphe magnus mit Projektionen zum TCC
        - sensible Modulation, aufsteigende Bahnen: Locus coeruleus, periaquäduktales Grau, Hypothalamus mit Projektionen zu thalamischen Kernen
- **Begleitsymptome:**
    - Projektion trigeminaler Afferenzen zum periaquäduktalen Grau und Hypothalamus
    - Modulation reziproker absteigender antinozizeptiver Systeme
- **Aura:**
    - »cortical spreading depression«: Welle neuronaler Depolarisation mit fokaler Hyperämie, Ausbreitungsgeschwindigkeit über den Kortex 2–3 mm/min, gefolgt von länger anhaltender Suppression neuronaler Aktivität und Oligämie
    - Aktivierung meningealer trigeminaler Afferenzen
- **Genetik bei familiärer hemiplegischer Migräne (FHM):**
    - Mutation eines spannungsabhängigen Calcium-Kanal-Gens auf Chromosom 19 bei FHM1 (50%)
    - Mutation eines Na-K-ATPase-Gens auf Chromosom 1 bei FHM2 (20%)
    - Mutation eines neuronalen spannungsabhängigen Natrium-Kanals auf Chromosom 2 bei FHM3
    - Hinweise auf genetische Disposition auch bei klassischer Migräne durch Zwillingsstudien

Klassifikation
- Einteilung nach International Headache Society (IHS):
- Migräne ohne Aura (80% der Fälle) (◘ Tabelle)

12.2 · Primäre Kopfschmerzerkrankungen

IHS-Klassifikation der Migräne ohne Aura

A	mindestens 5 Attacken, welche die Kriterien B–D erfüllen
B	Kopfschmerzattacken, die (unbehandelt oder erfolglos behandelt) 4–72 h anhalten
C	Kopfschmerz weist mindestens 2 der folgenden Charakteristika auf: – einseitige Lokalisation – pulsierender Charakter – mittlere oder starke Schmerzintensität – Verstärkung durch körperliche Routineaktivitäten (z. B. Gehen oder Treppensteigen) oder Kopfschmerz führt zu deren Vermeidung
D	während des Kopfschmerzes besteht mindestens eines der folgenden Symptome: – Übelkeit und/oder Erbrechen – Photophobie und Phonophobie
E	nicht auf eine andere Erkrankung zurückzuführen

– Migräne mit Aura (10–15% der Patienten) (Tabelle)

IHS-Klassifikation der Migräne mit Aura

A		mindestens 2 Attacken, welche die Kriterien B–D erfüllen
B		Aura besteht aus mindestens einem der folgenden Symptome:
	1.	– vollständig reversible visuelle Symptome mit positiven (z. B. flackernde Lichter, Punkte oder Linien) und/oder negativen Merkmalen (d. h. Sehverlust)
	2.	– vollständig reversible sensible Symptome mit positiven (d. h. Kribbelmissempfindungen) und/oder negativen Merkmalen (d. h. Taubheitsgefühl)
	3.	– vollständig reversible dysphasische Störung
C		Wenigstens 2 der folgenden Punkte sind erfüllt:
	1.	– homonyme visuelle Symptome und/oder einseitige sensible Symptome
	2.	– wenigstens ein Aurasymptom entwickelt sich allmählich über ≥5 Minuten hinweg und/oder verschiedene Aurasymptome treten nacheinander in Abständen von ≥5 Minuten auf
	3.	– jedes Symptom hält ≥5 Minuten und ≤60 Minuten an
D		Kopfschmerzen, die die Kriterien B bis D für eine Migräne ohne Aura erfüllen, beginnend noch während der Aura oder der Aura innerhalb von 60 Minuten folgend
E		nicht auf eine andere Erkrankung zurückzuführen

– Sonderformen der Migräne mit Aura:
  – familiäre und sporadische hemiplegische Migräne
  – Basilarismigräne
  – retinale Migräne

Klinik
- meist visuelle Aura: nach außen wandernde Zickzackfiguren mit flimmernder Randzone (Fortifikationsspektrum), möglicherweise gefolgt von sensiblen und dysphasischen Störungen
- motorische Symptome: Hinweis auf familiäre hemiplegische Migräne
- Komplikationen:
    - chronische Migräne: Attacken an >15 d/Monat
    - Status migränosus: Attackendauer >72 h
    - persistierende Aura ohne Hirninfarkt: Auradauer >1 Woche
    - migränöser Infarkt
    - durch Migräne getriggerte zerebrale Krampfanfälle

Therapie
Akuttherapie
- Analgetika (v. a. zu Beginn der Attacke bei leicht- bis mittelgradiger Schmerzintensität)
    - Acetylsylicylsäure
    - Naproxen
    - Ibuprofen
- $5HT_{1B/1D}$-Rezeptor-Agonisten:
    - Ergotamin und Dihydroergotamin als nichtselektive $5HT_1$-Rezeptor-Agonisten
    - Triptane als selektive $5HT_{1B/1D}$-Rezeptor-Agonisten:
        - Effektivität korreliert negativ mit Dauer bis Wirkeintritt
        - Wirkeintritt erst bei Einsetzen der Kopfschmerzen nach Beendigung der Aura
        - nasale Triptane (nur in 50–60% effektiv)
    - parenterale Applikation von Ergotaminen oder Triptanen (in 80–90% effektiv)
- Dopamin-Rezeptor-Agonisten:
    - Metoclopramid zur besseren Resorption der Analgetika und Reduktion der begleitenden Übelkeit
- ❶ Cave Bei Kombinationspräparaten höhere Inzidenz von medikamenteninduziertem Kopfschmerz

Migräneprophylaxe
- Indikation:
    - ≥3 Attacken/Monat
    - zunehmende Attackenfrequenz
    - schlechtes Ansprechen auf Akuttherapie
- Wirkmechanismus unklar
- Therapie der Wahl: Betablocker
    - Propranolol
    - Metoprolol
- Trizyklika:
    - Amitriptylin
    - Nortriptylin
- Antikonvulsiva:
    - Topiramat
    - Valproat
    - Gabapentin

12.2 · Primäre Kopfschmerzerkrankungen

Nichtmedikamentöse Maßnahmen
- Meidung von Triggerfaktoren
- Ausdauersport
- Entspannungstechniken
- Biofeedback
- Akupunktur

12.2.2 Spannungskopfschmerz

- häufigste primäre Kopfschmerzerkrankung
- häufigstes Manifestationsalter: 25–30 Jahre

Pathophysiologie
- nicht bekannt
- mögliche Mechanismen:
  - Aktivierung peripherer Nozizeptoren durch Anspannung der Nackenmuskulatur
  - zentrale Sensibilisierung durch NO-abhängige Prozesse
  - erniedrigte Schmerzschwelle für sensible Reize an den Extremitäten

Klassifikation
- IHS-Klassifikation des episodischen Kopfschmerz vom Spannungstyp (◨ Tabelle)

	IHS-Klassifikation des episodischen Kopfschmerzes vom Spannungstyp
A	mindestens 10 Episoden, welche die Kriterien B–D erfüllen und - sporadische Form: durchschnittlich an 1 d/Monat (<12 d/Jahr) - Form mit häufigen Attacken ≥1 d und <15d/Monat (<180 d/Jahr) - chronische Form: ≥15 d/Monat über mind. 3 Monate
B	Kopfschmerzdauer liegt zwischen 30 Minuten und 7 Tagen
C	Kopfschmerz weist mindestens 2 der folgenden Charakteristika auf: 1. - beidseitige Lokalisation 2. - Schmerzqualität drückend oder beengend, nicht pulsierend 3. - leichte bis mittlere Schmerzintensität 4. - keine Verstärkung durch körperliche Routineaktivitäten wie Gehen oder Treppensteigen
D	beide folgende Punkte sind erfüllt: - keine Übelkeit oder Erbrechen (Appetitlosigkeit kann auftreten) - Photophobie oder Phonophobie, nicht jedoch beides kann vorhanden sein
E	nicht auf eine andere Erkrankung zurückzuführen

Eigene Notizen

Eigene Notizen

- weitere Unterscheidung nach perikranialer Schmerzempfindlichkeit, nachgewiesen durch manuelle Palpation, ansteigend mit Schmerzintensität sowie Attackenhäufigkeit

Therapie
- Analgetika (meist gutes Ansprechen)
- bei chronischer Form Amitriptylin (Schmerzreduktion um 30%)

12.2.3 Cluster-Kopfschmerz und andere trigeminoautonome Kopfschmerzerkrankungen

Definition
Kopfschmerzen, die von autonomen parasympathischen Symptomen im Kopfbereich begleitet werden.
- Vorkommen: gehäuft bei Hypophysentumoren
- **Cave** Stets Hypophysenbildgebung und -funktionstestung durchführen

Cluster-Kopfschmerz
- Erkrankungsalter meist 20–40 Jahre
- Männer 3–4-mal häufiger als Frauen betroffen
- evtl. autosomal dominante Vererbung (5% der Fälle)
- Auslöser:
  - Alkohol
  - Histamin
  - Nitroglyzerin

Pathophysiologie
- wahrscheinlich Aktivierung von Schrittmacherneuronen des posterioren hypothalamischen Grau
- parasympathische autonome Aktivierung (Lakrimation, Rhinorrhö, konjunktivale Injektion)
- ipsilaterale periphere sympathische Dysfunktion (Ptosis)

Klassifikation
- sehr periodisch auftretende Attacken mit mindestens einer der Attacken stets zur selben Stunde des Tages (Tabelle)

12.2 · Primäre Kopfschmerzerkrankungen

IHS-Klassifikation des Cluster-Kopfschmerz		
A		mindestens 5 Attacken, welche die Kriterien B–D erfüllen
B		starke oder sehr starke einseitig orbital, supraorbital und/oder temporal lokalisierte Schmerzattacken, die unbehandelt 15–180 Minuten anhalten
C		begleitend tritt wenigstens 1 der folgenden Charakteristika auf:
	1.	ipsilaterale konjunktivale Injektion und/oder Lakrimation
	2.	ipsilaterale nasale Kongestion und/oder Rhinorrhö
	3.	ipsilaterales Lidödem
	4.	ipsilaterales Schwitzen im Bereich der Stirn oder des Gesichts
	5.	ipsilaterale Miosis und/oder Ptosis
	6.	körperliche Unruhe oder Agitiertheit
D		Attackenfrequenz liegt zwischen 1 Attacke jeden 2. Tag und 8 Attacken/Tag
E		nicht auf eine andere Erkrankung zurückzuführen

- chronischer Clusterkopfschmerz:
  - Attacken >1 Jahr ohne Remissionsphasen oder mit Remissionsphasen <1 Monat

Therapie
- akut:
  - 100% Sauerstoff 10–12 l/min über 15–20 min
  - Sumatriptan s. c.
  - Intranasale Applikation von Sumatriptan, Lidocain
- Prophylaxe:
  - Verapamil
  - Glucocorticoide
  - Lithium
- kein Ansprechen auf Indometachin

Paroxysmale Hemikranie
- Frauen ebenso häufig betroffen wie Männer
- Keine spezifischen Auslöser bekannt
- Schmerz vergleichbar mit Cluster, jedoch kürzere Attackendauer (2–30 min) und höhere Attackenfrequenz (1–40/d)
- Kriterien für chronische Form wie bei Clusterkopfschmerz
- Therapie: ausschließlich prophylaktisch mit Indometachin
- Ansprechen auf Indometachin wird auch zur Diagnosesicherung herangezogen

SUNCT-Syndrom (short-lasting unilateral neuralgiform headache attacks with conjunctival injection and tearing)
- sehr selten
- Frauen in etwa genauso häufig betroffen wie Männer

Klinik
- meist auslösbar durch Hautreiz
- Schmerz vergleichbar mit Cluster, jedoch kürzere Attackendauer (5–240 s) und höhere Attackenfrequenz (3-200/d)
- Differenzialdiagnose zur Trigeminusneuralgie gelegentlich schwierig (hierbei keine autonome Beteiligung und häufig Refraktärperiode nach Triggerung bis zum Schmerzereignis)

Therapie
- Akuttherapie: Lidocain i. v.
- prophylaktische Therapie:
  - Lamotrigin, Gabapentin, Carbamazepin, Topiramat
- kein Ansprechen auf Indomethacin

12.2.4 Andere primäre Kopfschmerzerkrankungen

- primärer stechender Kopfschmerz:
  - vorübergehende und umschriebene schmerzhafte Stiche im Kopf, die bis zu einigen Sekunden dauern
  - treten spontan ohne organische Erkrankung der betreffenden Strukturen oder eines Hirnnervs auf
- primärer Hustenkopfschmerz
- primärer Kopfschmerz bei körperlicher Anstrengung
- primärer Kopfschmerz bei sexueller Aktivität: beginnt in der Regel bei zunehmender sexueller Erregung als dumpfer, bilateraler Schmerz und intensiviert sich schlagartig während des Orgasmus (❶ Cave DD Subarachnoidalblutung)
- primärer schlafgebundener Kopfschmerz
- primärer Donnerschlagkopfschmerz
- Hemicrania continua: anhaltender streng einseitiger Kopfschmerz, der auf Indometacin anspricht
- neu aufgetretener täglicher Kopfschmerz

12.3 Sekundäre Kopfschmerzsyndrome

- <10% der Kopfschmerzerkrankungen
- Häufigkeitsverteilung:
  - systemische Infektion 63%
  - Kopftrauma 4%
  - vaskuläre Störung 1%
  - Subarachnoidalblutung <1%
  - Hirntumor 0,1%

12.3.1 Traumatischer Kopfschmerz

- posttraumatisches Syndrom
  - Schwindel
  - Konzentrationsstörungen
  - Nervosität
  - Persönlichkeitsveränderungen
  - Schlafstörungen
- Beschwerden meist mit Spannungskopfschmerz vergleichbar
- Risikofaktoren für ungünstigen Verlauf:
  - weibliches Geschlecht
  - höheres Alter
  - mechanische Faktoren (rotierte, inklinierte Kopfhaltung bei Trauma)
- kein Zusammenhang zwischen Schwere des Traumas und der Wahrscheinlichkeit des Auftretens der Kopfschmerzen
- akuter postoperativer Schmerz
  - besonders bei Kraniotomie der hinteren Schädelgrube
- chronischer postoperativer Kopfschmerz
  - möglich Genese:
    - meningeale Entzündung
    - Nerveneinklemmung
    - Anheftung der Muskulatur an der Dura

12.3.2 Vaskulär bedingter Kopfschmerz

Ätiologie
- zerebrale Ischämie, insbesondere Infarkte im Stromgebiet der A. basilaris
- Subarachnoidalblutung häufiger als intrazerebrale Blutung mit Kopfschmerz verbunden
- Gefäßfehlbildungen
  - durale AV-Fistel
  - AV-Malformation
  - Aneurysmata
  - kavernöse Angiome
- Gefäßdissektionen (häufig ipsilaterale Kopf- und Halsschmerzen)
  - A. carotis:
    - Horner-Syndrom
    - Tinnitus

Riesenzellarteriitis (Horton-Krankheit)
- Verdacht bei jedem neuen Kopfschmerz sowie rezidivierenden Episoden einer Amaurosis fugax bei Patienten >60 Jahre
- Risiko:
  - Erblindung durch anteriore ischämische Optikusneuropathie
  - zerebrale Ischämien
  - Demenz

Eigene Notizen

Klinik
- geschwollene und schmerzhafte Temporalarterie

Diagnostik
- Labor: massive BSG-/CRP-Erhöhung
- Biopsie: Nachweis einer Riesenzellarteriitis

Therapie
- Hochdosiskortisontherapie (Verschwinden/Besserung der Kopfschmerzen innerhalb von 3 Tagen nach Beginn der Therapie)
- Langzeit-Immunsuppression notwendig

Sinusthrombose
Klinik
- meist diffuser, im Verlauf zunehmender Kopfschmerz ohne spezifische Charakteristika
- >90% zusätzliche Symptome:
    - fokal-neurologisches Defizit
    - Krampfanfall
    - Zeichen der intrakranialen Druckerhöhung
    - subakute Enzephalopathie
    - Sinus-cavernosus-Syndrom

Diagnostik
- MRT+MRA
- CT+CTA
- evtl. konventionelle Angiographie
- Thrombophilie-Screening

Therapie
- Vollheparinisierung (auch bei Stauungsblutung!)
- konsekutive Antikoagulation für mindestens 6 Monate

12.3.3 Kopfschmerzen durch Liquordruckstörungen

Idiopathische intrakraniale Liquordrucksteigerung (Pseudotumor cerebri)
- meist junge übergewichtige Frauen betroffen

Klinik
- diffus lokalisierter konstanter, nicht pulsierender Kopfschmerz
- evtl. Begleitsymptome:
    - Papillenödem
    - vergrößerter blinder Fleck
    - Gesichtsfeldausfall
    - Abduzensparese

Diagnostik
- zerebrale Bildgebung unauffällig
- Liquorstatus unauffällig, erhöhter Eröffnungsdruck >20 cm H_2O

Differenzialdiagnose
- metabolische, toxische, hormonelle Drucksteigerung
- Sinusthrombose

Therapie
- Druckentlastung auf 15–17 cm H_2O durch Ablassen von Liquor

Liquorunterdrucksyndrom
- Ursachen
  - Z. n. Lumbalpunktion
  - Liquorfistel
  - idiopathisch

Klinik
- Kopfschmerz tritt innerhalb von maximal 15 Minuten nach dem Aufstehen auf
- Besserung der Schmerzen nach dem Hinlegen
- mögliche Begleitsymptome:
  - Nackensteifigkeit
  - Tinnitus
  - Hypakusis
  - Photophobie
  - Übelkeit
  - Abducensparese
  - Ausbildung von subduralen Hygromen

Diagnostik
- bei unklarer Ursache Myelographie, Zisternographie mit radioaktiver Substanz

Therapie
- nach Liquorpunktion spontane Besserung innerhalb weniger Tage
- sonst Verschluss eines evtl. vorhandenen Liquorlecks (Blut-Patch oder Operation)

12.3.4 Kopfschmerz durch eine Substanz oder deren Entzug

- Substanzen, die gehäuft Kopfschmerzen auslösen:
  - NO-Donatoren
    - Nitro-Spray
    - ISMN (Isosorbit-Mononitrat)
    - ISDN (Isosorbit-Dinitrat)
    - Molsidomin
  - Phosphodiesterasehemmer
    - Sildenafil
    - Dipyridamol

Eigene Notizen

Eigene Notizen

- Kohlenmonoxid
- Alkohol (verzögerter Kopfschmerz weitaus häufiger als akuter)
- Nahrungsbestandteile
  - Phenylethylamin
  - Tyramin
  - Aspartam
- Drogen
  - Kokain
  - Cannabis
- Histamin
- Entzug von folgenden Substanzen:
- Koffein
- Opiate
- Östrogene
- Kopfschmerzmedikamente (▶ Kap. 12.3.5)

12.3.5 Medikamenteninduzierter Kopfschmerz

- Kopfschmerz an ≥15 d/Monat
- Kopfschmerzen induzierende Medikamenteneinnahme:
  - Ergotamin
  - Triptan
  - Opioid oder Kombinationspräparaten ≥10 d/Monat
  - NSAID ≥15 d/Monat über mindestens 3 Monate

Therapie
- Medikamentenentzug

12.3.6 Andere sekundäre Kopfschmerzerkrankungen

- auslösende Ursachen:
  - Infektionen
    - systemisch
    - intrakranial
  - chronischer postinfektiöser Kopfschmerz
  - Dialyse
  - arterielle Hypertonie
  - Hypothyreose
  - Veränderungen der Halswirbelgelenke
  - akutes Glaukom

Zervikogener Kopfschmerz
- Ursache: pathologische Veränderungen der Halswirbelgelenke als Schmerzursprung mit Projektion in einen oder mehrere Teile des Kopfes und/oder des Gesichts
- anatomische Grundlage: Interaktion deszendierender trigeminaler Fasern mit sensiblen Fasern der oberen Zervikalwurzeln

Diagnostik
- zervikale Bildgebung
- anästhetische Blockade der verantwortlich gemachten zervikalen Strukturen mit konsekutivem Sistieren des Schmerzes, Kontrolle durch Placebo

Therapie
- Physiotherapie
- anästhetische Blockade
- Radiofrequenztherapie
- medikamentöse Therapie meist nur kurzfristig wirksam

Akutes Glaukom
Klinik
- Schmerz im, hinter oder oberhalb des Auges mit
  - konjunktivaler Injektion
  - Hornhauttrübung und/oder Sehstörungen
  - deutlich aufgehärteter Bulbus

Diagnostik
- ophthalmologische Untersuchung mit intraokulärer Druckmessung (meist > 30 mmHg)

Therapie
- Timolol oder Pilocarpin

12.4 Kraniale Neuralgien, zentraler und primärer Gesichtsschmerz und andere Kopfschmerzen

Definition
Vermittlung von Schmerzen im Bereich des Gesichts und Halses über afferente sensible Fasern der Nn. trigeminus, intermedius, glossopharyngeus und vagus

- »klassische« Form:
  - durch eine komprimierende Gefäßschlinge bedingt
  - ggf. bildgebend/operativ nachweisbar
  - Nachweis oder Ausschluss zur Diagnose nicht zwingend erforderlich

12.4.1 Trigeminusneuralgie

- kurze, einseitige, elektrisierende Schmerzattacken im Versorgungsgebiet eines oder mehrerer Äste des N. trigeminus
- Schmerzdauer: Sekundenbruchteil bis zu 2 Minuten
- häufig triggerbar durch

Eigene Notizen

- Berührung
- Zähneputzen
- Sprechen
- Rauchen
- Beginn meist 2./3. Ast, selten initial 1. Trigeminusast
- selten bilaterales Auftreten, ❗ **Cave** Meist zentrale Ursache, z. B. multiple Sklerose

Diagnostik

- klassische Form:
  - unauffälliger neurologischer Untersuchungsbefund
  - meist Refraktärphase zwischen den Attacken
- symptomatische Form:
  - Läsion nachweisbar, die nicht auf einer Gefäßkompression beruht
  - meist keine refraktäre Phase zwischen den Attacken

Therapie

- medikamentös
  - 1. Wahl: Carbamazepin/Oxcarbazepin
  - 2. Wahl: Lamotrigin, Gabapentin, Topiramat
- chirurgisch
  - mikrovaskuläre Dekompression nach Janetta
  - temperaturgesteuerte Koagulation
  - radiochirurgische Behandlung (Gamma-Knife, Linearbeschleuniger)

12.4.2 Glossopharyngeusneuralgie

- kurzer, einseitiger, starker stechender Schmerz, der über das Versorgungsgebiet des N. glossopharyngeus hinausgeht in die Bereiche von
  - Ohr
  - Zungengrund
  - Tonsillen
  - Kieferwinkel
- Schmerzdauer: Sekundenbruchteil bis zu 2 Minuten
- häufig triggerbar durch
  - Schlucken
  - Sprechen
  - Husten

Diagnostik

- klassische/symptomatische Form: siehe ▶ Abschn. 12.4.1

Therapie

- mit Antikonvulsiva
  - Carbamazepin
  - Oxcarbazepin

12.4.3 Nacken-Zungen-Syndrom

- Schmerzen im Bereich von Hinterkopf und oberer Halsregion begleitet von ipsilateralen Missempfindungen der Zunge
- betroffene Nerven:
  - Faserverbindungen zwischen
    - N. lingualis (propriozeptive Fasern der Zunge)
    - N. hypoglossus (motorische Fasern der Zunge)
    - Hinterwurzel C2 (sensible Fasern der Nackenregion)

12.4.4 Kopf- und Gesichtsschmerzen bei akutem Herpes zoster

- Varizella-Zoster-Infektion eines sensiblen Hirnnervs mit Schmerzen und gruppiert auftretenden Effloreszenzen in dessen Versorgungsgebiet
- retrograde Ausbreitung mit konsekutiver Myelitis oder motorischem Hirnnervenbefall möglich

Klinik
- Schmerz kann Effloreszenzen um bis zu 7 Tage vorausgehen
- neuropathischer Schmerzcharakter: brennend, elektrisierend, einschießend
- bei Befall des 1. Trigeminusastes: Zoster opthalmicus
  - Gefahr der Erblindung durch
    - sekundäre Keratitis
    - Uveitis
    - Sekundärglaukom
  - Doppelbilder durch Beteiligung der Nn. oculomotorius, trochlearis und abduzens möglich
- bei Befall des Ggl. geniculi
  - Fazialisparese
  - Hörstörungen
  - Effloreszenzen im äußeren Gehörgang
- Ausbildung einer postherpetischen Neuralgie möglich

Diagnostik
- klinisch
- in Zweifelsfällen Liquoruntersuchung und Virus-PCR

Therapie
- antiviral
- initial Schmerztherapie mit Amitriptylin
- Corticosteroide bieten keinen Schutz vor der Entwicklung einer postherpetischen Neuralgie

12.4.5 Tolosa-Hunt-Syndrom

- sehr seltene, chronische, unspezifische Entzündung im Bereich des Sinus cavernosus

Klinik
- ziehende, bohrende periorbitale Schmerzen
- Augenmuskelparesen

Diagnostik
- Bildgebung mit Orbita-Feinschichtung
- Liquoruntersuchung
- Ausschluss von Erkrankungen aus dem rheumatisch-entzündlichen Formenkreis
- ggf. Biopsie

Therapie
- Corticosteroide: 1 mg/kg KG über 1 Woche, dann ausschleichen
- sehr gutes Ansprechen auf Steroidtherapie, nur selten Rezidive
- ❗**Cave** Nachkontrolle zum Ausschluss einer intrakraniellen Raumforderung oder eines Aneurysmas erforderlich

12.4.6 Glossodynie

- besonders Frauen nach der Menopause betroffen
- sekundär
    - medikamentös bedingte Mundtrockenheit (u. a. Psychopharmaka, Parasympatholytika, Antihistaminika, Diuretika, Betablocker)
    - Autoimmunerkrankungen/rheumatische Systemerkrankungen
    - Folge von Strahlentherapie im Kopfbereich
    - Stoffwechselerkrankungen
        - Diabetes mellitus
        - Vitamin-B_{12}-Mangel
        - Urämie
        - Eisenmangel

Klinik
- brennende Schmerzen der Zunge und der Mundschleimhaut
- ggf. verbunden mit Mundtrockenheit
- Geschmacksstörungen
- Durst
- häufig begleitend depressive Verstimmung und Angststörungen
- Mundschleimhautinfektionen

Therapie
- Behandlung der Grunderkrankung
- medikamentös
    - evtl. trizyklische Antidepressiva (❗**Cave** Zunahme Mundtrockenheit)
    - Pregabalin
- Psychotherapie

Tag 4 – Hirnnerven und Störungen des peripheren Nervensystems

13 Hirnnervensyndrome

A. Juzek

13.1 Geruchssinnstörungen (N. I) – 182

13.2 Sehstörungen (N. II) – 183

13.3 Störungen der Augenmotorik (N. III, N. IV, N. VI) – 186
13.3.1 N. oculomotorius-Parese (Parese des N. III) – 186
13.3.2 N. trochlearis-Parese (Parse des N. IV) – 188
13.3.3 N. abducens-Parese (Parese des N. VI) – 188

13.4 Pupillenstörungen – 189

13.5 Trigeminusstörungen (N. V) – 190

13.6 N. fazialis-Parese (Parese des N. VII) – 192
13.6.1 Spasmus hemifacialis – 195
13.6.2 Faziale Myokymie – 195

13.7 Störungen des N. vestibulocochlearis (N. VIII) – 196

13.8 Störungen des N. glossopharyngeus (N. IX) und N. vagus (N. X) – 198

13.9 N. accessorius-Parese (Parese des N. XI) – 199

13.10 N. hypoglossus-Parese (Parese des N. XII) – 200

13.1 Geruchssinnstörungen (N. I)

- quantitative Geruchsstörungen
  - Hyp-/Anosmie: verminderte (subjektiv meist nicht bemerkte)/fehlende (einseitig meist ebenfalls nicht bemerkte) Geruchsempfindung
- qualitative Geruchsstörungen
  - Parosmie: Verkennen wahrgenommener Gerüche (z. B. Kakosmie: Fäkalgeruch)

Ursache/Differenzialdiagnose

- traumatisch (am häufigsten)
  - Abriss Fila olfactoria
  - Contusio Bulbus olfactorius
- entzündlich
  - Rhinitis
  - virale Infektionen (nach »Virusgrippe« als Restsymptom)
  - basale Meningitiden
- toxisch
  - Äthanol
  - Amphetamine
  - Kokain
  - Aminoglykoside
  - Tetracyclin
  - Rauchen
- metabolisch
  - Diabetes mellitus
- Tumor
  - Olfactoriusmeningeom
  - nach Radiatio
- Epilepsie:
  - Temporallappenläsionen (z. B. Uncinatusanfall mit Anosmie und Geruchshalluzination)
- sonstige:
  - Schizophrenie (olfaktorische Halluzinationen)
  - Morbus Paget
  - kongenital (Kallmann-Syndrom mit Aplasie des Bulbus olfactorius)
  - Morbus Parkinson (auch als früh- oder sogar präsymptomatisches Symptom)
  - Morbus Alzheimer

Klinik

- einseitige Läsionen werden häufig nicht wahrgenommen
- **Cave** Patienten klagen häufig über Geschmacks- (Ageusie) statt Riechstörung, meist besteht bereits Anosmie

Diagnostik
- Geruchsprobe: bei geschlossenen Augen getrennt für jede Seite mit:
  - Aromastoffen (z. B. Kaffee, Vanille, Zimt)
  - Trigeminusreizstoffen (z. B. Ammoniak, Essigsäure), »Sniffin Sticks«
- **Cave** Bei echter Anosmie werden Reizstoffe erkannt, Aromastoffe nicht; werden beide nicht erkannt, liegt entweder eine Läsion der Nasenschleimhaut oder eine psychogene Störung vor, oder eine Simulation
- ggf. weiterführende Diagnostik:
  - HNO-Vorstellung
  - bildgebende Verfahren (Röntgen/CCT/CMRT)
  - EEG

Therapie
- Behandlung der Grundkrankheit

13.2 Sehstörungen (N. II)

Ursache/Differenzialdiagnose
Schädigung der Papille/Retina
- Zentralarterienverschluss: akuter, plötzlicher Beginn als komplette oder sektorförmige Amaurosis durch:
  - Thrombembolien (Carotisstenose, kardial)
  - hämodynamisch (Carotisdissektion, Vaskulitis, Vasospasmus)
- Zentralvenenverschluss: rascher jedoch nicht abrupter Visusverlust
  - mit Bulbusschmerzen
  - funduskopisch: hämorrhagische Retinopathie mit gestauten Venen
- Papillitis: meist subakute Visusminderung
  - mit Zentralskotom und retrobulbären Schmerzen v. a. bei Bulbusbewegungen
  - funduskopisch: Papillenödem
- Stauungspapille: schleichende Visusminderung mit zunehmendem Zentralskotom durch
  - Raumforderungen wie
    - Tumore (Optikusgliome, andere Hirntumore)
    - Blutung
    - Aneurysmata
    - Abszess
    - Meningitis
    - Enzephalitis
    - Sinusvenenthrombose
  - Traumata
    - direkt (Messerstich)
    - indirekt (Druck durch Hämatom)
  - metabolisch
    - Schwangerschaft
    - Thyreotoxikose

- Urämie
- Eisenmangelanämie
- Pseudotumor cerebri
- ❶ **Cave** Die Drusenpapille (kongenitale Einlagerung von hyalinen Substanzen) imponiert funduskopisch wie eine Stauungspapille, zeigt klinisch aber keine oder leichte Gesichtsfelddefekte
- maligne Hypertonie mit Retinopathie
    - funduskopisch:
        - Papillenödem
        - Kupferdrahtarterien
        - Cotton-wool-Herde
        - streifige Blutungen

Schädigung des N. opticus
- Retrobulbärneuritis
    - funduskopisch: normaler Papillenbefund (»Patient und Arzt sehen nichts«)
    - typisch bei multipler Sklerose
    - auch idiopathisch
    - Neuroborreliose
    - Neurolues
    - Lupus erythematodes
    - Sarkoidose
    - Tuberkulose
    - Malignomen
    - Vaskulitiden
- Raumforderungen (siehe Stauungspapille)
- traumatisch (z. B. druckbedingt durch Knochenfragmente, Hämatom)
- im Rahmen einer Arteriitis temporalis
- toxisch
    - Methylalkohol
    - Ethambutol
    - Digitalis
- metabolisch
    - Diabetes mellitus
    - Urämie
- sonstige:
    - anteriore ischämische Optikusneuropathie (AION)
    - Pseudotumor orbitae
    - hereditäre Optikusatrophie

Schädigung des Chiasma: heteronyme Hemianopsie (»Scheuklappen-Blindheit«)
- Tumore (Hypophysentumore, Kraniopharyngeom, Meningeom)
- nach Radiatio
- Hypophyseninfarkt, -entzündung

Schädigung des Tractus opticus/Sehstrahlung (homonyme Hemi-/Quadrantenanopsie)
- Tumoren
- Hirninfarkte/-blutungen
- Entzündungen (z. B. basale Meningitis)

Schädigung der Sehrinde (homonyme Hemianopsie)
- Posteriorinfarkt (beidseitig: kortikale Blindheit)
- Basilariskopfsyndrom (Thrombembolie der Basilarisaufgabelung)

Klinik
- Visus- und Gesichtsfeld(teil-)defekte, ❗ Cave Können vom Patienten häufig nicht konkret beschrieben werden:
- Läsionen führen abhängig von Lokalisation zu unterschiedlichen Visus- und Gesichtsfeldstörungen

Diagnostik
- detaillierte Anamnese und Untersuchung durchführen!
- nichtneurologische Ursachen bedenken (Refraktionsanomalien, Katarakt)
- ❗ Cave Refraktionsanomalien ausgleichen (Brillenträger?); Mydriatikum erst nach der Pupillentestung!
- **Visusprüfung**
  - halb-quantitativ
    - orientierend durch Lesen von Schlagzeilen
    - Fingerzählen
    - Hell/Dunkel- und Farbwahrnehmung
  - quantitativ
    - Leseprobentafeln (Zahlen, Buchstaben, Landolt-Ringe, Snellen-Haken, Bilder)
- **Gesichtsfeldprüfung**
  - monokulär und binokulär
  - Prüfung der 4 Gesichtsfeld-Quadranten mit seitlichen Fingerbewegungen, einzeln und simultan (Extinktion, Neglect)
- **Inspektion des Augenhintergrunds mit Ophthalmoskop (Fundoskopie)**
  - Beurteilung von Papillenrandschärfe und -prominenz (Angabe in Dioptrien)
  - Beurteilung der peripapillären Gefäße
  - Einblutungen
- **Pupillenreaktion**
  - direkte und indirekte Lichtreaktion
  - Konvergenz
  - Akkommodation
- **weitere Diagnostik**
  - Doppler- und Duplexsonographie (Gefäßstenosen? Verschlüsse?)
  - EEG (Herdbefund bei Ischämie oder Druckläsion durch Tumor)

Eigene Notizen

- VEP (visuell evozierte Potenziale) (subklinische, axonale/demyelinisierende Optikusläsion?)
- CCT/CMRT (Frakturen, Tumoren, Entzündungen)
- zerebrale Angiographie (bei V. a. Aneurysmata)

Therapie
- je nach Grunderkrankung
    - bei frischem Zentralarterienverschluss: lokale Lyse mit rtPA
    - bei Carotisstenose: Thrombendarteriektomie
    - bei Vorhofflimmern: Antikoagulation

13.3 Störungen der Augenmotorik (N. III, N. IV, N. VI)

13.3.1 N. oculomotorius-Parese (Parese des N. III)

- 1/3 aller Augenmuskellähmungen

Ursache/Differenzialdiagnose
- Aneurysmen (30%)
    - meist supraklinoidale Carotis-Aneurysmen
- andere vaskuläre Ursachen (15–20%)
    - Hirnstamminfarkt
    - Diabetes mellitus
    - Sinus-cavernosus-Thrombose und -Fistel
    - Vaskulitis
    - Subarachnoidalblutung
- Neoplasien (15%)
    - Hypophysentumor
    - Meningeom
    - Nasopharynxkarzinom
    - Metastasen
    - paraneoplastisch (Lambert-Eaton-Syndrom)
- traumatisch
    - Schädelbasisfraktur
    - traumatischer Abriss
- entzündlich
    - bakteriell (Meningitis, Lues, Diphterie, Sinusitis)
    - viral (Herpes zoster)
    - Guillaine-Barré-Syndrom
    - Miller-Fisher-Syndrom
    - multiple Sklerose
    - Tolosa-Hunt-Syndrom (granulomatöse Erkrankung des Sinus cavernosus)
- ophthalmoplegische Migräne
- Myasthenia gravis

- muskulär
  - dysthyreote okuläre Myopathie
  - myotone Dystrophie
  - okuläre Myositis
- sonstige
  - Wernicke-Enzephalopathie
  - Pseudotumor cerebri

Klinik
- Ophthalmoplegia interna (Ausfall der inneren Augenmuskeln):
  - absolute Pupillenstarre (Mydriasis) bei freier Beweglichkeit des Bulbus
  - Akkomodationsstörung (parasympathische Fasern verlaufen außen am Nerv, bei Kompression vulnerabler)
- Ophthalmoplegia externa (Ausfall der äußeren Augenmuskeln):
  - eingeschränkte Bulbusmotilität (Muskeln meist nicht komplett betroffen)
  - Pupillomotorik intakt
- komplette (interne + externe) Ophthalmoplegie:
  - paretischer, fixierter Bulbus steht nach außen unten
  - Ptosis (Lähmung M. levator palpebrae)
  - Mydriasis
  - Pupille lichtstarr
  - keine Akkommodation

Diagnostik
- **Lidspalten:**
  - Exophthalmus
  - Ptose
- **Bulbusstellung:**
  - Spontanstellung
  - Strabismus
  - konjugierte/nicht konjungierte Abweichung
  - symmetrischer Lichtreflex
  - Hinweis: Bei angeborenem Schielen keine Zunahme der Fehlstellung, meist keine Doppelbilder
  - Cover-Test: bei Fixation ein Auge abdecken, wenn anderes eine Einstellbewegung macht, besteht manifestes Schielen
- **Blickfolgebewegung:**
  - horizontal
  - vertikal
  - schräg bis zur Extremstellung (Auftreten von Doppelbildern bei Blick in die Zugrichtung des paretischen Muskels)
- **Nystagmus:**
  - spontan
  - bei Folgebewegung
  - Endstellnystagmus

- **Pupillenreaktion:**
    - direkte und indirekte Lichtreaktion
    - Konvergenz
    - Akkommodation
- kompensatorische Kopfhaltung
- **weiterführende Diagnostik:**
    - augenärztliche Vorstellung/Orthoptik
    - Doppler-/Duplexsonographien
    - CCT/CMRT
    - Liquordiagnostik
    - zerebrale Angiographie

Therapie

- Behandlung der Grunderkrankung (häufig Erholung innerhalb von mehreren Monaten)
- bei Persistenz Einbau von Prismen in Brillengläser
- ggf. operative Korrektur

13.3.2 N. trochlearis-Parese (Parse des N. IV)

Ursache/Differenzialdiagnose
- traumatisch (30–60%)
- weiteres siehe N. oculomotorius

Klinik
- Bulbusabweichung nach oben und etwas nach innen
- schräge Doppelbilder
- kompensatorische Kopfhaltung:
    - Kinnsenkung
    - Kopfneigung und -drehung zur gesunden Seite
- ❗ **Cave** Bei Myokymie des M. obliquus superior ähnliche Symptomatik möglich mit Episoden von Doppelbildern und Nystagmus

Diagnostik
- Bielschowsky-Phänomen (verstärkt Abweichung):
    - Bei Fixierung mit gesundem Auge und Kopfneigung zur paretischen Seite
    - Abweichung des paretischen Auge nach innen oben
- siehe ▶ Abschn. 13.3.1 N. oculomotorius

13.3.3 N. abducens-Parese (Parese des N. VI)

- häufigste Augenmuskelparese (40–50%)

Ursache/Differenzialdiagnose
- isoliertes Auftreten mit unklarer Ätiologie (80%)
- kongenitale Syndrome ohne Doppelbilder (z. B. Moebius Syndrom: beidseitige Abducens- und Fazialisparese)
- Hinweis: nach Lumbalpunktion passagere Parese möglich
- weiteres siehe ▶ Abschn. 13.3.1 N. oculomotorius

Klinik
- Bulbusabweichung des betroffenen Auges nach nasal
- Zunahme der horizontalen Doppelbilder beim Blick in Zugrichtung des betroffenen Muskels
- Kopfdrehung zur Seite der Parese

Diagnostik
- siehe ▶ Abschn. 13.3.1 N. oculomotorius

13.4 Pupillenstörungen

Ursache/Differenzialdiagnose
Mydriasis
- Okulomotoriusparese
  - Ophthalmoplegia interna
  - tentorielle Einklemmung
- Pupillotonie (fehlende/abgeschwächte Lichtreaktion bei intakter Nahreaktion, meist benigne)
  - Adie-Syndrom (idiopathische Schädigung des Ganglion ciliare)
  - Ganglionitis ciliaris
- Glaukomanfall
  - Symptome:
    - lichtstarre Pupille
    - steinharter Bulbus
    - konjunktivale Injektion
    - Kopf- und Bulbusschmerz
- Mittelhirnläsion durch
  - Ischämie
  - Tumor
  - Blutung
- medikamentös
  - Kokain
  - Amphetamine
  - Atropin
  - trizyklische Antidepressiva
- myasthene Krise
- Botulismus
  - Symptome:
    - innere und äußere Ophthalmoplegie
    - Akkomodationsschwäche
    - weitere Paresen

Miosis

- medikamentös
    - Alpha-Rezeptorblocker
    - Opiaten
    - Narkotika
    - Barbiturate
- Horner-Syndrom
    - Symptome:
        - Miosis
        - Ptosis
        - Enophthalmus (zentral, peripher präganglionär und postganglionär abhängig von Läsionsort)
- primäre Ponsläsion
    - Symptome:
        - häufig Anisokorie
        - abgeschwächte Lichtreaktion
        - evtl. horizontale Blickparese
- Argyll-Robertson-Pupille
    - bei zerebraler Lues beidseits häufig asymmetrische Miosis
    - fehlende Lichtreaktion bei jedoch intakter Akkommodation

Klinik

- Läsion der Afferenz:
    - bei Belichtung der pathologischen Seite kein Lichtreflex ipsi- und kontralateral
    - bei Belichtung des kontralateralen Auges Lichtreflex bds. regelrecht
- Läsion der Efferenz:
    - Mydriasis und fehlender Lichtreflex der pathologischen Seite
    - meist erhaltener Akkommodation
- Hinweis: Anisokorie ist das Leitsymptom der efferenten Pupillenstörung

Diagnostik

- Pupillometrie: Quantifizierung von Pupillendurchmesser bzw. -fläche
    - im Dunkeln
    - nach standardisierten Lichtstimuli
- pharmakologische Provokation: Applikation von Lösungen auf die Cornea (z. B. Kokain, Pilocarpin, etc.)

13.5 Trigeminusstörungen (N. V)

Ursache/Differenzialdiagnose
Periphere Läsion

- Schädelfraktur
- entzündlich
    - Meningitis
    - Sinusitis
    - multiple Sklerose

13.5 · Trigeminusstörungen (N. V)

- Tumoren
    - N. V-/VIII-Neurinome
    - Malignome im Rachenbereich
    - Meningiosis carcinomatosa
- Aneurysmen
- Prozesse im Sinus cavernosus (z. B. Tolosa-Hunt-Syndrom)
- Polyneuropathien (Polyneuritis cranialis, Mitbeteiligung bei GBS, CIDP, Lues, seltener bei Diabetes mellitus, Amyloidose)
- Kollagenosen
- Sarkoidose
- Zahnerkrankungen (Läsion des N. maxillaris)

Zentrale Läsion
- vaskuläre Prozesse (z. B. Wallenberg-Syndrom)
- Tumor (Hirnstammgliom)
- entzündlich: Enzephalitis, multiple Sklerose, Lues, Amyloidose, Sarkoidose
- Syringobulbie
- basiläre Impression

Klinik
- motorischer Ausfall
    - nukleär/peripher:
        - schlaffe Lähmung mit Abweichung des Unterkiefers bei Mundöffnung zur gelähmten Seite
        - Gesichtsasymmetrie durch Muskelatrophie
        - Ausfall des Masseterreflexes
    - supranukleär: keine Kaumuskelstörung aufgrund doppelseitiger Versorgung der Kerngebiete
- **sensibler Ausfall**
    - Schädigung distal des Ganglion Gasseri: Ausfälle im Versorgungsgebiet eines Astes
    - Läsion des Ganglion (oder proximal davon): Sensibilitätsstörung einer Gesichtshälfte
    - Läsion im Hirnstamm: Sensibilitätsstörung entsprechend der zwiebelschalenförmigen Sölder-Linien
    - Trigeminusneuralgie (idiopathisch, symptomatisch z. B. Zosterneuralgie)

Diagnostik
- Sensibilität (Sensibilitätsstörung des V1 kann durch pathologischen Cornealreflex objektiviert werden)
- Druckdolenz der Nervenaustrittspunkte
- Motorik
    - Zähne zusammenbeißen lassen, palpieren
    - Kraft prüfen
    - Beobachtung der Symmetrie bei langsamen Kieferöffnen

- Reflexe:
  - Kornealreflex
  - Masseterreflex
  - Orbicularis-oculi-Reflex
- Geschmacksprüfung: seitengetrennt am Zungenrand
- Temperaturprüfung: Dissoziation (Hinweis für zentrale Läsion des Tractus/Ncl. spinalis)
- weiterführende Diagnostik:
  - Elektrophysiologie
    - Trigeminus-SEP
    - EMG
    - Hirnstammreflexe: Blinkreflex, Masseterreflex
  - CCT
  - CMRT/MRA
  - HNO (Otoskopie)
  - ggf. zahnärztliche Untersuchung

Therapie
- Behandlung der Grunderkrankung

13.6 N. fazialis-Parese (Parese des N. VII)

- häufigste Hirnnervenparese

Ursache/Differenzialdiagnose
Idiopathisch (Bell-Lähmung)
- häufigste Ursache der Fazialisparese (>80%)
- disponierende Faktoren:
  - vorausgegangener grippaler Infekt
  - Zugluft
  - Diabetes mellitus
  - Schwangerschaft
- ❶ Cave Eine simultan auftretende bilaterale Gesichtslähmung schließt eine idiopathische Genese aus

Symptomatisch
- entzündlich
  - Neuroborreliose: 50% der Patienten entwickeln bilaterale Paresen; elektrophysiologisch oft subklinische Schädigung der Gegenseite
  - Polyneuritiden
    - Polyradikulitis cranialis
    - Guillain-Barré-Syndrom
    - Miller-Fisher-Syndrom: fast immer pathologische Fazialisneurographie der Gegenseite
- Zoster oticus (Herpesbläschen im äußeren Gehörgang)
- Sarkoidose/Heerfordt-Syndrom (Gesichtsschwellung mit Parotitis, Uveitis, oft bilaterale Fazialisparese)
  - multiple Sklerose (Hirnstammherde)

13.6 · N.-fazialis-Parese (Parese des N. VII)

- sonstige
  - basale Meningitis (Bakterien, Viren, Pilze)
  - Otitiden (akut, chronisch, Morbus Wegener)
  - Parotitis
  - Mastoiditis
  - Lues
  - HIV
  - Diphtherie
  - Poliomyelitis
  - Zytomgegalie
  - Epstein-Barr
  - Lepra
- traumatisch
  - Geburtslähmung (meist bei Zangengeburten)
  - Felsenbeinfraktur (20% der Längsfrakturen, 50% bei Querfrakturen)
- neoplastisch
  - Kleinhirnbrückenwinkel-Tumoren (meist Akustikusneurinome, selten Meningeome oder Lipome)
  - Parotistumoren
  - Cholesteatom
  - Ponsgliom
  - Glomus jugulare-Tumor
  - Meningeosis carcinomatosa
- toxisch/medikamentös (z. B. Ciclosporin A)
- degenerativ
  - ALS
  - Bulbärparalyse
  - Muskeldystrophien
- kongenital
  - Moebius-Syndrom
  - Osteopetrose (hereditäre Obliteration der Neuroforamina)
  - familiär
- sonstige
  - iatrogen (Kiefer- und HNO-Eingriffe)
  - diabetische Mononeuropathie
  - Melkersson-Rosenthal-Syndrom

Klinik

- **zentral**
  - Stirnrunzeln intakt und Augenschluss komplett, da die supranukläre Versorgung des Stirnastes bihemisphärisch ist
  - tritt praktisch nie isoliert auf
- **peripher**
  - hängender Mundwinkel
  - Ausfall/Schwäche des Stirnastes mit
    - Lidschlussschwäche (Lagophthalmus), Bell-Phänomen (bei Augenschluss Drehung des Bulbus mit sichtbarer Sklera) und »signe des cils« (Wimpern auf paretischer Seite deutlicher sichtbar)

- verstrichener Nasolabialfalte
- Platysma paretisch
- Zusatzsymptome abhängig von Läsionshöhe und Mitbeteiligung der verschieden Äste
    - idiopathisch: immer einseitig
        - prodromal retroaurikuläre Schmerzen (50%)
        - Geschmacksstörung in vorderen 2/3 der Zunge (35%)
        - Hyperakusis (10%)
        - komplette Parese (30–50%)
        - gelegentlich Angabe sensibler Störungen im Gesicht als Folge einer veränderten Muskelinnervation und in der Regel kein Zeichen einer Trigeminusbeteiligung
    - nukleär: im Kerngebiet der Brücke gelegene Läsionen zeigen meist zusätzlich eine Abduzensparese und evtl. gekreuzte Hemiparese (Foville-Syndrom, Millard-Gubler-Syndrom)
- **Spätsymptome**
    - Synkinesien: bei Regeneration axonale Fehleinsprossung in falsche Zielmuskeln:
        - pathologische Mitbewegungen der Mundwinkel beim Stirnrunzeln (motorisch)
        - Tränen und Schwitzen beim Essen (vegetativ)

Diagnostik

- Inspektion (Asymmetrie/Bläschen)
- Funktion mimische Muskulatur
- Geschmacks- und Gehörprüfung
- Otoskopie: Zoster oticus
- evtl. Schirmer-Test
- weiterführende Diagnostik:
    - CCT mit Knochenfenster/CMRT
    - Elektrophysiologie (Neurographie und EMG)
    - Borrelienserologie
    - Liquordiagnostik
    - HNO-ärztliche Vorstellung

Therapie

- medikamentös:
    - Prednisolon: 2×25 mg/d p. o. für 10 d
    - bei V. a. Zoster oticus: Aciclovir 3–5 mg/kg KG i. v. für 5–7 d
- Prophylaxe von Hornhautulzerationen:
    - Augensalbe
    - Silikon-Augenklappe
    - Uhrglasverband zur Nacht
- bei ausgeprägtem Lagophthalmus ggf. Tarsoraphie
- Krankengymnastik der mimischen Muskulatur

13.6 N.-fazialis-Parese (Parese des N. VII)

13.6.1 Spasmus hemifacialis

Definition
Unwillkürlich einschießende Zuckungen der fazialisversorgten Muskulatur einer Gesichtshälfte

- Beginn fast immer am Auge (DD einseitig beginnender Blepharospasmus)
- Ursache:
    - mikrovaskuläre Nervenkompression (90%): am häufigsten A. cerebelli posterior/anterior inferior
    - AV-Malformationen
    - Aneurysmata
    - Arachnoidalzysten
    - Tumore (Akustikusneurinom)
    - selten multiple Sklerose

Diagnostik
- EMG
- CMRT

Therapie
- 1. Wahl: Botulinum-Toxin (Erfolg in 80%)
- Antikonvulsiva (z. B. Carbamazepin 600–1200 mg/d)
- vaskuläre Dekompression (Jannetta-Operation)

13.6.2 Faziale Myokymie

Definition
Wogende, wurmartige Bewegungen einer Gesichtshälfte, im Schlaf persistierend

- Vorkommen bei
    - multipler Sklerose
    - Hirnstammtumoren
    - Polyradiculitis cranialis
    - Cholesteatom

Diagnostik
- EMG
- CMRT

Therapie
- meist keine Therapie erforderlich
- evtl. Versuch mit Carbamazepin

13.7 Störungen des N. vestibulocochlearis (N. VIII)

Ursache/Differenzialdiagnose
Hörstörungen
- **Leitungsschwerhörigkeit:** Prozesse des äußeren Gehörgangs und des Mittelohrs
- **Schallempfindungsstörungen:** Prozesse des Innenohrs, N. cochlearis, zentral
  - entzündlich
    - Virusinfektion (Mumps, Varicella-Zoster-Virus)
    - basale Meningitis
    - Lues
    - multiple Sklerose
  - vaskulär
    - Ischämie der A. labyrinthi
    - Cogan-Syndrom (Vaskulitis mit Infarkten, Krampfanfällen, Neuropathie, progredienter Gehörstörung)
  - Trauma
    - Baro-, Schädeltrauma
    - Pyramidenquerfraktur
  - Tumoren
    - Akustikusneurinom
    - Glomus-jugulare-Tumor
  - hereditär:
    - Morbus Refsum
    - Morbus Niemann-Pick
    - Friedreich Ataxie
    - Ostitis deformans Paget
  - toxisch (Aminoglykoside, Benzol, Furosemid)

Schwindel
- **unsystematischer Schwindel:**
  - Orthostase
  - Herzrhythmusstörungen
  - Hypoglykämie
  - Polyneuropathie
- **systematischer Schwindel** (Dreh-, Schwank- und Liftschwindel)
  - benigner paroxysmaler Lagerungsschwindel (häufigste Ursache): Canalolithiasis der Bogengänge (v. a. hinterer): kurzanhaltender lageabhängiger Drehschwindel mit Übelkeit/Erbrechen, Nystagmus zum unten liegenden, betroffenen Ohr
  - akuter Vestibularisausfall: Neuropathia vestibularis (zweit häufigste Ursache)/Apoplexia labyrinthi): akuter Drehschwindel mit Übelkeit/Erbrechen über Tag, Spontannystagmus zum gesunden Ohr, Fallneigung zur kranken Seite
  - vestibuläre/basiläre Migräne (häufigste Ursache rezidivierender Schwindelepisoden): Drehschwindel, Gleichgewichtsstörungen (bei Basilarismigräne zusätzlich Sehstörungen, Ataxie, Dysarthrie)

13.7 · Störungen des N. vestibulocochlearis (N. VIII)

- Morbus Menière: Labyrinthhydrops mit langen Drehschwindelattacken, Tinnitus, Hypakusis
- Kleinhirninfarkt: Schwindel, Ataxie, Blickrichtungsnystagmus
- Vestibularisparoxysmie: mikrovaskuläre, hirnstammnahe Kompression des N. vestibularis (meist A. cerebelli inferior anterior). Schwindelattacken z. T. auslösbar, ggf. einseitige Hörminderung und Tinnitus
- sonstige:
  - multiple Sklerose
  - Akustikusneurinom
  - vestibuläre epileptische Anfallsauren
  - phobischer Schwankschwindel

Diagnostik
Kochleärer Anteil
- orientierende Hörprüfung (Fingerreiben, Flüstern, Uhrticken)
- Weber-Versuch: biauraler Vergleich der Knochenleitung (Stimmgabel auf Schädelmitte, deutliche Lateralisierung ist pathologisch)
  - Mittelohrschädigung: im schlechter hörenden Ohr lauter wahrgenommen (Weber negativ)
  - Innenohrschädigung: im schlechter hörenden Ohr leiser wahrgenommen (Weber positiv)
- Rinne-Versuch: Vergleich von Luft- und Knochenleitung eines Ohres (Stimmgabel auf Mastoid bis der Ton abgeklungen ist, danach vor das Ohr)
  - Normalhörigkeit und Innenohrschädigung: der Ton wird über die (bessere) Luftleitung noch ca. 30 s gehört (Rinne positiv)
  - Mittelohrschädigung: der Ton wird vor dem Ohr kürzer/nicht mehr gehört (Rinne negativ; Knochenleitung besser als Luftleitung)

Vestibulärer Anteil
- klinisch-neurologische Routineuntersuchung:
  - Erfassung von Augenmotilität mit Blickstabilisierung
  - Nystagmen (Frenzel-Brille)
  - Erfassung der Gleichgewichtsregulation
  - Koordinationsprüfung (Romberg-Versuch, Unterberger-Tretversuch, Barany-Zeigeversuch)

Zusatzdiagnostik
- HNO-Untersuchung mit Tonaudiogramm
- Elektrophysiologie: akustisch evozierte Hirnstammpotentiale
- Lagerungsprobe zum Nachweis eines BPLS/Halmagyi-Test
- Elektronystagmogramm mit kalorischer Messung
- Dopplersonographie: Nachweis von Stenosen im vertebrobasilären Stromgebiet
- CCT/MRT Schädel/Hirnstamm

Eigene Notizen

Therapie
- Abhängig von Ursache:
  - bei Infektionen antibakterielle/virusstatische Behandlung
  - bei Akustikusneurinom OP
  - bei Gefäßfehlbildung oder Fistel radiologisch-interventionell

13.8 Störungen des N. glossopharyngeus (N. IX) und N. vagus (N. X)

- isolierte Läsion selten, meist kombiniert

Ursache/Differenzialdiagnose
- Schädelbasisfraktur
- Sinus-sigmoideus-Thrombose
- Tumore der hinteren Schädelgrube (Akustikus-, Glossopharyngeus-Neurinom, Meningeome, Angiome, Metastasen)
- Aneurysmen der A. vertebralis und basilaris
- entzündlich
  - basale Meningitis
  - Sarkoidose
- Neuropathien (Guillain-Barré-Syndrom, Polyneuritis cranialis, Diphtherie, Lues)
- Bulbärparalyse (Schädigung der basalen motorischen Hirnnervenkerne)
- iatrogen
  - Carotis-Operation
  - Neck dissection
  - Tonsillektomie
- toxisch (Alkohol, Blei, Arsen)
- sonstige
  - Hirnstamminfarkte/-blutungen
  - Pons- oder Medulla-Läsionen
  - multiple Sklerose
  - Poliomyelitis
  - Syringobulbie
- isolierte Läsion des N. vagus
  - periphere Schädigungen am Hals, Kehlkopf, Mediastinum durch:
    - Tumor
    - Trauma
    - iatrogen (Intubation, Laryngoskopie)
    - Operationen (Schilddrüse)
    - Aortenaneurysma

Klinik
- bei Störungen des N. IX:
  - Geschmacksstörung
  - Anästhesie/Analgesie oberer Pharynx

- abgeschwächter Würge- und Gaumenreflex
- leichte Dysphagie
- Speichelsekretionsstörung der Parotis
- Hinweis: aufgrund vielfältiger Innervation meist keine Gaumensegelparese
- bei Störungen des N. X:
  - ipsilaterale Gaumensegelparese mit Kulissenphänomen
  - Kehlkopfsymptome abhängig von Schädigungsort
  - näselnde, heisere Sprache
  - Dysphagie
  - kardiale Arrhythmien
  - bei beidseitiger Störung: Dys- bzw. Aphonie

Diagnostik
- Inspektion von Gaumensegel und Rachenhinterwand im entspannten Zustand und bei Innervation, Phoniation (»A«):
  - evtl. Verschiebung der Rachenhinterwand zur gesunden Seite (Kulissenphänomen)
  - fehlende Hebung des Gaumensegels auf der paretischen Seite
- Prüfung der Sensibilität des Gaumens und der Rachenhinterwand (Würgereflex, Heiserkeit, erschwertes Husten/Schlucken)
- Geschmacksempfindung des hinteren Zungendrittels und des Gaumens
- bei Störungen des N. vagus:
  - zusätzlich Kipptischuntersuchung
  - Valsalva-Manöver
  - Herzfrequenzanalyse
- weiterführende Diagnostik:
  - HNO-Vorstellung
  - CCT/CMRT
  - Virusserologie
  - Liquoruntersuchung
  - ggf. internistische Vorstellung

Therapie
- Behandlung der Grunderkrankung
- bei Sprechstörung: Stimmschulung,
- ggf. Tracheotomie
- Schlucktraining

13.9 N. accessorius-Parese (Parese des N. XI)

Ursachen/Differenzialdiagnose
- extrakraniell
  - Läsionen im lateralen Halsdreieck (am häufigsten)
  - Halstrauma
  - Operation
  - Radiatio

- intrakraniell/Schädelbasis
  - Neurinom
  - basale Meningitis
  - Aneurysmen
  - Fraktur
- intramedullär
- Syringomyelie
- ALS
- Poliomyelitis

Klinik
- **M. sternocleidomastoideus:**
  - eingeschränkte Kopfdrehung (vor allem im Liegen)
  - Schulterschmerzen/-missempfindungen
  - Bewegungseinschränkung
- **M. trapezius:**
  - Ausfall des oberen Muskelanteils (mittlerer und unterer Anteil von C3/4 innerviert):
    - Schultertiefstand
    - Schaukelstellung der Scapula
    - Schulter- und Armelevation sowie Außenrotation erschwert

Diagnostik
- M. trapezius: Hochziehen beider Schultern gegen Widerstand
- M. sternocleidomastoideus: Kopfdrehung zur Gegenseite gegen Widerstand, Palpation
- weiterführende Diagnostik
  - EMG
  - kraniales/zervikales CT/MRT

Therapie
- Krankengymnastik
- Neurolyse
- Rekonstruktion bei iatrogenen Läsionen

13.10 N. hypoglossus-Parese (Parese des N. XII)

Ursache/Differenzialdiagnose
- nukleär:
  - progressive Bulbärparalyse
  - Syringobulbie
  - Poliomyelitis
  - vaskulär (Infarkte)
  - Tumor (Gliome)
- peripher:
  - Schädelbasisfraktur
  - Aneurysma (A. carotis)
  - Carotis-OP

13.10 · N.-hypoglossus-Parese (Parese des N. XII)

- Tumor (Klivuschordome, Neurinome, Meningiosis, Metastasen)
- basale Meningitis
- Sarkoidose
- toxische Substanzen (Blei, Alkohol, Arsen, CO)
- Knochenerkrankungen (Morbus Paget, Osteogenesis, chronische Polyarthritis)

Klinik
- **peripher**
  - einseitig:
    - ipsilaterale Zungenatrophie
    - Faszikulationen/Fibrillationen
    - Abweichung der herausgestreckten Zunge zur erkrankten Seite
    - evtl. leichte Dysarthrie
    - Schlucken weitgehend erhalten
  - doppelseitig:
    - massive Dysarthrie und Dysphagie
- **zentral**
  - einseitig:
    - geringere Parese als bei peripher Läsion
    - keine Atrophie (zusätzliche ispilaterale kortikale Repräsentation)
    - schnelle Kompensation
  - doppelseitig:
    - deutliche Dysarthrie und Dysphagie
    - meist Pseudobulbärparalyse

Diagnostik
- Inspektion der Zunge in der Mundhöhle
  - Zunge herausstrecken lassen
    - Atrophien (Fältelungen)
    - Faszikulationen/Fibrillationen
  - nach links und rechts bewegen lassen
- weitere Diagnostik:
  - EMG
  - Doppler- und Duplexsonographie
  - CCT/CMRT

Therapie
- bei einseitiger Läsion keine Therapie notwendig
- bei beidseitiger Läsion ggf. Magensonde

Eigene Notizen

Tag 4 – Hirnnerven und Störungen des peripheren Nervensystems

14 Erkrankung peripherer Nerven

J. Schiefer, C. Saß

14.1	Läsion einzelner peripherer Nerven und Plexusparesen	– 204
14.1.1	Plexus cervicobrachialis – 204	
14.1.2	N. thoracicus longus – 205	
14.1.3	N. axillaris – 206	
14.1.4	N. suprascapularis – 206	
14.1.5	N. musculocutaneus – 207	
14.1.6	N. radialis – 207	
14.1.7	N. medianus – 208	
14.1.8	N. ulnaris – 209	
14.1.9	Plexus lumbosacralis – 210	
14.1.10	N. obturatorius – 211	
14.1.11	N. femoralis – 212	
14.1.12	N. ischiadicus – 212	
14.1.13	N. peroneus communis – 213	
14.1.14	N. tibialis – 214	
14.1.15	N. cutaneus femoris lateralis – 214	

14.2 Spinale Wurzelkompression (Bandscheibenvorfälle) – 215

14.3 Bandscheibenerkrankung: Spondylodiszitis – 217

14.4 Polyneuropathien – 217

14.5 Hereditäre Polyneuropathien – 219
14.5.1 HSMN I (Charcot-Marie-Tooth-Krankheit) – 219
14.5.2 HMSN II – 219
14.5.3 HNPP (tomakulöse Neuropathie) – 220

14.6 Idiopatische Polyradikuloneuritis (Guillan-Barré-Syndrom) – 220
14.6.1 Klassisches Guillan-Barré-Syndrom – 220
14.6.2 Sonderformen des Guillan-Barré-Syndroms – 221
14.6.3 Multifokale motorische Neuropathie – 221

14.7 Herpes zoster (Gürtelrose) – 222

14.1 Läsion einzelner peripherer Nerven und Plexusparesen

14.1.1 Plexus cervicobrachialis

Anatomische Strukturen/Schädigung
- **Plexus cervicalis**
  - Wurzeln C2-C4
- Schädigung:
  - aufgrund der geschützten Lage selten geschädigt
  - unilaterale oder bilaterale Schädigung des N. phrenicus als Folge mediastinaler Prozesse
- **Plexus brachialis**
  - Wurzel C5–Th1
  - Primärstränge:
    - Truncus superior (C5, 6)
    - Truncus medius (C7)
    - Truncus inferior (C8, Th1)
  - Aufzweigung in 3 Faszikel (**Sekundärstränge**):
    - Fasciculus posterior (dorsale Äste der Primärstränge: Nn. axillaris, radialis)
    - Fasciculus lateralis (ventrale Äste des Truncus sup. und med.: N. musculocutaneus)
    - Fasciculus medialis (ventrale Äste des Truncus inf.: N. ulnaris)

Klinik
- **obere Armplexusläsion: Duchenne-Erb-Lähmung**
  - motorisch: Ausfall des M. deltoideus, biceps brachii, brachialis und brachioradialis
  - sensibel: Hypästhesie über dem M. deltoideus sowie über der Radialseite von Unterarm und Hand
- **mittlere Armplexusläsion** (tritt selten isoliert auf)
  - motorisch: Ausfall des M. triceps brachii, M. pectoralis und der langen Fingerbeuger
  - sensibel: Hypästhesie der mittleren Finger
- **untere Armplexusläsion: Klumpke-Lähmung**
  - motorisch: Ausfall der kleinen Handmuskeln sowie der Hand- und Fingerbeuger
  - sensibel: Hypästhesie der Ulnarseite von Unterarm und Hand

Diagnostik
- Klinik
- NLG (Elektroneurographie)
- EMG (Elektromyographie): Denervierung im EMG erst nach 10–14 Tagen sichtbar
- Bildgebung (CT/MRT) mit der Frage nach einer Raumforderung (Pancoast-Tumor) oder Kontrastmittelaufnahme zum Nachweis einer Neuritis
- Liquoruntersuchung bei Verdacht auf entzündliches Geschehen

Differenzialdiagnose
- neuralgische Schulteramyotrophie, idiopathische Plexusneuritis (akut einsetzende, heftige Schmerzen, Tage später proximal betonte Paresen)
- isolierte Nervenausfallsyndrome
- Wurzelkompression bei Bandscheibenvorfall
- Thoracic-outlet-Syndrom: Engpass-Syndrome (Halsrippe? Skalenuslücke?), meist durch Provokationsmanöver auslösbar

Therapie
- konservativ:
  - Schmerztherapie (z. B. Carbamazepin, Gabapentin, Trizyklika, Opioide)
  - Corticosteroide
  - antibiotisch (z. B. bei Borreliose)
  - Krankengymnastik
- operativ:
  - Neurolyse
  - Nerventransplantation/-transfer bei Wurzelausriss
  - Ersatzoperationen bei kindlichem Plexusschaden zum Erhalt einer Restfunktion

14.1.2 N. thoracicus longus

Anatomische Strukturen/Schädigung
- Wurzeln C5–C7
- versorgt den M. serratus anterior (Fixation des Schulterblatts bei Armelevation)
- Schädigung:
  - mechanisch (Rucksack, Tragen schwerer Lasten)
  - iatrogen (Operationsfolge bei Thorakotomien)
  - parainfektiös

Klinik
- Scapula alata: verstärkt bei Elevation des Armes nach vorn
- eingeschränkte Armelevation

Diagnostik
- Klinik
- EMG aus dem M. serratus anterior

Differenzialdiagnose
- generalisierte Muskelerkrankung/Muskeldystrophie

Therapie
- konservativ
- ggf. Ersatzoperation

14.1.3 N. axillaris

Anatomische Strukturen/Schädigung
- Wurzeln C5–C6
- versorgt den M. deltoideus und M. teres minor sowie sensibel die Haut über dem M. deltoideus
- Schädigung:
  - bei Schulterluxation
  - bei Humeruskopffraktur
  - Druckparese

Klinik
- Einschränkung der Armabduktion bis zur Horizontalen, Armaußenrotation

Diagnostik
- Klinik
- EMG

Differenzialdiagnose
- Rotatorenmanschettenruptur (Impingement-Syndrom)
- Schulteramyotrophie
- C5-Syndrom
- Armplexusläsion

Therapie
- konservativ
- ggf. Ersatzoperation

14.1.4 N. suprascapularis

Anatomische Strukturen/Schädigung
- Wurzeln C4–C6
- versorgt den M. supraspinatus und M. infraspinatus
- Schädigung:
  - traumatisch
  - Tragen von Lasten
  - im Rahmen einer Plexusneuritis

Klinik
- Einschränkung von Armabduktion und -außenrotation

Diagnostik
- Klinik
- EMG

Therapie
- konservativ
- ggf. Ersatzoperation

14.1.5 N. musculocutaneus

Anatomische Strukturen/Schädigung
- Wurzeln C5–C6
- versorgt den M. coracobrachialis, M. brachialis und M. biceps brachii sowie sensibel die Radialseite des Unterarmes
- Schädigung:
  - traumatisch
  - bei OP-Lagerung

Klinik
- Einschränkung der Beugung des Ober- und Unterarmes (besonders in Supinationsstellung) und (bei proximaler Läsion) der Armelevation (M. coracobrachialis)

Diagnostik
- Klinik
- EMG

Differenzialdiagnose
- Abriss der Bizepssehne

Therapie
- konservativ
- ggf. Ersatzoperation

14.1.6 N. radialis

Anatomische Strukturen/Schädigung
- Wurzeln C5–C8
- versorgt den M. triceps brachii, M. anconeus, M. brachioradialis, M. extensor carpi radialis longus und brevis, M. supinator, M. extensor digitorum communis, M. extensor carpi ulnaris, die Fingerextensoren sowie sensibel mit dem R. superficialis die Außenseite der Finger I–III
- Schädigung: siehe Klinik

Klinik
- Läsion in der Axilla (Krückenlähmung):
  - Ausfall der gesamten radialisversorgten Muskulatur einschließlich des M. triceps brachii
  - Ausfall der Arm-, Hand- und Fingerstrecker (Fall-Hand)
  - sensible Ausfälle

Eigene Notizen

Eigene Notizen

- Läsion am Oberarm (Humerusfraktur, Druckläsion, Parkbanklähmung):
  - Ausfall der radialisversorgten Muskulatur des Unterarmes und sensible Ausfälle
- Läsion des R. profundus am Unterarm (Supinatorlogensyndrom, Interosseus-posterior-Syndrom; bei Radiusköpfchenfraktur oder -luxation):
  - rein motorische Parese
  - Ausfall der Strecker des Unterarmes bei intaktem M. extensor carpi radialis longus und brevis und meist intaktem M. supinator
- Läsion des R. superficialis am Unterarm (Druckläsion, häufige Pro- und Supinationsbewegung):
  - Sensibilitätsstörung im radialisversorgten Hautareal

Diagnostik
- Klinik
- ENG
- EMG

Therapie
- konservativ
- ggf. operative Frakturversorgung

14.1.7 N. medianus

Anatomische Strukturen/Schädigung
- Wurzeln C7–Th1
- versorgt den M. pronator teres und quadratus, M. flexor carpi radialis, M. palmaris longus, M. flexor digitorum superficialis, M. flexor digitorum profundus (Finger II–III), M. flexor pollicis longus, M. flexor pollicis brevis (Caput superficiale), M. abductor pollicis brevis, M. opponens pollicis, die Mm. lumbricales I–II sowie sensibel mit dem R. superficialis die Innenseite der Finger I–IV (halb)
- Schädigung: siehe Klinik

Klinik
- häufig trophische Störungen, da hoher vegetativer Faseranteil
- Läsion am Oberarm (Humerusfraktur, Druckläsion):
  - Ausfall der Pronatoren, Ulnarabduktionsstellung der Hand aufgrund des Überwiegens des M. flexor carpi ulnaris
  - **Schwurhand** beim Versuch des Faustschlusses
  - positives Flaschenzeichen
  - **Honeymoon-Parese**
- Läsion in Höhe der Ellenbeuge (Brüche, nach Venenpunktion): wie Läsion am Oberarm
- Läsion unterhalb des M. pronator teres (**Pronator-teres-Syndrom**, nach repetitiven Pro-/Supinationsbewegungen):

14.1 · Läsion einzelner peripherer Nerven und Plexusparesen

- Parästhesien im medianusversorgten Gebiet der Hand
- Druckschmerz des M. pronator teres (Muskel selber nicht betroffen)
- Schwurhand
— Läsion am Unterarm (**Interosseus-anterior-Syndrom,** Kiloh-Nevin-Syndrom, spontan oder als Frakturfolge):
  - rein motorische Parese
  - Ausfall der tiefen Beuger der Finger I–II (Kreistest) sowie des M. pronator quadratus ohne sensibles Defizit
— Läsion am Handgelenk (**Karpaltunnelsyndrom,** Folge von Schnittverletzungen, distale Radiusfrakturen, habituell):
  - nächtliche Schmerzen und Parästhesien (Brachialgia paraesthetica nocturna)
  - Sensibilitätsstörungen
  - Thenaratrophie und motorische Ausfälle (spät!)
  - positives Hoffman-Tinel-Zeichen (Parästhesien beim Beklopfen des Ligamentum flexorum)
  - positives Flaschenzeichen

Diagnostik
- Klinik
- Neurographie (DML-Verlängerung, Verlangsamung der sensiblen NLG)
- EMG (Spontanaktivität, chronisch-neurogene Veränderungen)
- Sonographie

Therapie
- konservativ
  - bei Karpaltunnelsyndrom mittels Unterarmschiene
- ggf. operative Spaltung des Retinaculum flexorum

14.1.8 N. ulnaris

Anatomische Strukturen/Schädigung
- Wurzeln C8–Th1
- versorgt den M. flexor carpi ulnaris, M. flexor digitorum profundus (Finger IV–V), M. palmaris brevis, M. abductor digiti minimi, M. opponens digiti minimi, M. flexor digiti minimi brevis, M. adductor pollicis, M. flexor pollicis brevis, die Mm. lumbricales der Finger III–IV, die Mm. interossei sowie sensibel die Finger IV (halb) und V
- Schädigung: siehe Klinik

Klinik
— Läsion am Oberarm (Trauma, Plexusläsion):
  - wie Läsion im Sulcus
— Läsion im Sulcus ulnaris (**Druck: Sulcus-ulnaris-Syndrom,** Trauma/Humerusfraktur, Lagerungsschaden):

Eigene Notizen

- **Krallenhand,** besonders IV und V
- Sensibilitätsstörungen
- Froment-Zeichen (Flexion des Daumenendgliedes beim Festhalten eines Blattes Papier als Kompensationsmanöver für den Ausfall des M. adductor pollicis)
- Läsion in der proximalen **Loge de Guyon** (Trauma, Ganglion; **Radfahrer-, Krückenlähmung**):
  - Krallenhand
  - **Froment-Zeichen**
  - Hypothenaratrophie
- Läsion in der distalen Loge de Guyon: wie proximales Loge-de-Guyon-Syndrom, aber Hypothenar intakt

Diagnostik
- Klinik
- Neurographie (DML-Verlängerung, Verlangsamung der sensiblen NLG)
- EMG (Spontanaktivität, chronisch-neurogene Veränderungen)
- Sonographie

Therapie
- konservativ
- bei Sulcus-ulnaris-Syndrom ggf. Operation/Dekompression oder Ventralverlagerung des Nervs

14.1.9 Plexus lumbosacralis

Anatomische Strukturen/Schädigung
- Wurzeln L1–S3
- Nervenäste: N. gluteus superior, N. gluteus inferior, N. obturatorius, N. femoralis, N. ischiadicus
- Schädigung: selten
  - Trauma
  - OP-Lagerung
  - Tumore
  - Retroperitonealhämatom
  - Prozesse im kleinen Becken (Plexus sacralis)

Klinik
- **Plexus lumbalis:** Paresen der Hüftmuskulatur, Kniestrecker und Oberschenkeladduktoren
- **Plexus sacralis:** Parese der Gesäßmuskulatur, ischiokruralen Muskulatur, der Fußheber und -strecker
- Zusätzlich Sensibilitätsstörungen, je nach Schädigungsmuster

Diagnostik
- Klinik
- Elektroneurographie und EMG (Denervierung im EMG erst nach 10–14 Tagen sichtbar)
- ggf. Bildgebung CT/MRT zum Ausschluss einer Raumforderung

Differenzialdiagnose
- isolierte Nervenausfallsyndrome
- Wurzelkompression bei Bandscheibenvorfall (▶ Abschn. 14.2)

Therapie
- konservativ

14.1.10 N. obturatorius

Anatomische Strukturen/Schädigung
- Wurzeln L2–L4
- versorgt den M. obturatorius externus, M. adductor brevis, M. adductor longus, M. adductor magnus, M. gracilis sowie sensibel die distale Oberschenkelinnenseite
- Schädigung:
  - Beckenfrakturen
  - Tumoren
  - Schwangerschaft
  - Hernia obturatoria

Klinik
- Schwäche der Beinadduktion
- Schonhaltung (Beugung in Knie- und Hüftgelenk)
- Parästhesien im sensiblen Versorgungsgebiet

Diagnostik
- Klinik
- EMG
- Sonographie
- Becken-CT

Differenzialdiagnose
- Läsion der Wurzeln L2–L4
- Hüftgelenkschädigung

Therapie
- je nach Ursache
- ggf. chirurgisch

14.1.11 N. femoralis

Anatomische Strukturen/Schädigung
- Wurzeln L1–L4
- versorgt den M. pectineus, M. iliopsoas, M. sartorius, M. quadriceps femoris sowie sensibel die Oberschenkelvorder- und -innenseite
- Schädigung:
    - Retroperitonealhämatom (Markumar-Therapie)
    - iatrogen bei Hüftoperationen
    - diabetische Mononeuropathie

Klinik
- Schwäche der Kniestreckung (M. quadriceps femoris), der Hüftbeugung und -außenrotation (M. iliopsoas)
- PSR-Abschwächung
- sensible Ausfälle im Versorgungsgebiet

Diagnostik
- Klinik
- EMG
- Sonographie
- Becken-CT

Differenzialdiagnose
- Wurzelläsion

Therapie
- je nach Ursache
- ggf. chirurgisch

14.1.12 N. ischiadicus

Anatomische Strukturen/Schädigung
- Wurzeln L4–S2
- versorgt den M. biceps femoris, M. semitendinosus und M. semimebranosus; dann Aufteilung in die Endäste N. peroneus communis und N. tibialis
- Schädigung:
    - Trauma
    - iatrogen nach Hüft-/Beckenoperationen oder Injektionen

Klinik
- Schwäche der Kniebeugung
- Ausfälle der Unterschenkelmuskulatur

Diagnostik
- Klinik
- EMG
- Sonographie
- Bockon CT

Differenzialdiagnose
- Wurzelläsion

Therapie
- je nach Ursache, ggf. chirurgisch

14.1.13 N. peroneus communis

Anatomische Strukturen/Schädigung
- Wurzeln L5–S2
- Aufteilung in N. peroneus superficialis und N. peroneus profundus
    - **N. peroneus profundus:** versorgt den M. tibialis anterior, M. extensor digitorum longus, M. extensor digitorum brevis sowie M. extensor hallucis longus sowie sensibel die Haut zwischen den Zehen I und II
    - **N. peroneus superficialis:** versorgt die Mm. peronei sowie sensibel die Außenseite des Unterschenkels und den proximalen Teil des Fußrückens
- Schädigung:
    - Unterschenkelfraktur
    - Druckläsion am Fibulaköpfchen (z. B. nach langem Knien oder Schädigung bei Gipsversorgung)
    - Tumor/Ganglion

Klinik
- Ausfall der Fußhebung des Fußes sowie der Zehenhebung (N. peroneus profundus):
    - Steppergang
    - Spitzfuß
- Ausfall der Fußhebung und Pronation (N. peroneus superficialis), kombiniert mit sensiblen Ausfällen im jeweiligen Versorgungsgebiet

Diagnostik
- Klinik
- EMG
- Neurographie
- Röntgen

Differenzialdiagnose
- L5-Wurzelläsion (hier: Trendelenburg-Zeichen positiv [Parese des M. gluteus medius], Suppinationsschwäche des Fußes [Parese des M. tib. posterior])
- Polyneuropathie

Eigene Notizen

Therapie
- je nach Ursache: chirurgisch, ggf. Hilfsmittelversorgung (Peroneusschiene)

14.1.14 N. tibialis

Anatomische Strukturen/Schädigung
- Wurzeln L5–S3
- versorgt den M. gastrocnemius, M. triceps surae, M. soleus, M. tibialis posterior, M. flexor digitorum longus, M. flexor hallucis longus, M. flexor digitorum brevis, die Mm. plantares pedis sowie sensibel die Fußsohle und -außenkante
- Schädigung:
    - bei Oberschenkel-, Unterschenkel- oder Knöchelfraktur

Klinik
- Ausfall der Beugung von Fuß und Zehen (bei Schädigung in Höhe des mittleren Unterschenkeldrittels) und der Plantarflexion und Supination des Fußes (bei Schädigung in der Kniekehle)
- trophische Störungen, da hoher Anteil autonomer Nervenfasern

Diagnostik
- Klinik
- EMG
- Neurographie
- Röntgen

Differenzialdiagnose
- Wurzelläsion
- Polyneuropathie
- Kompartment-Syndrom
- Achillessehnenriss

Therapie
- je nach Ursache: chirurgisch, ggf. Hilfsmittelversorgung

14.1.15 N. cutaneus femoris lateralis

Anatomische Strukturen/Schädigung
- versorgt sensibel die Außenseite des Oberschenkels bis oberhalb des Knies
- Schädigung:
    - Kompression des Nervs beim Durchtritt durch das Leistenband

Klinik
- Schmerzen
- Par- und Dysästhesien im Versorgungsgebiet des Nervs
- evtl. provozierbar durch Streckung im Hüftgelenk (Meralgia paraesthetica nocturna)

Diagnostik
- Klinik
- sensorisch evozierte Potenziale
- probatorische Lokalanästhesie des Nervs

Differenzialdiagnose
- Wurzelläsion
- Koxarthrose

Therapie
- Gewichtsreduktion
- evtl. lokale Nervenblockade
- Neurolyse

14.2 Spinale Wurzelkompression (Bandscheibenvorfälle)

Einteilung
- Unterscheidung in:
  - mediale Bandscheibenvorfälle (direkte Myelon-/Caudakompression)
  - laterale/mediolaterale Bandscheibenvorfälle (Affektion einzelner Wurzeln)

Klinik
- **medialer** Bandscheibenprolaps, zervikothorakal:
  - akute Querschnittsymptomatik je nach Höhe
  - Schmerzen
  - Immobilisation
- **medialer** Bandscheibenprolaps, lumbal:
  - Querschnittsymptomatik, Cauda-Syndrom, eventuell sich über mehrere Tage entwickelnd
  - Blasenstörung (Retention)
  - Sphinkterlähmung
  - Reithosenanästhesie
- **lateraler** Bandscheibenprolaps:
  - je nach betroffener Wurzel Hyp-/Dysästhesie des entsprechenden sensiblen Dermatoms und der Kennmuskeln
  - Abschwächung bis Ausfall des Kennreflexes
  - lumbal: Schädigung der Nervenwurzel, die auf gleicher Höhe des Neuroforamens verläuft (z. B. LWK 4/5 → Wurzel L4)
- **mediolateraler** Bandscheibenprolaps:
  - Schädigung der Nervenwurzel, die eine Etage tiefer das Neuroforamen verlässt (z. B. Bandscheibenvorfall LWK 4/5 → Wurzel L5)

Wurzelsyndrome zervikal

- Wurzel C4:
  - Zwerchfellparese
- Wurzel C5:
  - Schwäche des M. deltoideus, M. supra- und infraspinatus
  - Hypästhesie/Schmerzen an Schulter und Vorderseite des Oberarmes
  - Abschwächung des BSR
- Wurzel C6:
  - Schwäche des M. brachialis, M. biceps brachii
  - Hypästhesie/Schmerzen lateral an Ober- und Unterarm
  - Abschwächung des BSR
- Wurzel C7:
  - Schwäche des M. tricps brachii, M. pronator teres, M. pectoralis major
  - Hypästhesie/Schmerzen an der Dorsalseite des Ober- und Unterarmes bis in die Finger II und III
  - Abschwächung des TSR
- Wurzel C8:
  - Schwäche der kleinen Handmuskeln
  - Hypästhesie/Schmerzen an der Medialfläche des Oberarms sowie der Ulnarseite von Unterarm/Hand bis in den 5. Finger
  - Abschwächung TSR
  - Trömner-Reflex

Wurzelsyndrome lumbal

- Wurzel L2/3:
  - Schwäche des M. iliopsoas (Hüftbeugung)
- Wurzel L3:
  - Schwäche der Adduktoren, gering auch des M. quadriceps fem.
  - Hypästhesie/Schmerzen an der Oberschenkelvorderseite
  - Abschwächung des PSR
- Wurzel L4:
  - Schwäche des M. quadriceps femoris, gering auch des M. tibialis anterior
  - Hypästhesie/Schmerzen medial am Unterschenkel
  - Abschwächung des PSR
- Wurzel L5:
  - Schwäche des M. extensor hallucis longus/der Zehenstrecker, M. tibialis posterior (Supination)
  - M. gluteus medius (Trendelenburg-Zeichen)
  - Hypästhesie/Schmerzen an der lateralen Schienbeinkante
  - Abschwächung des Tibialis-posterior-Reflexes
- Wurzel S1:
  - Schwäche des M. triceps surae, M. gluteus maximus
  - Hypästhesie/Schmerzen an der lateralen Unterschenkelaußenseite und Fußkante (Generalstreifen)
  - Abschwächung des ASR

Diagnostik
- Klinik
- Elektrophysiologie (NLG, EMG)
- Bildgebung (MRT, CT, Myelographie, Myelo-CT)

Differenzialdiagnose
- periphere Nervenläsion
- Spinalkanalstenose
- pAVK

Therapie
- konservativ (Krankengymnastik, Schmerztherapie), besonders bei Lumbago ohne Ausfallsymptome
- rasche Operation bei schweren Ausfällen und medialem Bandscheibenvorfall

14.3 Bandscheibenerkrankung: Spondylodiszitis

Definition
Entzündung der Bandscheiben, meist mit Beteiligung der angrenzenden Wirbel

Klinik
- starke Schmerzen
- Fieber
- Nackensteifigkeit
- fortschreitende Querschnittslähmung

Diagnostik
- MRT/CT
- Labor

Therapie
- Antibiotika
- Operation

14.4 Polyneuropathien

Definition
Schädigung mehrerer peripherer Nerven durch denselben zugrundeliegenden pathologischen Prozess

Einteilung
- akut versus chronisch
- hereditär versus erworben
- motorisch versus sensibel
- nach Verteilungsmuster

Häufige Polyneuropathien (PNP)
- **diabetische Polyneuropathie**
  - symmetrische und asymmetrische (Multiplex-)Formen
  - distal-symmetrischer Typ mit sensibler Betonung, Schmerzen, ASR-Ausfall
  - häufig auch PNP des autonomen Nervensystems mit trophischen Störungen, Gastroparese
- **PNP bei Alkoholmissbrauch**
  - symmetrische PNP
  - axonaler Typ
- **PNP bei Vitaminmangel**
  - bei Mangel in der Vitamin-B-Gruppe
  - bei Mangel an Folsäure und Vitamin-B_{12}-Magel
- **Critical-Illness-Neuopathie**
  - bei intensiv-/beatmungspflichtigen Patienten (Prävalenz bis zu 70%)
  - meist symmetrisch
  - relativ gute Prognose

Ätiologie
- multiple Ursachen:
  - Stoffwechselstörungen (Diabetes mellitus, Nierenfunktionsstörung)
  - Mangelerscheinungen
  - entzündliche Genese
  - Medikamentenwirkung (Zytostatika, Immunsuppressiva)
  - rheumatische Erkrankungen

Klinik
- meist langsamer, schleichender Verlauf
- schlaffe Lähmungen, distal beginnend
- abgeschwächte Muskeleigenreflexe
- sensible Ausfälle und Reizerscheinungen (Schmerzen, Parästhesien)
  - meist strumpf- bzw. handschuhförmig
  - abgeschwächtes Vibrationsempfinden
- vegetative Symptome (Schweißsekretionsstörungen, trophische Störungen)
- Verteilung:
  - meist symmetrisch, distal beginnend
  - aber auch Schwerpunkt-PNPs mit bevorzugter Lokalisation an einer Extremität

Diagnostik
- Elektrophysiologie (Neurographien, F-Wellen, EMG, EP)
- Laboruntersuchungen zur Ursachendiagnostik (Schilddrüse, Vitamine, Diabetes, BSG, CRP, Immunelektrophorese)
- ggf. Nervenbiopsie

Differenzialdiagnose
- Restless-Legs-Syndrom
- Bandscheibenvorfälle
- GBS/CIDP
- Nervenläsionen anderer Ätiologie

Therapie
- je nach Ätiologie
- ggf. Schmerztherapie (Gabapentin, Pregabalin, Carbamazepin, Amitriptyllin)

14.5 Hereditäre Polyneuropathien

- hereditäre, motorische und sensible Polyneuropathien (HMSN)
- Unterteilung in demyelinisierende und axonale Formen
- Einteilung: HMSN I–VII sowie weitere Formen
- Ätiologie: multiple Gendefekte

14.5.1 HSMN I (Charcot-Marie-Tooth[CMT]-Krankheit)

- häufigste hereditäre Polyneuropathie
- autosomal-dominante Vererbung
- meist Mutation im peripheren Myelinprotein 22 (PMP22) auf Chromosom 17
- Erkrankungsalter: zwischen dem 5. und 20. Lebensjahr

Klinik
- atrophische Paresen der Unterschenkelmuskulatur (»Storchenbeine«)
- Steppergang
- Sensibilitätsstörungen (spät)

Diagnostik
- elektrophysiologisch: massive Zeichen der Demyelinisierung (NLG-Verzögerung)

14.5.2 HMSN II

- seltener als HSMN I

Klinik
- ähnlich HMSN I

Diagnostik
- elektrophysiologisch: axonale Schädigung (NLG: Amplitudenverminderung)

14.5.3 HNPP (tomakulöse Neuropathie)

- HNPP: »hereditary neuropathy with pressure palsy«
- autosomal-dominante Vererbung
- Mutation im PMP22-Gen (peripheres Myelinprotein 22)
- Erkrankung um das 20.–30. Lebensjahr
- Ursache: durch (harmlose) Druckwirkung auftretende periphere Nervenausfälle
- histologisch: segmentale Demyelinisierung und wurstartige (tomakulöse) Verdickung der Markscheiden

14.6 Idiopatische Polyradikuloneuritis (Guillan-Barré-Syndrom)

Definition
Infektassoziierte Autoimmunreaktion gegen peripheres Myelin oder Axone

- häufig in zeitlichem Zusammenhang mit Atemwegs- oder Gastrointestinalinfekten stehend (Campylobacter jejuni, Mycoplasma pneumoniae)

Einteilung
- klassisches Guillan-Barré-Syndrom (= akute entzündliche demyelinisierende Polyradikuloneuropathie): demyelinisierend, motorisch betont, symmetrischer Befall
- Sonderformen:
  - gemischter Typ
  - rein axonaler Typ

14.6.1 Klassisches Guillan-Barré-Syndrom

Klinik
- akut bis subakut Entwicklung von aufsteigenden, distal betonten Parästhesien und schlaffen Lähmungen
- Verlust der Muskeleigenreflexe
- Hirnnervenausfälle
- autonome Beteiligung: Über- wie auch Unterfunktion von Sympathikus und Parasympathikus mit kardialen Arrhythmien
- häufig intensivmedizinische Behandlung aufgrund von Ateminsuffizienz bei Beteiligung der Rumpfmuskulatur oder bei kardialen Problemen infolge vegetativer Beteiligung
- Rückbildung beginnt 2-4 Wochen nach Erreichen einer Plateauphase

Diagnostik
- Klinik
- Liquordiagnostik (annähernd normale Zellzahl; starke Eiweißerhöhung: zytalbuminäre Dissoziation)

14.6 · Idiopatische Polyradikuloneuritis (Guillan-Barré-Syndrom)

- Elektrophysiologie (F-Wellen- und DML-Verzögerung, NLG-Verlangsamung)
- EKG (ggf. Arrhythmien, fehlende Herzfrequenzvariabilität)

Differenzialdiagnose
- Myasthenie
- Polyneuropathie
- spinale Prozesse
- Vaskulitiden
- multiple Sklerose

Therapie
- Immunglobuline (0,4 mg/kg KG über 5 Tage)
- alternativ/bei Nichtansprechen: Plasmapherese
- symptomatische Therapie
- ggf. intensivmedizinische Überwachung

14.6.2 Sonderformen des Guillan-Barré-Syndroms

CIDP (chronisch-inflammatorische demyelinisierende Polyneuropathie)
- seltener als akute (klassische) Form
- langsamer, chronischer Verlauf

Klinik
- weniger vegetative Symptome

Diagnostik
- Liquor: deutliche Eiweißerhöhung bei annähernd normaler Zellzahl

Therapie
- Corticoide

Miller-Fischer-Syndrom
Klinik
- Augenmuskellähmung (»externe Ophthalmologie«)
- Schluckstörung
- Ataxie
- Parästhesien ohne Paresen

Diagnostik
- Liquor: im Verlauf Eiweißerhöhung

Therapie
- Behandlung wie beim GBS

14.6.3 Multifokale motorische Neuropathie

Klinik
- rein motorische Symptomatik

Eigene Notizen

Diagnostik
- serologisch anti-GM1-Antikörper
- elektrophysiologisch isolierte Leitungsblöcke

Therapie
- IVIG-Therapie (Immunglobulinpräparate)
- Cyclophosphamid

14.7 Herpes zoster (Gürtelrose)

- ausgelöst vom Varizella-Zoster-Virus
- vorwiegend Erwachsene betroffen
- Zweitmanifestation durch Reaktivierung oder Reinfektion bei bestehender partieller Immunität

Klinik
- Radikulitis mit
  - Bläschenbildung
  - Schmerzen und Sensibilitätsstörungen im befallenen Dermatom (häufig thorakal)
  - selten motorischen Ausfällen
- Sonderformen:
  - Zoster ophthalmicus: Befall des 1. Trigeminusastes
  - Zoster oticus: Befall des Gehörganges und Fazialisparese
  - seltene Formen:
    - Zostermyelitis
    - Zostervaskulitis
- Komplikation:
  - Zosterenzephalitis
  - postherpetische Neuralgie

Diagnostik
- Klinik und Hauteffloreszenzen
- Liquoruntersuchung (Pleozytose bis 100 Zellen/µl, lymphozytär; Liquoreiweiß normal)
- ggf. Erregernachweis mittels PCR/Antikörpertests

Therapie
- medikamentös:
  - Beginn innerhalb von 72 Stunden nach Auftreten der Hauteffloreszenzen: Valaciclovir 3×1 g p. o. über 7 Tage
  - bei schwerem Verlauf, Komplikationen, immuninkompetenten Patienten: Aciclovir 10 mg/kg KG i. v. für 10–14 Tage
- Behandlung der postzosterischen Neuralgie:
  - trizyklische Antidepressiva
  - Gabapentin
  - Pregabalin

Tag 4 – Hirnnerven und Störungen
des peripheren Nervensystems

15 Myopathien und Erkrankungen des neuromuskulären Übergangs

M. Dafotakis

15.1	Myopathien	– 224
15.1.1	Einleitung – 224	
15.1.2	Klassifikation – 224	
15.1.3	Klinik und Diagnostik – 224	

15.2 **Muskeldystrophien** – 225
15.2.1 Muskeldystrophie Typ Duchenne und Typ Becker-Kiener – 225
15.2.2 Emery-Dreifuss-Muskeldystrophie – 226
15.2.3 Gliedergürtel-Muskeldystrophie (limb girdle muscle dystrophy, LGMD) – 227
15.2.4 Myotone Dystrophie Curschmann-Steinert (dystrophe Myotonie Typ 1, DM1) – 227
15.2.5 Dystrophe Myotonie Typ 2 (DM2) – 228

15.3 **Entzündliche Myopathien (Myositiden)** – 228
15.3.1 Dermatomyositis – 229
15.3.2 Polymyalgia rheumatica – 230
15.3.3 Fibromyalgie – 230
15.3.4 Polymyositis – 230
15.3.5 Einschlusskörpermyositis – 230
15.3.6 Sekundäre Myositiden – 230
15.3.7 Infektiös vermittelte Myopathien – 231

15.4 **Metabolische Myopathien** – 231
15.4.1 Glykogenosen – 231
15.4.2 Mitochondriale (Enzephalo-)Myopathien – 232
15.4.3 Lipidspeichermyopathien – 232
15.4.4 Purinnukleotid-Zyklus-Myopathie – 232

15.5 **Myotonien und paroxysmale Lähmungen** – 232
15.5.1 Myotonien – 232
15.5.2 Periodische Lähmungen – 233

15.6 **Störungen der neuromuskulären Übertragung** – 234
15.6.1 Myasthenia gravis pseudoparalytica – 234
15.6.2 Lambert-Eaton-Rooke-Syndrom – 236

15.1 Myopathien

15.1.1 Einleitung

- Myopathien: heterogene Gruppe von angeborenen oder erworbenen Krankheiten der Muskeln
- aus historischen Gründen werden die Erkrankungen der neuromuskulären Endplatte ebenfalls unter dieser Krankheitsgruppe geführt, da deren Hauptsymptome die allgemeine Schwäche und schnelle Ermüdbarkeit sind
- es existieren verschiedene Formen der Bezeichnung , z. B. nach:
    - Verteilungsmuster
    - Erstbeschreibern
    - zugrundeliegender Pathologie

15.1.2 Klassifikation

- **Strukturelle Myopathien**
    - Störungen im Aufbau der Strukturproteine des Muskels (z. B. Dystrophinopathien – Duchenne-Muskeldystrophie, Muskeldystrophie Becker-Kiener)
    - Sonderform: kongenitale Myopathien (Beginn im Säuglingsalter, z. B. Central-Core-Myopathie, Nemaline-Myopathie)
    - entzündliche Myopathien (Myositis)
        - infektiös bedingte Myopathien (z. B. viral)
        - immunvermittelte Myopathien (z. B. Dermatomyositis)
    - toxische Myopathien (z. B. Steroidmyopathie, Alkoholmyopathie)
    - endokrinologische Myopathien (z. B. Hypothyreose, Morbus Cushing)
    - metabolische Myopathien (z. B. Glykogenosen – McArdle-Erkrankung)
- **Funktionelle Myopathien**
    - Myotonien
    - paroxysmale Lähmungen (z. B. hypokaliämische Lähmung)
- **Störungen der neuromuskulären Übertragung**
    - postsynaptisch (z. B. Myasthenia gravis pseudoparalytica)
    - präsynaptisch (z. B. Lambert-Eaton-Rooke-Syndrom, Botulismus)
- **Somatoforme Störungen**
    - Fibromyalgie-Syndrom (bisher ohne organisches Substrat, jedoch häufige psychiatrische Komorbidität)

15.1.3 Klinik und Diagnostik

- **Hauptmerkmale**
    - oft symmetrische Schwäche der Muskulatur (häufiger proximal als distal)

- später Atrophien (jedoch auch Pseudohypertrophien möglich = fettiger Umbau der Muskulatur)
- Muskeleigenreflexe in Abhängigkeit vom Atrophiegrad normal bis fehlend, jedoch nie gesteigert
- keine Sensibilitätsstörungen
- keine Faszikulationen (im Gegensatz zu Vorderhornprozessen)
- **Diagnostik**
  - Kreatinkinase (CK) häufig erhöht, ❗ **Cave** Eine normale CK schließt eine Myopathie nicht aus
  - EMG (Elektromyographie): Nachweis eines »myopathischen Musters« mit kleinen polyphasischen Potenzialen und pathologischer Spontanaktivität sowie frühem Rekrutierungsverhalten (schon wenig Willküraktivität führt zu einer Aktivierung von vielen Muskelfasern)
  - Laktat-Ischämie-Test: Nachweis funktioneller Störungen des Muskels (z. B. Glykogenosen)

15.2 Muskeldystrophien

15.2.1 Muskeldystrophie Typ Duchenne und Typ Becker-Kiener

- X-chromosomal-rezessive Vererbung
- Mutation des Dystrophingens (Dystrophin stellt die Verbindung zwischen kontraktilem Apparat im Inneren der Muskelfaser und der extrazellulären Matrix her, beim Fehlen kommt es zum Zusammenbruch der Muskelzelle)
- Muskeldystrophie Typ Duchenne
  - häufigste Muskeldystrophie
  - kein/kaum Dystrophin
- Muskeldystrophie Typ Becker-Kiener
  - defektes Dystrophin, jedoch mit erhaltener Restfunktion

Klinik

Typ Duchenne
- Beginn bereits im 2. Lebensjahr, Schwäche vor allem im Beckengürtel
- mit 7–8 Jahren müssen die Kinder an sich »hochklettern«, um auf die Beine zu kommen (Gowers-Zeichen)
- aufgrund der Schwäche der Mm. glutei medii kommt es zu einem beidseitigem Trendelenburg-Zeichen (Duchenne-Hinken)
- Waden wirken durch fettigen Umbau hypertroph (Pseudohypertrophie, Gnomenwaden)
- »Wespentaille« aufgrund der Atrophie von Bauch- und Rumpfmuskulatur
- im Alter von 12–14 Jahren meist rollstuhlpflichtig
- Skoliose und andere Skelettdeformitäten im Verlauf

Eigene Notizen

Eigene Notizen

- Kardiomyopathie und Reizleitungsstörungen
- mentale Retardierung häufig
- Tod oft vor dem 20. Lebensjahr aufgrund von respiratorischer Erschöpfung, Pneumonie oder kardialer Probleme

Typ Becker-Kiener

- variables Erstmanifestationsalter (1.–4. Lebensjahrzehnt)
- insgesamt mildere Verlaufsform im Vergleich zum Typ Duchenne
- Lebenserwartung wesentlich besser als beim Typ Duchenne (5.–6. Lebensjahrzehnt)
- in der Regel normale Intelligenz

Diagnostik

- Labor: deutliche Erhöhung der Kreatinkinase (CK+++) im Serum
- EMG: Nachweis eines myopathischen Musters
- Muskelbiopsie: fehlendes (Typ Duchenne) bzw. reduziertes (Typ Becker-Kiener) Dystrophin
- Molekulargenetik: Nachweis der Mutation

Therapie

- keine kausale Therapie
- symptomatische Versorgung im Vordergrund (Physiotherapie, Versorgung mit Hilfsmitteln, ggf. operative Skoliosebehandlung)
- Kortikosteroide verzögern den Verlauf zur Rollstuhlpflichtigkeit
- genetische Beratung der Eltern (Mutter immer Konduktorin, meist mit subklinischer Erkrankung bzw. lediglich milder CK-Erhöhung)

15.2.2 Emery-Dreifuss-Muskeldystrophie

- Mutation des Emerin-Gens (Kernhüllenprotein)

Klinik

- progressive Myopathie mit Beginn in der späten Kindheit und der Trias:
  - skapulohumeral- und peronealbetonte Muskelschwäche
  - frühe Kontrakturen
  - kardiale Mitbeteiligung mit Reizleitungsstörungen und Kardiomyopathie

Therapie

- symptomatisch

15.2.3 Gliedergürtel-Muskeldystrophie (limb girdle muscle dystrophy, LGMD)

- heterogene Gruppe mit sehr variablen klinischen Verlaufsformen

Klinik
- Beginn meist in der Adoleszenz
- oft zuerst der Beckengürtel-Oberschenkel- und später erst der Schultergürtel-Arm-Bereich betroffen
- Gesichtsmuskulatur in der Regel nicht betroffen
- Herzbeteiligung ist selten

Diagnostik
- CK meist mäßig stark erhöht

Therapie
- symptomatisch
- Lebenserwartung oft nur wenig verkürzt

15.2.4 Myotone Dystrophie Curschmann-Steinert (dystrophe Myotonie Typ 1, DM1)

- Autosomal-dominant vererbt mit einem Gendefekt auf Chromosom 19 (Gen kodiert für Myotonin-Proteinkinase)
- unvollständige Penetranz, d. h. unterschiedliche klinische Ausprägung
- Sonderform: kongenitale Form (Manifestation direkt nach der Geburt »floppy infant«, kurze Lebenserwartung, tritt in der Regel nur auf, wenn die Erkrankung von der Mutter übertragen wird)

Klinik
- Myotonie (Muskelaktivität trotz fehlender Willküraktivät, z. B. nach festem Händedruck wird die Hand des Gegenübers nicht losgelassen), häufig erstes Symptom in der späten Jugend
- im Gegensatz zu den meisten andern Myopathien distale Muskelschwäche sowie eine Schwäche der fazialen Muskulatur (Facies myopathica) mit Beginn in der 2.–3. Lebensdekade
- begleitend:
  - Katarakt
  - Innenohrschwerhörigkeit
  - Gonadeninsuffizienz
  - Diabetes mellitus
  - Stirnglatze
  - bisweilen geistige Retardierung
  - Lebenserwartung reduziert (5.–6. Lebensdekade)

Diagnostik
- Labor: CK leicht erhöht
- EMG: myopathisches Muster und myotone Entladungen (»Sturzkampfbombergeräusch«)

- im EKG Leitungsstörungen (AV-Block)
- auf Muskelbiopsie kann in der Regel aufgrund der Möglichkeit der DNA-Analyse verzichtet werden
- DNA-Analyse:
  - Mutationsnachweis CTG-Triplet, >50–2000 (multiple Basentripletwiederholung im Intron, wird nicht transskribiert)
  - Antizipation (d. h. die Basentripletwiederholung wird von Generation zu Generation länger und als Folge häufig früheres Manifestationsalter, insbesondere von der Mutter übertragen)
- Spaltlampenuntersuchung: Katarakt
- Audiogramm: Innenohrschwerhörigkeit
- oGTT: gestörte Glucosetoleranz, HbA1c pathologisch

Therapie
- keine kausale Therapie möglich
- symptomatische Behandlung der Muskelschwäche mit Physiotherapie
- ggf. bei ausgeprägter Myotonie Mexiletin (❗**Cave** Begünstigt Herzrhythmusstörungen)
- Katarakt-OP
- Einstellung des Diabetes mellitus
- Kontrolle des Herzens mittels Langzeit-EKG und Herzecho
- genetische Beratung

15.2.5 Dystrophe Myotonie Typ 2 (DM2)

- auch als proximale myotone Myopathie (PROMM) bezeichnet
- im Gegensatz zur DM1 eher proximale Schwäche
- Myotonie kann fehlen
- ausgeprägte therapieresistente Myalgien
- Verlauf benigner als DM1

15.3 Entzündliche Myopathien (Myositiden)

- Einteilung nach immunologischer und infektiöser Ursache
- immunologisch vermittelte Myopathien:
  - Dermatomyositis
  - Polymyalgia rheumatica
  - Fibromyalgie
  - Polymyositis
  - Einschlusskörpermyositis
- infektiös vermittelte Myopathien durch:
  - Viren
  - Bakterien
  - Parasiten (z. B. Trichinen)
- sekundäre Myositiden

15.3.1 Dermatomyositis

- Koexistenz von entzündlichen Veränderungen des Skelettmuskels und der Haut
- Kinder und Erwachsene betroffen
- in ca. 30% assoziiert mit Malignom (Lunge, Mamma, Ovar, Magen), deshalb Tumorsuche obligat

Klinik
- rasch progrediente proximal betonte Muskelschwäche mit Myalgien und allgemeiner Abgeschlagenheit
- später auch Schluckstörungen
- häufig Gewichtsverlust
- subfebrile Temperaturen
- Hautsymptome:
  - violette Verfärbung der Gesichtshaut mit Betonung der Wangenpartie (heliotropes Ekzem)
  - Schwellung der Finger (Gottron-Zeichen)
  - Mechanikerhände (aufgerissene Haut)
  - Nagelfalzeinblutungen (Keinig-Zeichen)

Diagnostik
- Labor:
  - CK häufig massiv erhöht +++
  - BSG beschleunigt
  - GOT, GPT erhöht (häufig Verwechslung mit Leberparenchymschaden)
  - Mi-2-Antikörper-Nachweis
- EMG: pathologische Spontanaktivität und myopathisches Muster
- Muskelbiopsie obligat (da häufig langwierige Medikation mit Glukokortikoiden und Immunsuppressiva notwendig), Nachweis von:
  - perivaskulärer Infiltration durch mononukleäre Zellen
  - Muskelfaseratrophie
  - fibrotischer Umbau
- Tumorsuche!

Therapie
- Glukokortikoide (z. B. Prednisolon 100 mg/d über Wochen)
- Azathioprin (2–3 mg/kg KG)
- CK und BSG als Orientierungshilfe im Hinblick auf Dauer und Dosierung
- begleitend Physiotherapie

Differenzialdiagnose
- infektbedingte Myositiden

15.3.2 Polymyalgia rheumatica

- Patienten in der Regel älter

Klinik
- Vaskulitis (Riesenzell-Arteriitis)
- Starke Schmerzen in der Schultergürtelmuskulatur
- Gewichtsabnahme, reduzierter Allgemeinzustand
- in Kombination mit Arteriitis temporalis Kopfschmerzen, Sehstörungen

Diagnostik
- BSG: Sturzsenkung (>50 mm/h)
- keine CK-Erhöhung!

15.3.3 Fibromyalgie

- depressive Stimmungslage

Diagnostik
- positive Tenderpoints (definierte druckschmerzhafte Punkte am Übergang von Muskel zu Sehne)
- keine pathologischen Befunde in der Zusatzdiagnostik (BSG und CK normal)

15.3.4 Polymyositis

- Symptomatik wie Dermatomyositis, jedoch keine/kaum »Hautzeichen«

15.3.5 Einschlusskörpermyositis

- Symptomatik ähnlich wie Polymyositis mit BSG-Erhöhung, Patienten sind jedoch älter
- proximale und distale Muskelgruppen in etwa gleich betroffen (besonders Fingerflexoren)
- Differenzierung histopathologisch durch Nachweis charakteristischer Einschlüsse, u. a. sog. »rimmed vacuoles«
- aufgrund von degenerativen histopathologischen Veränderungen mit Amyloid-Aggregaten auch als »Alzheimer des Muskels« bezeichnet
- Glukokortikoide kaum/nicht wirksam
- vermutlich primär degenerativer Prozess, entzündliche Prozesse sekundär

15.3.6 Sekundäre Myositiden

- Auftreten im Rahmen von anderen Systemerkrankungen z. B.
    - Lupus erythematodes
    - Sarkoidose
    - Sjögren-Syndrom

15.3.7 Infektiös vermittelte Myopathien

- viral ausgelöste Myositiden:
    - Bornholmer Erkrankung (Coxsackie B Virusinfektion)
    - Influenza
    - HIV
- bakteriell ausgelöste Myositiden (v.a. Borrelien, Staphylokokken, Clostridien)
- Parasiten (z. B. Trichinen)

Diagnostik
- Serologie und/oder Muskelbiopsie

Therapie
- gezielt mit Antibiotikum oder symptomatisch

15.4 Metabolische Myopathien

- Heterogene Gruppe von hereditären Stoffwechselstörungen

15.4.1 Glykogenosen

- unzureichende Verwertung/Metabolisierung von Glykogen führt zur Akkumulation in der Muskelzelle → Funktionsstörung
- bedeutendste Erkrankung im Erwachsenenalter: **McArdle-Krankheit** (Glykogenose Typ 5; Muskelphosphorylase-Mangel)

Klinik
- nach Belastung auftretende Myalgien und Schwäche
- Muskelkrämpfe und Rhabdomyolysen (dunkler Urin nach Belastung = Myoglobulinurie)
- im Intervall keine Beschwerden

Diagnostik
- CK kann im Intervall normal sein
- Laktat-Ischämie-Test: unter Ischämiebedingungen Belastung der Unterarmmuskulatur, anschließend Untersuchung des Blutes auf Veränderungen von Laktat (Glykogenstoffwechsel) und Ammoniak (Purinstoffwechsel)
- Normalerweise steigen Ammoniak und Laktat an, bei der McArdle-Krankheit fehlt der Laktatanstieg
- Muskelbiopsie: Glykogenüberladung der Muskelzellen

Therapie
- keine kausale Therapie möglich
- vor Belastung kohlenhydratreiche Kost
- Vermeidung von starken körperlichen Belastungen

Eigene Notizen

15.4.2 Mitochondriale (Enzephalo-)Myopathien

▶ Kap. 16.1.2.

15.4.3 Lipidspeichermyopathien

- langkettige Fettsäuren dienen als Energielieferant für aerobe Belastung
- Schwäche und Myalgien bei längerer Belastung
- am häufigsten vorkommende Erkrankungen:
  - Carnitin-Palmitoyl-Transferase-Mangel
  - Carnitinmangel

15.4.4 Purinnukleotid-Zyklus-Myopathie

- Myoadenylat-Desaminase-Mangel
- häufigste und gutartige metabolische Myopathie (bis 5% der Bevölkerung)
- unterschiedliche Schweregrade

Klinik
- Schmerzen und Schwäche bei Belastung

Diagnostik
- CK in 50% der Fälle erhöht
- Laktat-Ischämie-Test: normaler Anstieg von Laktat bei fehlendem Anstieg von Ammoniak

Therapie
- Therapieversuch bei starker Ausprägung mit D-Ribose vor muskulärer Belastung

15.5 Myotonien und paroxysmale Lähmungen

Beide Erkrankungsgruppen zählen zu den Kanalkrankheiten, die aufgrund einer Mutation eines Na-, Cl- oder Ca-Kanals zu einer Dekontraktionshemmung (Myotonie) oder abnormen Depolarisation führen (hypo-, hyperkaliämische Paralyse).

15.5.1 Myotonien

- typisch für alle Myotonien ist die »myotone Reaktion«, d. h. nach willkürlicher oder reflexiver Muskelkontraktion kommt es zur verspäteten Erschlaffung der Muskulatur

15.5 · Myotonien und paroxysmale Lähmungen

Myotonia congenita Thomsen
- autosomal-dominant
- Störung im Chlorid-Kanal
- Beginn in der Kindheit in Form einer generalisierten Myotonie
- »athletisches Aussehen«
- nach repetitiven Bewegungen Besserung der Symptome (warm-up)
- im EMG myotone Entladungen
- oft keine Therapie notwendig
- bei starker Beeinträchtigung Mexiletin (Membranstabilisierung)

Myotonia congenita Becker
- autosomal-rezessiv
- ansonsten wie Myotonia congenita Thomsen

Paramyotonia congenita Eulenburg
- autosomal-dominant
- Störung im Natrium-Kanal
- im Gegensatz zu Myotonia congenita Thomsen und Becker kommt es bei zunehmender Muskelarbeit und Kältexposition zu einer Aggravierung – deshalb Para(doxe)myotonie
- manchmal in Kombination mit paroxysmaler Lähmung

15.5.2 Periodische Lähmungen

Hypokaliämische periodische Lähmung
- autosomal-dominant
- Störung im Calcium-Kanal

Klinik
- plötzlich einsetzende proximal betonte Muskelschwäche
- meistens Auftreten in der zweiten Nachthälfte
- Reflexverlust
- Dauer: Minuten bis Tage

Diagnostik
- Provokation durch körperliche Arbeit und kohlenhydratreiche Kost
- Labor: Kalium <3 mmol
- EKG: Zeichen der Hypokaliämie mit Verlust der T-Welle, aber U-Welle (Merke: **no** pota**ssiu**m: no T but U), Gefahr von Herzrhythmusstörungen wie lebensbedrohlichen Bradykardien
- EMG: **keine** myotone Entladungen

Therapie
- akut: Kalinor BT oder Kaliuminfusion (zentraler Zugang)

Prophylaxe
- Vermeidung von starker körperlicher Anstrengung

Eigene Notizen

Differenzialdiagnose
- sekundäre Hypokaliämien bei Conn-Syndrom
- sekundärer Hyperaldosteronismus
- Thyreotoxikose
- psychogene Lähmungen

Hyperkaliämische Lähmung (Gamstorp)
- autosomal-dominant
- Störung im Natrium-Kanal
- Paresen insgesamt weniger stark ausgeprägt als bei hypokaliämischer Form
- Serumkalium erhöht auf >6 mmol
- EKG-Veränderungen im Anfall

15.6 Störungen der neuromuskulären Übertragung

- Unterscheidung in
    - postsynaptische Störung (Myasthenia gravis pseudoparalytica)
    - präsynaptische Störung (Lambert-Eaton-Rooke-Syndrom, Botulismus)

15.6.1 Myasthenia gravis pseudoparalytica

- postsynaptische Störung
- erworbene Autoimmunerkrankung aufgrund von Antikörperbildung gegen Proteine des Muskels (vor allem Acetylcholinrezeptoren), die an der Übertragung des Nervenimpulses auf den Muskel beteiligt sind
- Störung der neuromuskulären Übertragung mit unter Belastung zunehmender Muskelschwäche
- Unterteilung in generalisierte und okuläre Myasthenie (AK in 50% negativ) aufgrund des Schweregrades und der Entwicklung einer myasthenen Krise von Bedeutung
- Klassifikation nach Schweregraden:
    - Grad I: okuläre Myasthenie (Ptose und Doppelbilder, ca. 50% nach zwei Jahren Generalisierung, gute Prognose)
    - Grad IIa: leichte generalisierte Form (gutes Ansprechen auf Cholinesterasehemmer)
    - Grad IIb: mäßig ausgeprägte generalisierte Form (bulbäre Beteiligung, jedoch keine Atembeschwerden)
    - Grad III: akute, rasch progrediente, schwere generalisierte Form (bulbäre Beteiligung und Ateminsuffizienz)
    - Grad IV: chronische, schwere generalisierte Form mit hoher Therapieresistenz und hoher Mortalität

Klinik
- meist Beginn mit Ptosis und Doppelbildern, da bei diesen Muskeln schon geringe funktionelle Störung zu Symptomen führen, die unter Belastung zunehmen und sich in Ruhe wieder bessern
- Sprechveränderungen mit näselnder Sprache
- Kau- und Schluckstörungen
- Atembeschwerden
- bei der systemischen Form: generalisierte Schwäche der Muskulatur
- dramatische Verschlechterungen können auftreten bei Infekten oder Einnahme bestimmter Medikamente wie z. B. Muskelrelaxanzien, Antibiotika (Aminoglykoside, Tetrazykline, hochdosiert Penicillin), Lokalanästhetika, Antiarrhythmika, Phenytoin, Benzodiazepine, Barbiturate, Lithium, β-Blocker, D-Penicillamin, Neuroleptika, trizyklische Antidepressiva

Diagnostik
- klinische Prüfung: schnelle Ermüdbarkeit nach repetitiver Muskelkontraktion (Faustschluss, Kniebeugen)
- Simpson-Test: Patient blickt 30 Sekunden nach oben, bei myasthener Reaktion kommt es zur zunehmenden Ptosis
- Labor:
  - Antikörper (AK) gegen Acetylcholinrezeptoren (AchR–AK) im Serum (bei generalisierter Myasthenie in 80–90% positiv)
  - wenn negativ, dann AK gegen muskelspezifische Tyrosin-Kinase (MuSK–AK) bestimmen (in ca. 15% aller generalisierter Myasthenien positiv)
- EMG:
  - repetitive Reizung eines Muskels führt zum typischen Dekrement (d. h. die Amplitude des Muskelantwortpotenzials nimmt bei mehrfacher Reizung ab)
- Tensilon-Test:
  - Gabe eines kurzwirksamen Cholinesterasehemmers (Edrophoniumchlorid) führt zur wenige Minuten anhaltenden Besserung der Symptomatik
  - MRT oder CT des Thorax: da die Myasthenie mit einem Thymom (Anti–Titin AK können hier auch positiv sein) oder einer Thymushyperplasie (70%) assoziiert sein kann
  - Lungenfunktionsprüfung zur Abschätzung der Vitalkapazität

Therapie
- durch eine adäquate Therapie kann bei mehr als 90% der Erkrankten ein nahezu normales Alltagsleben erreicht werden:
  - symptomatisch: Cholinesterasehemmer (Physiostigmin)
  - immunmodulatorisch: Glukokortikoide, Azathioprin
  - bei myasthener Krise (dramatische Verschlechterung der Myasthenie z. B. im Rahmen eines Infektes): i. v. Cholinesterasehemmer (30tel der oralen Dosis), i. v. Immunglobuline, Immunabsorption
- bei Thymom oder deutlicher Thymushyperplasie: operative Entfernung

Differenzialdiagnose

- metabolische Myopathien
- Lambert-Eaton-Rooke-Syndrom
- Polymyositis
- Hirnstamminfarkt
- periphere Augenmuskellähmungen

15.6.2 Lambert-Eaton-Rooke-Syndrom

- Blockade präsynaptischer Calcium-Kanäle durch AK (VGCC)
- in 50% paraneoplastische Genese, deshalb Tumorsuche obligat in den ersten 5 Jahren
- bei primärer Form häufig kombiniert mit anderen Autoimmunerkrankungen (Morbus Basedow, Hashimoto-Thyroiditis)

Klinik

- Schwäche der proximalen Muskulatur (Beine stärker betroffen als Arme)
- Augenmuskulatur eher selten betroffen
- Myalgien
- bei Belastung initial geringe Kraftentwicklung, die bei längerer Betätigung zunimmt (im Gegensatz zu Myasthenia gravis)

Diagnostik

- Labor: AK gegen spannungsabhängige Kalziumkanäle (VGCC)
- EMG: repetitive hochfrequente Reizung führt zu einem Inkrement (d. h. die Muskelantwort wird stärker)
- Tumorsuche obligat

Therapie

- wenn positiver Tumornachweis, dann Behandlung des Grundleidens
- Cholinesterasehemmer weniger wirksam als bei Myasthenia gravis
- 3,4 Diaminopyridin, ggf. Steroide und Azathioprin

Differenzialdiagnose

- Myasthenia gravis
- Botulismus (▶ Kap. 17.9)

Tag 4 – Hirnnerven und Störungen des peripheren Nervensystems

16 Metabolische und toxische Erkrankungen des Nervensystems

A. Klein

16.1	Hereditäre Stoffwechselstörungen	– 238
16.1.1	Lipidspeicherkrankheiten und Leukodystrophien	– 238
16.1.2	Mitochondriale Zytopathien	– 238
16.2	Erworbene Stoffwechselkrankheiten	– 240
16.2.1	Alkoholtoxische Enzephalopathien	– 240
16.2.2	Hepatische Enzephalopathie	– 241
16.2.3	Urämische Enzephalopathie	– 242
16.2.4	Hyponatriämische Enzephalopathie	– 243
16.2.5	Hypokalzämische Enzephalopathie	– 244
16.2.6	Hypoglykämische Enzephalopathie	– 245
16.2.7	Funikuläre Myelose	– 245
16.3	Praktisches Vorgehen bei Verdacht auf eine metabolisch-toxische Enzephalopathie	– 246

16.1 Hereditäre Stoffwechselstörungen

16.1.1 Lipidspeicherkrankheiten und Leukodystrophien

- seltene Erkrankungen, überwiegend bereits im Kindesalter auftretend
- Ursache: genetischer Mangel an bestimmten Abbauenzymen bzw. Aktivator- oder Transportproteinen
    - Folge: Akkumulation von intrazellulären Lipiden (z. B. Sphingolipide, Ganglioside, Cerebroside, Sulfatide, Phospholipide) und Zellschädigung
- Lokalisation: bevorzugt ZNS, aber auch andere Organe betroffen
- Leukodystrophien definieren sich über eine bevorzugte Schädigung der weißen Substanz mit fortschreitender Demyelinisierung
- **Formen:**
    - Gangliosidosen
        - GM1-Gangliosidose (Tay-Sachs-Krankheit)
        - GM2-Gangliosidose
    - Glucocerebrosidose (Morbus Gaucher)
    - Globoidzell-Leukodystrophie (Morbus Krabbe)
    - Adrenoleukodystrophie
    - Sphingomyelinose (Morbus Niemann-Pick)
    - Ceroidlipofuscinosen

Klinik

- Leitsymptome
    - Demenz, geistige Retardierung
    - motorische Störungen
    - Krampfanfälle
    - Lebererkrankung
    - Neuropathien

Diagnostik

- MRT
- molekulargenetische Untersuchungen

16.1.2 Mitochondriale Zytopathien

- seltene Erkrankungen, die sich v. a. in den ersten zwei Lebensdekaden manifestieren und progredient verlaufen
- Ursache: angeborener Defekt in der oxidativen Phosphorylierung
- bei Mutationen der mitochondrialen DNA liegt eine maternale Vererbung vor

Klinik

- Muskelschwäche, Kardiomyopathie
- Okulomotorikstörungen
- Entwicklungsverzögerung

16.1 · Hereditäre Stoffwechselstörungen

- Demenz
- Krampfanfälle
- endokrinologische Störungen (z. B. Diabetes mellitus)

Diagnostik
- Muskelbiopsie mit Nachweis von »ragged red fibers«
- Molekulargenetik

Therapie
- keine kausale Therapie möglich
- symptomatische Therapie (z. B. antikonvulsive Therapie, Blutzuckereinstellung, Physiotherapie)
- Therapieversuche mit Vitaminen, Coenzym Q10

Chronisch-progressive externe Ophthalmoplegie (CPEO)
- Deletion mitochondrialer DNA oder Mutationen im nukleären Genom
- Leitsymptome:
  - progrediente externe Ophthalmoplegie
  - proximale Muskelschwäche
  - Ataxie
  - Demenz

Kearns-Sayre-Syndrom
- ähnlich CPEO
- zusätzlich Retinopathie und Laktaterhöhung im Liquor

MELAS-Syndrom
- Punktmutation in der mitochondrialen DNA
- Leitsymptome:
  - Myopathie
  - Enzephalopathie
  - Demenz
  - Epileptische Anfälle
  - Laktatazidose → als Folge episodisches Erbrechen
  - Stroke-like-episodes

MERFF-Syndrom
- Punktmutation in der mitochondrialen DNA
- Leitsymptome:
  - Myoklonien
  - Epilepsie
  - Ragged-red-fiber-Myopathie

Eigene Notizen

16.2 Erworbene Stoffwechselkrankheiten

16.2.1 Alkoholtoxische Enzephalopathien

Alkoholentzugsdelir
- z. T. ausgelöst durch Infekte, Gastritis, Unfälle

Klinik
- Prädelir:
  - Tremor
  - Kopfschmerzen
  - vegetative Hyperaktivität
  - Reizbarkeit
- Delir:
  - Bewusstseinsstörung
  - Desorientiertheit
  - Halluzinationen
  - Krampfanfälle
- **Cave** Delir ist ein lebensbedrohliches Krankheitsbild

Therapie
- allgemein:
  - Flüssigkeitsbilanzierung
  - Elektrolytsubstitution
  - Vitaminsubstitution
  - ggf. Intensivtherapie, Intubation etc.
- spezifische Delirbehandlung:
  - Clomethiazol oder Benzodiazepine, z. B. Diazepam (nach Schema)

Wernicke-Korsakow-Syndrom
- Ursache ist ein Thiaminmangel (Vitamin B_1)
  - v. a. bei Alkoholismus
  - Malnutrition
  - Anorexie
  - Magenresektion
- **Memo** Thiamin ist Cofaktor für verschiedene Schlüsselenzyme im Energiestoffwechsel, der Bedarf ist abhängig von der Stoffwechsellage (z. B. hoher Bedarf bei Glc-Infusionen)

Klinik
- **klassische Trias** (nur bei 10% der Fälle komplett vorhanden):
  - Desorientiertheit, Apathie, Vigilanzstörung (bei 80%)
  - Gangataxie (bei 20%)
  - Okulomotorikstörungen (bei 30%)
- weitere Symptome:
  - Polyneuropathien, Schwindel, Hypothermien, kardiovaskuläre Dysfunktionen

- Übergang zur chronischen Korsakow-Psychose (meist irreversibel)
  - Gedächtnisstörungen, Konfabulationen

Diagnostik
- Wernicke-Enzephalopathie ist eine klinische Diagnose, Thiaminspiegel kein sicherer Parameter
- MRT: Hyperintensitäten (T2, FLAIR) v. a. in Thalamus und Hypothalamus, am Boden des 4. Ventrikels sowie in den Corpora mamillaria

Therapie
- bereits bei Verdacht behandeln
- Thiamin (z. B. initial hochdosiert i. v., dann i. m. oder oral)
- unbehandelt: 20% Letalität, 85% Übergang in Korsakow-Syndrom

Alkoholtoxische Hirnatrophie
- zerebellär betonte zerebrale und irreversible Atrophie als Spätfolge eines chronischen Alkoholismus
- Klinik:
  - Demenz
  - Stand- und Gangataxie

16.2.2 Hepatische Enzephalopathie

- Ursachen:
  - akutes Leberversagen:
    - Hepatitis
    - Intoxikation
  - chronische Leberschädigung:
    - Leberzirrhose
    - portosystemischer Shunt
- Pathophysiologie
  - Hirnschädigung durch Akkumulation von Ammoniak und anderen toxischen Substanzen
  - Ausbildung eines zerebralen Ödems
  - Störung der Blut-Hirn-Schranke
- häufig Exazerbation durch:
  - Medikamente (z. B. Paracetamol)
  - gastrointestinale Infekte
  - gastrointestinale Blutungen
  - Elektrolytstörungen

Klinik
- Bewusstseinsstörung
- Psychosyndrom
- Asterixis (= »flapping tremor«, grobschlägiger Myoklonus)

Eigene Notizen

Eigene Notizen

Klinische Stadien der hepatischen Enzephalopathie					
	Ohne Befund	Stadium 1	Stadium 2	Stadium 3	Stadium 4
Psychischer Befund	normal	Störung von Aufmerksamkeit und Konzentration	Lethargie, Desorientierung	Somnolenz, Stupor	Koma
Asterixis	keine	selten	gelegentlich	häufig	ständig
EEG	normal	leichte AV	mittelschwere AV	mittelschwere bis schwere AV	schwere AV
NH_3-Spiegel	<150 µg/dl	150–200 µg/dl	200–250 µg/dl	250–300 µg/dl	>300 µg/dl

AV = Allgemeinveränderungen

Diagnostik
- in erster Linie klinische Diagnose
- Labor: NH_3-Spiegel (kann auch normal sein, keine verlässliche Korrelation)
- EEG: mit zunehmender Klinik Allgemeinveränderungen und z. T. triphasische Wellen
- CCT: ggf. zerebrales Ödem

Therapie
- kausal:
  - Lebertransplantation im akuten Leberversagen (Senkung der Mortalität von 80% auf 30%)
  - überbrückend Plasmapherese oder Leberersatzverfahren
  - Behandlung der auslösenden Erkrankungen (z. B. gastrointestinale Infekte)
- symptomatisch (kein Einfluss auf Mortalität, aber Verbesserung der Lebensqualität):
  - Reduktion des Serumammoniaks durch Senkung der intestinalen Ammoniakaufnahme
    - proteinarme Diät (20–30 g maximal 3 Tage sonst 1,2 g/kg/d)
    - Laktulose → pH-Senkung → vermehrte Stickstoffausscheidung
    - Antibiotikagabe, z. B. Neomyzin, Metronidazol

16.2.3 Urämische Enzephalopathie

- Ursache ist eine Niereninsuffizienz
- Pathophysiologie: Hirnschädigung durch Akkumulation von harnpflichtigen Substanzen, Metaboliten von Aminosäuren und Proteinen

Klinik
- Bewusstseinsstörungen
- Verwirrtheit, Halluzinationen
- Asterixis, Myoklonien, Zuckungen (= twitch-convulsive syndrome)
- Krampfanfälle

Diagnostik
- Labor: Kreatinin, Harnstoff
- EEG: Allgemeinveränderungen, ggf. epilepsietypische Potenziale

Therapie
- Dialyse
- Korrektur von Elektrolytstörungen
- ggf. antikonvulsive Therapie

16.2.4 Hyponatriämische Enzephalopathie

- Ursachen
  - hypovolämische Hyponatriämie:
    - Diuretikatherapie
    - zerebrales Salzverlustsyndrom (CSWS)
    - NNR-Insuffizienz (Aldosteronmangel)
    - rezidivierendes Erbrechen, Diarrhö
  - isovolämische Hyponatriämie:
    - Syndrom der inadäquaten ADH Sekretion (SIADH)
    - psychogene Polydipsie
  - hypervolämische Hyponatriämie:
    - Herz-, Nieren-, Leberinsuffizienz
    - Wasserintoxikation

Klinik
- akut:
  - Kopfschmerzen
  - Übelkeit
  - Schwäche
  - Tremor
  - Delir
  - Anfälle
- chronisch:
  - Verwirrtheit
  - Wesensveränderung
  - Gangstörungen
  - Anfälle

Diagnostik
- klinische Parameter zum Volumenstatus:
  - Herzfrequenz
  - Hautturgor
  - Schleimhäute

- Labor:
    - Bilanzierung
    - Sammelurin
    - Osmolalität

Therapie

- Behandlung der zugrunde liegenden Störung
- langsame Substitution durch Gabe hypertoner isotoner Lösungen und ggf. zusätzlich oraler NaCl Kapseln

Komplikation: Zentrale pontine Myelinolyse

- verursacht meist durch zu raschen Ausgleich einer Hyponatriämie, häufig auf dem Boden einer Lebererkrankung
- schweres und meist irreversibles Krankheitsbild, das es durch adäquate (langsame) Natriumsubstitution zu vermeiden gilt
- Pathophysiologie:
    - Hirndehydratation und Myelinschädigung bevorzugt in der Pons
    - seltener in extrapontinen Arealen wie Cerebellum, Thalamus, Stammganglien
- **Symptome**
    - Bewusstseinsstörung bis zum Koma
    - spastische Tetraparese
    - Dysarthrie
    - Hirnnervenparesen
    - Locked-in-Syndrom
- **Prophylaxe:**
    - Anhebung des Serumnatriums um nicht mehr als 1 mmol/h
    - bei Ausgangswerten von <110 mmol/l Anhebung um nicht mehr als 10 mmol/24 h
- **Formel zur Berechnung des Natriumdefizits:**
    $(Na_{soll} - Na_{ist}) \times kg\ KG \times 0,3$

16.2.5 Hypokalzämische Enzephalopathie

- **Tetanie:** gesteigerte neuromuskuläre Erregbarkeit mit Muskelkrämpfen und Parästhesien
    - hypokalzämische Tetanie: bei Hypoparathyreoidismus
    - normokalzämische Tetanie: vor allem durch Hyperventilation mit respiratorischer Alkalose

Klinik

- Kribbelparästhesien
- Karpopedalspasmen (z. B. Pfötchenstellung der Hände)
- Chvostek-Phänomen (Zuckungen der Gesichtsmuskulatur durch Beklopfen des N. facialis)
- Fibularisphänomen (durch Beklopfen des N. peroneus ausgelöste Fußhebung und -pronation)
- Trousseau-Zeichen (Verkrampfung der Handmuskulatur ausgelöst durch Oberarmkompression mit Blutdruckmanschette)

Therapie

- Ca^{2+} i. v.
- bei Hyperventilation: Rückatmung in einen Beutel

16.2.6 Hypoglykämische Enzephalopathie

- bei Serumglukose <30 mg/dl
- Ursachen
  - Insulinüberdosierung
  - Inselzelltumoren
  - schwere Lebererkrankungen

Klinik

- Hunger
- Kopfschmerzen
- Nervosität
- Tremor
- Myoklonien, Krampfanfälle
- Saug- und Greifreflexe
- Muskelspasmen
- Bewusstseinsstörung bis zum Koma

Therapie

- Glucose i. v.
- bei Mangelernährung/Alkoholikern zusätzlich Vitamin B_1 (Risiko einer Wernicke-Enzephalopathie)

16.2.7 Funikuläre Myelose

- Ursache: Vitamin-B_{12}-Mangel durch:
  - Resorptionsstörungen (atrophische Gastritis, Morbus Crohn, Magen-OP)
  - vermehrten Verbrauch (z. B. Schwangerschaft)
  - Mangelernährung
- Lokalisation:
  - bevorzugt Rückenmark (v. a. zervikothorakal), subakute Degeneration der Hinter- und Seitenstränge
  - im Verlauf auch axonale Schädigungen und Demyelinisierung im Marklager und in peripheren Nerven

Klinik

- spinale Ausfallssymptomatik
  - Sensibilitätsstörungen
  - spinale Ataxie
  - Paresen
  - Blasen- und Mastdarmstörungen

- Psychosyndrom
- gastrointestinale Störungen
- megalozytäre Anämie

Diagnostik
- Labor: Bestimmung von Vitamin B_{12} (niedrig), Methylmalonsäure (hoch), Homozystein (hoch)
- Elektrophysiologie: Nachweis einer Schädigung der spinalen Bahnen
- Gastroskopie
- MRT: Signalanhebung der Hinterstränge sowie des periventrikulären Marklagers

Therapie
- Vitamin-B_{12}-Substitution initial intramuskulär oder intravenös (bei Intrinsic-Factor-Mangel dauerhaft intramuskulär)
- zusätzlich Folsäure

16.3 Praktisches Vorgehen bei Verdacht auf eine metabolisch-toxische Enzephalopathie

Anamnese/Fremdanamnese
- Verlauf?
- Akuität?
- Vorerkrankungen (v. a. Leber, Niere, Alkoholabusus, Epilepsie, endokrinologische Störungen)
- Drogen?
- Suizidalität?
- psychiatrische Vorerkrankungen?
- Familienanamnese?

Klinische Untersuchung
- führende Symptome:
  - Bewusstseinsstörungen
    - quantitativ: Somnolenz bis Koma
    - qualitativ: Verwirrtheit, kognitive Störungen, Delir
  - motorische Störungen
    - Ataxie
    - Tremor
  - Krampfanfälle

Differenzialdiagnosen
- Meningoenzephalitis
- Hirnblutung
- Schädel-Hirn-Trauma
- Sinusthrombose
- nonkonvulsiver Status
- Sepsis

16.3 · Praktisches Vorgehen

Stufendiagnostik

Stufe	Diagnostisches Vorgehen	

1. Stufe	klinische Untersuchung	– Vigilanzzustand
		– Orientierung
		– allgemein:
		  – Fieber?
		  – Schmerzen?
		  – Vitalparameter
		– fokale neurologische Ausfälle?
		– Pupillendifferenz?
		– Haut:
		  – Petechien?
		  – Leberzeichen?

	Labor	– Entzündungsparameter – Elektrolyte – Nierenwerte – Leberwerte – TSH – Ethanolspiegel – Drogenscreening – ggf. Medikamentenspiegel
	zerebrale Bildgebung	Ausschlussdiagnostik ggf. Nachweis eines Ödems
2. Stufe	erweitertes Labor	– Ammoniak – Vitamine – Hormone – Liquor – Infektfokussuche
	EEG	
3. Stufe	– weiterführende Bildgebung – gastrointestinale Abklärung – Elektrophysiologie	

Eigene Notizen

Tag 5 – Entzündliche und infektiöse Erkrankungen des zentralen Nervensystems

17 Infektionen des ZNS

S. C. Tauber, J. Gerber

17.1 Bakterielle Infektionen des ZNS – 251
17.1.1 Bakterielle Meningitis – 251
17.1.2 Hirnabszess – 253
17.1.3 Septisch-embolische und septisch-metastatische Herdenzephalitis – 254
17.1.4 Borreliose (Lyme disease) – 256
17.1.5 Tuberkulöse Meningitis – 258
17.1.6 Lues – 259
17.1.7 Listeriose – 262
17.1.8 Q-Fieber – 262
17.1.9 Leptospirose – 263
17.1.10 Botulismus – 264
17.1.11 Morbus Whipple – 265
17.1.12 Tetanus – 266

17.2 Virusinfektionen des ZNS – 268
17.2.1 Virale Meningitis und Enzephalitis – 268
17.2.2 Frühsommer-Meningoenzephalitis (FSME) – 269
17.2.3 Herpesenzephalitis – 270
17.2.4 Varizella-Zoster-Virus-Infektion (Herpes zoster) – 271
17.2.5 Zytomegalie-Enzephalitis (CMV-Enzephalitis) – 273
17.2.6 Masernassoziierte Infektionen – 273
17.2.7 Tollwut (Rabies, Lyssa) – 275
17.2.8 Progressive multifokale Leukenzephalopathie (PML) – 276
17.2.9 HIV-Infektion und AIDS – 277

17.3 Pilzinfektionen des ZNS – 280
17.3.1 Allgemeine Übersicht – 280
17.3.2 Candidamykose – 281
17.3.3 Kryptokokkose – 281
17.3.4 Aspergillose des ZNS – 282

17.4 Protozoeninfektion des ZNS – 283
17.4.1 Zerebrale Toxoplasmose – 283
17.4.2 Zerebrale Malaria – 284
17.4.3 Amöbiasis – 285
17.4.4 Neurozystizerkose – 286
17.4.5 Echinokokkose – 287

17.5	Prionenerkrankungen – 288
17.5.1	Allgemeine Systematik – 288
17.5.2	Creutzfeldt-Jakob-Erkrankung – 288
17.5.3	Neue Variante der Creutzfeldt-Jakob-Erkrankung – 289

17.6	Gerstmann-Sträussler-Syndrom – 290

17.7	Fatale familiäre Insomnie – 290

17.8	Myelitis – 291
17.8.1	Erregerbedingte Myelitis – 291

17.1 Bakterielle Infektionen des ZNS

17.1.1 Bakterielle Meningitis

Definition
Durch Bakterien hervorgerufene Meningitis mit der klassischen Trias Kopfschmerzen, Fieber und Meningismus

Erreger
- Früh- und Neugeborene <6 Wochen: *E. coli, Klebsiella, Enterobacter,* β-hämolysierende Streptokokken der Gruppe B, *Listeria monocytogenes*
- Säuglinge >6 Wochen, Kinder und Jugendliche: *Neisseria meningitidis, Streptococcus pneumoniae, Haemophilus influenzae*
- Erwachsene (insbesondere >50 Jahre, Diabetes mellitus, Alkoholabusus): *Streptococcus pneumoniae, Neisseria meningitidis, Listeria monocytogenes*
- nach Trauma, operativer Shuntanlage: *Staphylococcus aureus, Staphylococcus epidermidis, Pseudomonas aeruginosa*

Klinik
- Kopfschmerzen
- hohes Fieber
- Meningismus
- Vigilanzstörung
- Übelkeit und Erbrechen
- Lichtscheu
- epileptische Anfälle
- fokal-neurologische Defizite

Diagnostik
- **Bei Verdacht auf Meningitis folgende Reihenfolge beachten!**
  - Blutkulturen asservieren, Blutentnahme für Entzündungsparameter, ggf. mit Procalcitonin wenn klinisch Zweifel zwischen viraler und bakterieller Meningitis bestehen
  - wenn kein fokal-neurologisches Defizit, keine Bewusstseinsstörung und unauffälliger Augenhintergrund: sofort Lumbalpunktion, sehr zeitnaher Beginn einer antibiotischen Therapie, anschließend CCT
  - bei fokal-neurologischem Defizit oder Bewusstseinsstörung: sofortige Einleitung einer antibiotischen Therapie, dann CCT, nach Ausschluss eines Hirnödems/intrakranieller Druckerhöhung Lumbalpunktion, sonst keine Lumbalpunktion
- **Lumbalpunktion:** Liquoraspekt trüb bis eitrig, hochgradige Pleozytose >1000 Zellen/µl, erhöhtes Gesamtprotein, schwere Schrankenfunktionsstörung, Laktat ↑, Glukosequotient ↓, lichtmikroskopischer Nachweis der Erreger
- **Mikrobiologie:** Erregeranzucht aus Blut und Liquor
- HNO-ärztliche Untersuchung und CT der Nasennebenhöhlen zur Fokussuche

Komplikationen
- **allgemein:** Hydrocephalus malresorptivus, subdurales Empyem, Sinusthrombose, Hirnabszess, Hypakusis, Sepsis, Herniation bei Hirnödem, Verbrauchskoagulopathie, ARDS (adult respiratory distress syndrome), SIADH (Syndrom der inadäquaten ADH-Sekretion), Rhabdomyolyse
- **speziell bei Pneumokokkenmeningitis:** ausgedehnter Herpes labialis, Hörminderung bis zur Taubheit, kognitive Defizite
- **speziell bei Meningokokkenmeningitis:** Waterhouse-Friderichsen-Syndrom mit Schock, Verbrauchskoagulopathie, hämorrhagischem Exanthem und Purpura aufgrund von Nebennierenrindeninfarkten/-blutungen mit hoher Letalität

Therapie
- kalkulierte antibiotische Initialtherapie je nach vermutetem Erreger (bei bekanntem Erreger ggf. Korrektur oder Erweiterung entsprechend der Leitlinien)
- Früh- und Neugeborene <6 Wochen: Cefotaxim; Ampicillin + Gentamicin bei Listerienverdacht
- Säuglinge >6 Wochen, Kinder und Jugendliche: Cefotaxim oder Ceftriaxon (ggf. + Gentamicin), Alternative bei schwerer Cephalosporinallergie: Chloramphenicol, Meropenem bei gramnegativen Stäbchen, Vancomycin bei grampositiven Kokken
- Erwachsene (insbesondere >50 Jahre, Diabetes mellitus, Alkoholabusus): Ceftriaxon (+ Ampicillin bei Listerienverdacht), ggf. + Gentamicin
- nach Trauma, operativer Shuntanlage: Vancomycin + Meropenem oder Vancomycin + Ceftazidim
- adjuvante Behandlung mit Dexamethason mit erster Antibiotikagabe
- **Cave** Bei Meningitis als Folge einer Endokarditis oder im Neugeborenenalter keine Steroidapplikation

Prognose
- Letalität bei Pneumokokken 20%, Meningokokken ca. 5–10% (Pneumokokkenmeningitiden haben bei Erwachsenen die schlechteste Prognose, Meningokokken eine günstigere Aussicht auf Heilung), gramnegativen Bakterien 10–20%, *Haemophilus influenzae* 5%
- die Letalität bei Neugeborenen ist sehr hoch, insbesondere bei Meningitiden durch *E. coli*
- prognostisch ungünstige Faktoren bei Erwachsenen sind Alter, rasch progrediente Vigilanzstörungen, früh auftretende epileptische Anfälle und Atem- und Herzinsuffizienz
- Überlebende leiden zu einem hohen Prozentsatz an residuellen Symptomen wie Konzentrations- und Gedächtnisstörungen, Hörminderung, symptomatische Epilepsie

17.1.2 Hirnabszess

Definition
Eitrige intrazerebrale Entzündung mit Gewebeeinschmelzung und Abkapselung

Erreger
- häufig Mischinfektion
- in erster Linie Oralstreptokokken (z. B. *Streptpcoccus viridans*)
- seltener Staphylokokken, Bakteriodes, Enterobakterien, Listerien, Pseudomonas
- bei immunkompromittierten Patienten Pilze (Candida, Kryptokokken), Toxoplasmose; *Entamoeba histolytica*

Ursache
- 50% fortgeleitet bei Otitis media, Mastoiditis, Sinusitis, Zahninfektionen
- 30% hämatogen bei Endokarditis, Pneumonie, Bronchiektasen, AV-Angiomen der Lunge
- 10% nach offenem SHT ❗ **Cave** Lange Latenz möglich
- selten nach eitriger Meningitis, septischer Sinusthrombose

Klinik
- Kopfschmerzen
- Übelkeit, Erbrechen
- Meningismus
- fokal-neurologische Defizite (Paresen, Hirnnervenausfälle)
- epileptische Anfälle, psychische Alterationen
- Fieber, Leukozytose
- häufig subakute Entwicklung der Symptomatik

Diagnostik
- **CCT:** solitäre oder multiple zentral hypodense, an der Mark-Rinden-Grenze lokalisierte, scharf begrenzte Struktur, die ringförmig Kontrastmittel aufnimmt, mit perifokalem raumforderndem Ödem
- **Blutanalyse:** Entzündungszeichen ↑, kann auch fehlen
- **Lumbalpunktion:** gemischtzellige geringe bis mäßige Pleozytose, erhöhtes Gesamtprotein
- ❗ **Cave** Liquoranalyse kann bei bis zu ¼ aller Pat. unauffällig sein, häufig gelingt keine Erregeranzucht, Risiko aufgrund möglicher Herniation bei Hirndruckerhöhung und geringem diagnostischem Nutzen gut abwägen
- **EEG:** Herdbefund
- **Fokussuche:** Hals-, Nasen-, Ohrenraum, Zähne, Herz, Lunge, Knochen
- ggf. stereotaktisches Biopsat zur Keimisolierung (außer bei V. a. Toxoplasmose und Helminthen → Serologie)

Differenzialdiagnose
- Toxoplasmose
- Metastasen
- Glioblastoma multiforme
- zerebrales Lymphom
- Tbc-Herde
- Hämatom

Therapie
- **antibiotische Initialtherapie bei noch nicht gesichertem Erreger:**
  - Ceftriaxon (oder Cefotaxim) + Metronidazol + Staphylokokkenantibiotikum Flucloxacillin oder Fosfomycin
- bei V. a. *Staphylococcus areus*:
  - Flucloxacillin oder Fosfomycin
  - oder Vancomycin + Rifampicin (MRSA)
- bei V. a. nosokomnial erworbenem Keim, nach offenem SHT, postoperativ:
  - Ceftriaxon (oder Cefotaxim) + Metronidazol + Vancomycin
  - oder: Vancomycin + Meropenem
- bei V. a. *Pseudomonas aeruginosa*:
  - Vancomycin + Metronidazol + Ceftazidim
  - oder: Vancomycin + Meropenem
- bei V. a. Pilzinfektion:
  - Amphotericin B + Flucytosin
- bei ausgeprägtem Perifokalödem, drohender Herniation, multiplen Abszessen, Abszess im Kleinhirn oder Hirnstamm: Dexamethason
- **operativ:** Exstirpation mittels Kraniotomie bei Pilzabszess, Fistelbildung, gekammerten Abszessen, bei raumfordernder Wirkung mit Herniationsgefahr
- operative Sanierung der Grunderkrankung bei Fortleitung

Prognose
- Letalität 5–10%
- häufige Residuen
- jeder vierte symptomatische Epilepsie

17.1.3 Septisch-embolische und septisch-metastatische Herdenzephalitis

Definition
Bakterielle herdförmige Enzephalitis, deren Erreger im Rahmen einer Sepsis entweder akut durch Absiedlung von Bakterien (metastatisch durch bakteriellen Streuherd an beliebiger Stelle) oder subakut durch Einschwemmung von bakterienhaltigen Mikrothromben (embolisch, fast immer durch Endokarditis) das ZNS erreichen.

- häufig bei Endokarditis, Drogenabusus, Immunsuppression

Erreger
- Staphylokokken, vergrünende Streptokokken, sehr selten Enterobakterien und *Pseudomonas aeruginosa*

Klinik
- Kopfschmerzen
- Abgeschlagenheit
- Meningismus
- organisches Psychosyndrom
- Bewusstseinsstörung
- evtl. Fieber
- fokal-neurologisches Defizit

Diagnostik
- **CCT, CMRT:** Territorialinfarkte mit hämorrhagischer Transformation bei embolischem Geschehen, multiple Mikroabszesse bei metastatischem Geschehen
- **Blutanalyse:** Entzündungsparameter ↑, wiederholt Blutkulturen
- **Lumbalpunktion:** granulozytäre Pleozytose, erhöhtes Gesamtprotein mit Schrankenfunktionsstörung, Laktat ↑, Glukosequotient ↓, intrathekale IgA-Synthese, evtl. auch IgG, Liquorkulturen
- **Zusatzdiagnostik zur Fokussuche:** EKG, Echokardiographie, Thorax–Röntgen, Oberbauchsonographie

Differenzialdiagnose
- Amyloidangiopathie
- zerebrale Vaskulitis
- zerebrale Malaria
- Tbc
- andere Embolien wie Luft- und Fettembolien

Therapie
- bei noch nicht gesichertem Erreger:
  - antibiotische Initialtherapie mit Cefotaxim (oder Ceftriaxon) + Rifampicin
- bei Katheterinfektion als Fokus oder künstlicher Herzklappe:
  - Vancomycin + Rifampicin oder Fosfomycin
- bei *Pseudomonas aeruginosa*:
  - Ceftazidim oder Meropenem

Komplikationen
- intrazerebrale Blutungen aufgrund entzündlicher Gefäßnekrosen
- eitrige Meningitis durch Keimverschleppung in den Liquorraum
- embolische, sog. mykotische Aneurysmen mit nachfolgender intrazerebraler Blutung und SAB
- häufiger retinale Blutungen durch septische Embolien
- selten intrazerebrale Abszessbildung

Prognose
- hohe Letalität und hohe Rate an Residualschäden wie symptomatische Epilepsie
- fokal-neurologische Defizite

17.1.4 Borreliose (Lyme disease)

Definition
Durch Borrelia burgdorferi hervorgerufene und durch Zeckenstich übertragene systemische Infektion, die auch das ZNS betreffen kann.

Erreger
- *Borrelia burgdorferi sensu lato,* insbesondere *Borrelia burgdorferi sensu stricto, Borrelia garinii* und *Borrelia afzelii*

Klinik
- akute Erkrankung <6 Monate
- chronische Erkrankung >6 Monate (selten; <5%)

Stadium I (Tage bis Wochen nach Zeckenstich)
- **Erythema migrans:** an der Einstichstelle befindliches, sich ausbreitendes, livid-rotes, zentral abblassendes, schmerzloses Erythem, welches nach Tagen bis 4 Wochen spontan verschwindet
- evtl. begleitende Allgemeinsymptomatik in Form von subfebrilen Temperaturen, Abgeschlagenheit, Myalgien und Arthralgien

Stadium II (Wochen bis 6 Monate nach Infektion): Meningoradikuloneuritis (Bannwarth-Syndrom)
- lymphomonozytäre Meningitis mit klinisch blandem Verlauf (mäßige Kopfschmerzen, Lichtscheu, Übelkeit, Erbrechen; häufiger bei Kindern)
- Radikulitis der Spinalnerven mit starken, nächtlich betonten radikulären (Rücken-)Schmerzen, im Verlauf Entwicklung von Parästhesien und Paresen vor allem der Beine
- Hirnnervenparesen, häufig ein- oder beidseitige Fazialisparese (Kinder ↑), selten N. vestibulocochlearis, N. abducens, N. occulomotorius, N. trochlearis betroffen
- weitere Manifestationen außerhalb des ZNS in diesem Stadium:
    - Mono- oder Oligoarthritis überwiegend der großen Gelenke, akuter Verlauf mit Schmerzen, Schwellung, Erguss
    - Karditis (in Europa eher selten) mit AV-Blockierung I–III° mit Schwindel, Palpitationen und Synkopen, sehr selten Myokarditis mit ST- und T-Wellenveränderungen
    - Lymphoadenosis cutis benigna (Lymphozytom) mit rötlich-lividen Knoten an Ohrläppchen (Kinder ↑), Scrotum und Mamille, häufig von Erythema migrans begleitet

Stadium III (>6 Monate)
- chronisch-progrediente Meningoenzephalitis mit irreversiblem Schaden und im Gegensatz zur akuten Meningoenzephalitis kein selbstlimitierender Verlauf, fokal-neurologische Defizite, epileptische Anfälle
- Myelitis mit Gangstörung, Paresen und Blasenentleerungsstörungen, häufig mit Meningoenzephalitis assoziiert
- multifokale zerebrale Vaskulitis mit ischämischen Ereignissen vor allem in Hirnstamm und Thalamus
- weitere Manifestationen außerhalb des ZNS in diesem Stadium:
  - Acrodermatitis chronica atrophicans Herxheimer mit an den Streckseiten der Extremitäten auftretenden, rötlich-lividen, im Verlauf atrophischen Hautveränderungen mit Dysästhesien, Schmerzen und Juckreiz, kann mit Polyneuropathie assoziiert sein
  - chronische Arthritis mit asymmetrischem Verteilungsmuster vor allem der großen Gelenke (Knie, Ellenbogen), schubweiser Verlauf möglich

Diagnostik
- **Blutanalyse:** IgM und IgG ELISA, zur Bestätigung Immunoblot, ggf. nach 3 Wochen bei klinischem Verdacht wiederholen (❗**Cave** Test kann falsch positiv sein bei Lues, EBV, VZV, CMV und Hepatitis B oder C Infektion. Bei neurologischer Symptomatik haben ca. 90% aller Patienten bereits IgM oder IgG Antikörper)
- **Lumbalpunktion:** lymphozytäre Pleozytose <1000 Zellen/μl, erhöhtes Gesamtprotein (>1 g möglich), im Verlauf Borrelien-ASI ↑, ❗**Cave** PCR und Kultur nicht zum Borreliennachweis geeignet!

Differenzialdiagnose
- multiple Sklerose
- Sarkoidose
- Lupus erythematodes
- tumoröses Geschehen
- Lues

Therapie
- bei Neuroborreliose und Karditis: Ceftriaxon i. v. für mindestens 14 Tage
- bei Erythema migrans, Acrodermatitis chronica atrophicans, Arthritis: Doxycyclin oral
- trotz Elimination des Erregers klingen die Symptome teilweise erst im Verlauf von Wochen ab (mit Ausnahme der Schmerzen, die zügig abklingen)

Prognose
- insgesamt gut, Residuen bei Fazialisparese möglich
- die Entität des Post-Borreliose-Syndroms (chronische Borreliose, Post-Lyme-Syndrom) ist nicht gesichert, die von Pat. beklagte Beschwerdesymptomatik tritt nicht häufiger nach Neuroborreliose auf als nach anderen Erkrankungen und sollte nicht erneut mit Antibiotika behandelt werden!

17.1.5 Tuberkulöse Meningitis

Definition
Durch Tuberkelbakterien hervorgerufene Meningitis, seltener Meningoenzephalitis oder Myelitis

- Prädisposition bei Immunsuppression, Alkoholabusus, Reaktivierung einer früher durchgemachten (Lungen-) Tbc und miliare Aussaat
- sehr selten per continuitatem bei tuberkulöser Otitis, Mastoiditis, Spondylitis

Erreger
- *Mycobacterium tuberculosis,* selten *Mycobacterium bovis*

Klinik
- Kopfschmerzen
- Meningismus
- Fieber
- Bewusstseinsstörung
- Stauungspapillen
- Hirnnervenparesen
- fokal-neurologisches Defizit
- epileptische Anfälle

Diagnostik
- **Lumbalpunktion:**
  - gemischtzellige Pleozytose (»buntes Bild«), erhöhtes Gesamtprotein (bis zu mehreren Gramm möglich), Laktat ↑, Glukosequotient ↓, intrathekale IgA-Synthese (manchmal auch 3-Klassen-Reaktion), Tbc–PCR (auch aus Sputum)
  - Mikroskopie nach Ziehl-Neelsen-Färbung mit Nachweis säurefester Stäbchen
  - Kultur (negativer Befund erst nach 8 Wochen)
  - ❶ Cave Liquor kann bei Immunsuppression oder vorangegangener Cortisontherapie unauffällig sein
- **CCT** (Hydrozephalus, Infarkte durch Vaskulitis, Tuberkulome)
- **CMRT** (Kontrastmittelanreicherung an den Meningen, insbesondere basale Zisternen, ischämische Infarkte durch Vaskulitis)
- **Zusatzdiagnostik:**
  - Blutanalyse
  - Entzündungsparameter ↑
  - Thorax–Röntgen (häufig unauffällig)
  - Tbc–Diagnostik in Sputum, Magensaft und Urin

Differenzialdiagnose
- Kryptokokkose
- Neurosarkoidose
- virale Meningitis
- Neuroborreliose

- Neurolues
- Meningeosis neoplastica

Therapie
- bei Verdacht auf Tbc Therapiebeginn immer vor Diagnosesicherung
- ⓘ **Cave** Sehr nebenwirkungsreiche Therapie, viele Wechselwirkungen
- Standardtherapie über 6 Monate (2 Monate 4er Kombination, 4 Monate 2er Kombination):
    - Isoniazid + Vitamin B_6 (zur Prophylaxe von durch Isoniazid verursachten Neuritiden, Psychosen und Krampfanfälle durch kompetitiven Pyridoxinantagonismus)
    - Rifampicin
    - Pyrazinamid
    - Streptomycin oder Ethambutol bei Hinweisen auf resistente Mykobakterien
- Dexamethason zur Prophylaxe des Hydrozephalus

Komplikationen
- Hydrozephalus
- Vaskulitis
- SIADH (Syndrom der inadäquaten ADH-Sekretion)
- Tuberkulome
- Abszess
- spinale Beteiligung

Prognose
- Letalität 10–20%
- häufig Residuen (bis zu 50%)

Rechtliche Gesichtspunkte
- nach Infektionsschutzgesetz (IfSG) namentliche Meldung bei Erkrankung/Tod einer behandlungsbedürftigen Tbc
- namentliche Meldepflicht auch für Laborarzt bei Nachweis von Mykobakterien

17.1.6 Lues

Definition
Durch *Treponema pallidum* hervorgerufene Infektion (Syphilis), die auch das ZNS betreffen kann.

Risikofaktoren
- Promiskuität
- Alkohol- und Drogenabusus

Klinik
- meist Männer zwischen 25 und 35 Jahren, Tendenz ↑

Einteilung
- in Früh- und Spätsyphilis mit dazwischen liegender u. U. mehrjähriger Latenzphase

- **Frühsyphilis, Primärstadium (1–3 Wochen):** Primäraffekt (Ulkus), Lymphadenopathie
- **Frühsyphilis, Sekundärstadium (9–12 Wochen):** Bakterieämie, Allgemeinsymptome, Haut- und Schleimhauteffluoreszenzen, ggf. frühsyphilitische Meningoenzephalitis
    - unbehandelt rezidivierend-chronischer Verlauf über ca. 1 Jahr möglich
    - mehrjährige Latenzphase
- **Spätsyphilis, Sekundärstadium:** Meningoencephalitis syphilitica
- **Spätsyphilis, Tertiärstadium:** progressive Paralyse und Tabes dorsalis

Wichtigste neurologische Manifestationen
- **Frühsyphilis, Sekundärstadium:**
    - frühsyphilitische Meningoenzephalitis (ca. 1/3 aller Infizierten) mit häufig nur entzündlich verändertem Liquor und nur geringer Klinik mit leichten Kopfschmerzen; vereinzelt Hirnnervenausfälle möglich
- **Spätsyphilis, Tertiärstadium:**
    - meningovaskuläre Neurosyphilis (5–7 Jahre): obliterierende Endarteriitis vor allem der A. cerebri media (Heubner-Arteriitis) und A. basilaris mit zerebralen Ischämien und resultierenden Symptomen in Form von Sehstörungen, Schwindel, Paresen, Sprachstörungen, Hörstörung, Kopfschmerzen, epileptischen Anfällen, psychotischen Symptome
    - progressive Paralyse (10–20 Jahre): chronisch-progressive Enzephalitis mit HOPS (hirnorganischem Psychosyndrom), Wesensänderung, psychotischen Episoden, Demenz, Spastik, Dysarthrie, Pupillenstörungen (Argyll-Robertson-Phänomen = reflektorische Pupillenstarre), Myoklonien, epileptische Anfälle, Hirnnervenausfälle
    - Tabes dorsalis (10–20 Jahre): chronische Polyradikulitis mit einschießenden, »lanzierenden« Schmerzen in den Beinen, Areflexie, Lagesinnstörung, Gangstörung, Ataxie, Blasenstörung, Pupillenstörung (Argyll-Robertson-Phänomen), Ophthalmoplegie, Optikusatrophie, tabische Krisen mit Abdominalkoliken und starkem Erbrechen
    - syphilitische Amyotrophie mit ähnlicher Klinik wie ALS und spinale Muskelatrophie wird heute praktisch nicht mehr beobachtet

Diagnostik
- **direkter Erregernachweis:** mittels Dunkelfeldmikroskopie des Reizsekrets aus dem Primäraffekt
- **Blutanalyse:**
    - Treponemen-spezifischer Antikörper-Tests:
        - TPHA (Treponema-pallidum-Hämagglutinationstest) und TPPA (Treponema-pallidum-Partikelagglutinationstest) als Suchtest, wird 2–3 Wochen nach Infektion positiv → bei negativem Resultat entfallen weitere Untersuchungen!
        - FTA-Abs-Test (Fluoreszenz-Treponema-pallidum-AK-Absorptionstest) ist ca. 3 Wochen nach Infektion positiv, wird zur Bestätigung verwendet

- wenn TPHA und FTA-Abs-Test beide positiv, ist Lues bewiesen, aber Aktivität unklar
- Nicht Treponemen spezifische Antikörper Tests (folgend aufgeführte sind nicht beweisend für Treponemeninfektion, aber Marker für Entzündungs-/Krankheitsaktivität, diese Tests werden in der Regel nach erfolgreicher Therapie negativ):
  - VDRL (veneral disease research laboratory test)
  - Rapid-Plasma-Reagin-Test (RPR)
  - Cardiolipin-Komplementbindungsreaktion
  - Lipoid-AK
  - häufigste Aktivitätsbeurteilung mittels VDRL und Cardiolipin-Flockungstest
- Bewertung:
  - nach Therapie bleibt TPHA lebenslang positiv
  - FTA-Abs-Test ist früher negativ als TPHA
  - VDLR nach 6–12 Monaten negativ oder persistierender Titer 1:4
- **Cave** Falsch positive TPHA- und FTA-Abs-Tests möglich bei Borreliose, Mononukleose, Autoimmunerkrankungen; falsch positiver VDRL möglich bei Mononukleose, Tbc, Malaria, Kollagenosen, Schwangerschaft
- **Lumbalpunktion:** mäßige Pleozytose, erhöhtes Gesamtprotein, Laktat meist normal. Treponemen-ASI oder ITpA-Index ↑
  - aktive Neurolues: TPHA positiv, VDRL/Cardiolipin-KBR erhöht und entzündliche Liquorkonstellation, idealerweise mit pos. ASI
  - **Cave** Von einer aktiven Neurolues ist nur bei erhöhter Zellzahl im Liquor auszugehen
- **CMRT und CCT:** zum Ausschluss anderer Ursachen (frontotemporale Atrophie bei progressiver Paralyse, Kleinhirnatrophie bei Tabes dorsalis, lakunäre Infarkte bei meningovaskulärer Neurosyphilis, Hydrozephalus)

Differenzialdiagnose
- Neuroborreliose

Therapie
- absolute Indikation bei Nachweis von 19S-IgM-FTA-Antikörpern in Serum oder Liquor, Liquorpleozytose bei positiver Lues-Serologie und erhöhtem Treponemen-ASI:
  - Penicillin G, alternativ Ceftriaxon oder bei Penicillinallergie Doxycyclin
- **Cave** Jarisch-Herxheimer-Reaktion mit Fieber und Kreislaufinstabilität 24–48 h nach Therapiebeginn möglich

Prognose
- bei frühzeitigem Therapiebeginn gut
- nach längerer Krankheitsdauer häufig Residuen in Form von symptomatischer Epilepsie, lanzierenden Schmerzen oder Paresen/Sensibilitätsstörungen
- unbehandelt führen etwa 5–10% aller Syphilisinfektionen im Spätstadium zu ZNS-Komplikationen

17.1.7 Listeriose

Definition
Durch *Listeria monocytogenes* hervorgerufene Meningitis, seltener Meningoenzephalitis, Hirnstammenzephalitis

- Prädisposition: Immunsuppression, Schwangerschaft, Leberzirrhose, Konsum von Käse aus Rohmilch

Klinik
- Kopfschmerzen
- Meningismus
- allgemeines Krankheitsgefühl
- Hirnnervenparesen
- Ataxie
- selten Diabetes insipidus

Diagnostik
- Lumbalpunktion: mäßige Pleozytose, Gesamtprotein normal bis mäßig erhöht, Färbung des Ausstrichpräparats, Kultur (nur selten positiv), PCR
- Blutanalyse: Entzündungsparameter ↑, Blutkulturen (häufig positiv)

Differenzialdiagnose
- virale Meningitis
- andere bakterielle Meningitis

Therapie
- Ampicillin + Gentamicin
- ❗ Cave Cephalosporine sind unwirksam

Prognose
- in Abhängigkeit vom Immunstatus Letalität 20–50%, etwas höher bei Hirnstammenzephalitis

17.1.8 Q-Fieber

Definition
Durch Coxiella burnetti hervorgerufene Meningitis oder Enzephalitis

- Infektion:
    - Kontakt über Ausscheidungen infizierter Tiere
    - Rohmilch
    - kontaminiertem Staub und Zeckenkot (Landwirte, Tierärzte und Mitarbeiter in Schlachthäusern besonders gefährdet)

17.1 · Bakterielle Infektionen des ZNS

Klinik
- hochfieberhafte Allgemeinerkrankung
- Pneumonie
- typischerweise heftige Brustschmerzen und Engegefühl am unteren Rippenbogen
- Diarrhö
- Kopfschmerzen

Diagnostik
- Blutanalyse: BSG ↑, nur selten Leukozytose, Serologie, ggf. PCR

Therapie
- Doxycyclin

Prognose
- gut

17.1.9 Leptospirose

Definition
Durch Leptospiren hervorgerufene Meningitis (Morbus Weil, Leptospirosis icterohaemorrhagica), selten Enzephalitis, Myelitis

- natürliches Reservoir der Leptospiren: Ratten und Mäuse
- Infektion: Kontakt über Urin oder Kot von Haus- und Wildtieren (deswegen Landwirte, Tierzüchter, Badende und Laborpersonal gefährdet)

Klinik
- biphasischer Verlauf (u. U. Rückfälle)
    - septikämische Phase: anfänglich Fieber, Schüttelfrost, Kopfschmerzen, Bauchschmerzen, Muskelschmerzen (besonders in den Waden), Exanthem (Stamm), konjunktivale Injektion/Einblutungen
    - nach wenigen Tagen hepatorenales Syndrom mit Ikterus und interstitieller Nephritis (Hämaturie, Proteinurie, Leukozyturie)
- Immunphase: fakultativ Meningitis und Uveitis, seltener Enzephalitis, Myelitis, Hirnnervenparesen, Polyneuritis

Diagnostik
- Blutanalyse: Entzündungsparameter, BSG ↑, Leber- und Nierenwerte ↑, Serologie (erst im späteren Verlauf positiv)
- Lumbalpunktion: granulozytäre Pleozytose, Gesamtprotein normal bis leicht erhöht, Laktat normal bis erhöht, Kultur

Differenzialdiagnose
- Poliomyelitis
- Rückfallfieber (*Borrelia recurrentis,* Südamerika, Afrika)

Eigene Notizen

Therapie
- Penicillin, alternativ Doxycyclin

Prognose
- in der Regel gut, Letalität insgesamt bis 10%

17.1.10 Botulismus

Definition
Durch *Clostridium botulinum* hervorgerufene Lebensmittelintoxikation

- Infektion:
    - durch eingemachte Gemüse- und Fleischkonserven, Räucherfisch, Honig
    - sehr selten Wundinfektionen (Erde, Holzsplitter)

Pathophysiologie
- Erkrankung durch Toxininokulation und Toxinproduktion im Menschen unter Luftabschluss
- das Toxin bewirkt eine Blockade der Acetylcholinfreisetzung an der motorischen Endplatte (→ schlaffe Paresen) und den autonomen Nervenendigungen

Klinik
- anticholinerges Syndrom 12–36 h nach Inokulation in Form von
    - Übelkeit, Erbrechen, Diarrhö, Tenesmen
    - auch Obstipation mit paralytischem Ileus möglich
    - Mydriasis
    - Ptosis
    - Tachykardie
    - Mundtrockenheit
- Hirnnervenausfälle (Fazialisparesen, Augenmotilitätsstörungen, Schluckstörung, Gaumensegel- und Kaumuskelparese)
- proximal betonte schlaffe Tetraparese bis hin zu Ateminsuffizienz

Diagnostik
- **Toxinnachweis** im Mausversuch (Injektion von Patientenserum oder Speisereste-Extrakten in An- und Abwesenheit von neutralisierenden Antikörpern)
- **Erregeranzucht** in Nahrungsmitteln, Mageninhalt, Stuhlprobe
- **PCR**
- **Elektrophysiologie:**
    - Inkrement nach hochfrequenter Serienreizung nach maximaler Willkürinnervation
    - evtl. Dekrement nach 3-Hz-Serienreizung
    - reduzierte Muskelsummenaktionspotenziale

Therapie

- Intensivmedizinische Überwachung
- Magen-Darm-Spülung im Frühstadium von Nahrungsmittelintoxikationen, Aktivkohle
- trivalentes Botulismus-Antitoxin zur Neutralisierung von noch ungebundenem Toxin ❶ **Cave** Zuvor Allergie gegen Pferdeserum durch Intrakutan- oder Konjunktivaltest ausschließen
- Bei Wundinfektion durch *C. botulinum* Wundrevision und Penicillin

Prognose

- Letalität 10%, bei Überleben selten Residuen

17.1.11 Morbus Whipple

Definition

Seltene, durch *Tropheryma whippeli* hervorgerufene Infektion, die auch das ZNS betreffen kann.

- häufig betroffen sind Männer zwischen 30.–50. Lebensjahr, oft bei landwirtschaftlichen Arbeiten

Klinik

- Gewichtsverlust, Steatorrhö, Abdominalschmerzen, Fieber, Nachtschweiß, Arthralgien
- mesenteriale Lymphknotenschwellung
- neurologische Beteiligung (5–20%):
    - demenzieller Abbau
    - Persönlichkeitsveränderung
    - supranukleäre Ophthalmoplegie
    - Myoklonien
    - Hypersomnie
    - okulomastikatorische Myorhythmie
    - epileptische Anfälle
    - Ataxie
    - hypothalamische Dysfunktion

Diagnostik

- **Jejunum- und (selten) Hirnbiopsie:**
    - PAS-positive Einschlusskörperchen in Makrophagen
    - PCR
    - kulturelle Anzucht in Spezialzentren
- **Lumbalpunktion:** häufig unauffällig, Nachweis PAS-positiver Makrophagen (gelingt selten), PCR
- **CMRT** (entzündliche Herde um 3. und 4. Ventrikel, im Hirnparenchym bevorzugter Befall der grauen Substanz)
- **Blutanalyse:** Entzündungsparameter ↑

Eindeutiger zerebrale Morbus Whipple
- okulomastikatorische Myorhythmie
- positive Gewebebiopsie
- positive PCR

Möglicher zerebraler Morbus Whipple
- siehe ▶ Tabelle

Möglicher zerebraler Morbus Whipple	
Eines der folgenden Symptome	Plus eines der neurologischen Symptome
Fieber unklarer Ätiologie	supranukleäre vertikale Blickparese
gastrointestinale Symptome	rhythmische Myoklonien
wandernde chronische Arthralgien	Demenz mit psychiatrischen Symptomen
Lymphknotenschwellung, Nachtschweiß, allgemeines Krankheitsgefühl	hypothalamische Störungen

Therapie
- Ceftriaxon
- alternativ Penicillin G + Streptomycin oder Trimethoprim/Sulfamethoxazol
- Erhaltungstherapie (1–3 Jahre!) mit Cotrimoxazol

Prognose
- ohne antibiotische Behandlung hohe Letalität
- bei Befall des ZNS eher ungünstig
- Rezidive nach Ende der Behandlung in bis zu 20% möglich

17.1.12 Tetanus

Definition
Durch Clostridium tetani ausgelöster Wundstarrkrampf

Pathophysiologie
- Erkrankung durch Auskeimung und Toxinbildung im Menschen unter Luftabschluss
- das Toxin Tetanospasmin wird retrograd in Axonen transportiert und bewirkt eine irreversible Blockade der Freisetzung inhibitorischer Transmitter
- Folge: Ausschaltung von Hemmsystemen im Rückenmark und Hirnstamm

Klinik

- Inkubationszeit von Stunden bis Wochen (je kürzer, desto ungünstiger der Verlauf)
- unspezifische Prodromi mit grippalen Symptomen und Erbrechen
- generalisierter Tetanus mit:
    - Trismus (Kiefersperre)
    - Opisthotonus (schmerzhafte generalisierte Tonuserhöhung, durch externe Reize induzierbar)
    - Risus sardonicus (Teufelsgrinsen)
    - Sprach- und Schluckstörung
    - Ateminsuffizienz
    - autonome Störungen wie
        - Herzrhythmusstörungen
        - Körpertemperaturregulationsstörung

Diagnostik

- **Elektrophysiologie:** nicht unterdrückbare, anhaltende Willküraktivität, Abnahme der »silent period« des Masseterreflexes
- **Toxinnachweis** im Mausversuch
- **Blutanalyse:** CK ↑, **Cave** Rhabdomyolyse

Differenzialdiagnose

- Neuroleptika-induzierte Dystonien
- malignes Neuroleptika-Syndrom
- Strychninintoxikation (zwischen Spasmen vollständige Erschlaffung der Muskulatur)

Therapie

- Reizabschirmung
- passive Immunisierung mit Tetanus-Immunglobulin
- aktive Immunisierung mit Tetanustoxoid-Impfstoff
- Penicillin G + Metronidazol, alternativ Doxycyclin
- chirurgische Sanierung der Eintrittspforte
- Behandlung der Spasmen mit Benzodiazepinen, intrathekalem Baclofen, Dantrolen
- frühzeitige Intubation bei Trismus, Laryngospasmus, Dysphagie (gelingt meist nur in tiefer Narkose und mit nichtdepolarisierenden Muskelrelaxanzien), alternativ Tracheotomie
- symptomatische medikamentöse Behandlung der vegetativen Symptome

Prognose

- Letalität in Abhängigkeit des Schweregrades 10–50%
- Tod häufig durch Herz-Kreislauf Dysregulation (Asystolie) oder zerebrale Hypoxie bei nicht rechtzeitiger Intubation und Beatmung

Eigene Notizen

17.2 Virusinfektionen des ZNS

17.2.1 Virale Meningitis und Enzephalitis

Definition

Durch virale Infektion hervorgerufene Meningitis, Enzephalitis oder Myelitis, die mit einer lymphozytären Pleozytose des Liquors einhergeht.

Erreger

- **Herpesviren:** humanes Herpes-simplex-Virus (HSV) Typ 1 und 2, Varizella-Zoster-Virus (VZV), Ebstein-Barr-Virus (EBV), Zytomegalievirus (CMV), humanes Herpesvirus (HHV) 6 und 7
- **weitere Viren:** JC-Virus, Echoviren, Coxsackieviren, Enteroviren, Poliovirus, Mumpsvirus, Masernvirus, Influenza-A- und -B-Virus, Parainfluenzavirus, humanes Immundefizienzvirus (HIV), humanes T-lymphotrophes Virus (HTLV), Frühsommer-Meningoenzephalitis-(FSME-)Virus, lymphozytäres Chorionmeningitisvirus (LCM)

Klinik

- Kopfschmerzen
- Fieber
- Meningismus
- Lichtscheu (in ihrer Ausprägung nicht so stark wie bei bakterieller Meningitis)
- bei Beteiligung des Hirnparenchyms:
  - Bewusstseinsstörung
  - epileptische Anfälle
  - fokal-neurologische Defizite

Diagnostik

- **Lumbalpunktion:** lymphozytäre Pleozytose <1000 Zellen/µl, normal oder geringfügig erhöhtes Protein, normales oder geringfügig erhöhtes Laktat, Glukosequotient unauffällig
- **Erregernachweis:** mittels PCR und Antikörper-Index
- **CCT, CMRT:** meist unauffällig mit Ausnahme der Herpes-simplex-Enzephalitis
- **EEG:** zum Nachweis einer enzephalitischen Beteiligung, Allgemeinveränderung, Herdbefund

Differenzialdiagnose

- bakterielle Meningitis
- Protozoen- und Pilzinfektion

Therapie

- symptomatisch (Fiebersenkung, Schmerztherapie)
- antivirale Therapie möglich bei nachgewiesener Herpesvirus- oder HIV-Infektion

Prognose
- in aller Regel gut
- Ausnahme: Herpes- und HIV-Enzephalitis

17.2.2 Frühsommer-Meningoenzephalitis (FSME)

Definition
Durch Zeckenbiss Übertragung des FSME-Virus, das eine Meningitis, seltener Enzephalitis oder Meningoenzephalomyelitis/-radikulitis verursacht.

Erreger
- FSME-Virus
- endemisch vorwiegend in Süddeutschland, Mittel- und Osteuropa

Klinik
- biphasischer Krankheitsverlauf:
  - grippales Vorstadium
  - nach etwa 7–21 Tagen Übergang in Meningitis (Kopfschmerzen, Übelkeit, Lichtscheu), Meningoenzephalitis, Meningoenzephalomyelitis (proximal betonte Para- oder Tetraparese) und Meningomyeloradikulitis (ähnlich einer Plexusradikulitis) möglich

Diagnostik
- **Blutanalyse:** Nachweis erregerspezifischer Antikörper (IgM, IgG)
- **Lumbalpunktion:** lymphozytäre Pleozytose, leicht erhöhtes Gesamtprotein, im Verlauf FSME-ASI ↑

Differenzialdiagnose
- andere Virusmeningitiden
- Neuroborreliose

Therapie
- symptomatisch

Prophylaxe
- aktive Immunisierung (Formalin-inaktivierte FSME-Viren) bei Exposition im Endemiegebiet

Prognose
- Meningitis: gut
- Meningoenzephalitis, Meningoenzephalomyelitis/-radikulitis: Residuen möglich (Paresen, neurasthenische Symptome)

Rechtliche Gesichtspunkte
- nach Infektionsschutzgesetz (IfSG) direkter oder indirekter Nachweis einer FSME-Infektion durch Laborarzt namentlich meldepflichtig

Eigene Notizen

17.2.3 Herpesenzephalitis

Definition

Durch Herpes-simplex-Virus Typ I hervorgerufene hämorrhagisch-nekrotisierende Enzephalitis mit Bevorzugung der limbischen Strukturen des Temporal- und Frontallappens

Erreger

- überwiegend HSV Typ I
- selten HSV Typ II (dann lymphozytäre Meningitis)

Klinik

- initial grippales Prodromalstadium mit unspezifischen Allgemeinsymptomen wie
  - Fieber
  - Nausea
  - Kopfschmerzen (1–4 d)
- nachfolgend Entwicklung fokal-neurologischer Defizite wie
  - sensorische Aphasie
  - Geruchssensationen
  - komplex-fokale epileptische Anfälle
  - Bewusstseinsstörung bis hin zum Koma

Diagnostik

- **Lumbalpunktion:** geringe bis mäßige Pleozytose, evtl. Erythrozyten und Siderophagen, geringe Eiweißerhöhung, Herpes PCR, ❶ Cave PCR kann initial noch negativ sein
- **CMRT** (bereits wenige Stunden nach Symptomentwicklung nachweisbar): uni- oder bilaterale hyperintense, kontrastmittelaufnehmende Läsionen temporobasal
- **CCT:** nicht geeignet zur Frühdiagnostik, da Veränderungen erst nach ca. 72 h nachweisbar sind, aber günstig zur Verlaufsbeurteilung (hypodense Läsionen oder hyperdense, hämorrhagische Areale temporobasal und frontoorbital)
- **EEG:** periodische steile Wellen (2–3/s) oder Sharp-slow-wave-Komplexe frontotemporal, Herdbefunde, Allgemeinveränderung

Differenzialdiagnose

- Meningoenzephalitiden anderer Ätiologie (viral, bakteriell)
- Sinusthrombose
- Hirnabszess
- limbische Enzephalitis
- linkshemisphärische Ischämie mit Sprachstörungen

Therapie

- Aciclovir i. v.

Prognose

- unbehandelt: 70% letal (durch Hirnödem), nahezu 100% schwere neurologische Defizite

- mit Therapie:
  - Letalität 20%
  - 30–50% dauerhafte Defizite (Paresen, symptomatische Epilepsie, kognitive Defizite, Antriebsstörung)

17.2.4 Varizella-Zoster-Virus-Infektion (Herpes zoster)

Definition
Durch das Varizella-Zoster-Virus hervorgerufene Meningitis, Enzephalitis, Myelitis, Radikulitis und Sonderformen des Zoster

Erreger
- Varizella-Zoster-Virus (auch humanes Herpesvirus 3), zur Gruppe der Herpesviren gehörend
- meist Reaktivierung einer latenten Infektion, insbesondere bei konsumierenden Erkrankungen, Immunsuppression, im Alter (T-Zell-Reaktivität ↓)
- Primärinfektion im Kindesalter: Windpocken

Erkrankungsformen
Kutaner Zoster
- **Radikulitis** (Gürtelrose): segmentale oder radikuläre Schmerzen, Sensibilitätsstörungen, nach 3–4 Tagen Exanthem (Bläschen) vor allem am Rumpf (Th5–L2), selten Zervikalmark oder Extremitäten
- Lokalisation: 20% im Kopfbereich:
  - **Zoster ophthalmicus:** Schmerzen und Effloreszenzen im Bereich des ersten Trigeminusastes
    - mögliche Komplikationen: Iritis, Keratitis, Skleritis, Chorioditis, granulomatöse Angiitis des ZNS mit hoher Letalität
  - **Zoster oticus:** Befall des N. facialis/Ganglion geniculi, Bläschen am äußeren Gehörgang
    - mögliche Komplikationen: Fazialisparese, Mitbeteiligung des N. vestibulocochlearis mit Hörverlust, Tinnitus, Schwindel (Ramsay-Hunt-Syndrom)

Meningitis
- entspricht klinisch dem typischen Bild einer blanden viralen Meningitis mit Kopfschmerzen, Fieber, Meningismus, Übelkeit und Erbrechen
- komplikationslose Ausheilung

Enzephalitis
- zwei Formen, vor oder nach Exanthemausbruch auftretend:
  - **Zerebellitis:**
    - akute Ataxie, Tremor, Nystagmus, Dysarthrie und Kopfschmerzen
    - besonders Kinder und Jugendliche sind betroffen
    - Verlauf über Wochen bis manchmal mehrere Monate
    - in der Regel komplikationslose Ausheilung

- **Enzephalitis der Hemisphären, selten Hirnstamm:**
  - Paresen der Hirnnerven oder Extremitäten, epileptische Anfälle, psychische Veränderungen
  - erhöhter intrakranieller Druck mit Bewusstseinsstörung
  - 15% Residualsymptome

Myelitis
- selten
- Paraparese mit sensiblem Niveau, Blasen- und Mastdarmstörung
- häufig bei immunkompromittierten Patienten
- unsichere Prognose, komplette Remission bis zu letalem Ausgang möglich

Sonderformen
- **Zoster haemorrhagicus:** Einblutungen in die Hauteruptionen
- **Zoster sine herpete:** Zostererkrankung ohne typische Hauterscheinung, lokaler brennender Schmerz mit Hypästhesie
- **Zostervaskultitis:** häufig nach Zoster ophthalmicus auftretende zerebrale Vaskulitis, nach Latenzphase transitorisch ischämische Attacken oder Hemiparese kontralateral zum vorangegangenem Zoster ophthalmicus durch Befall der A. carotis interna, prinzipiell ist Befall der großen (eher immunkompetente Patienten) und kleinen (eher immunkompromittierten Patienten) hirnversorgenden Arterien möglich (Territorialinfarkte, z. T. hämorrhagisierend oder nekrotisierende Läsionen im tiefen Marklager)

Diagnostik
- **Lumbalpunktion:** geringe bis mäßige Pleozytose, PCR, im Verlauf VZV-ASI ↑ als Beweis der ZNS-Beteiligung, kann in bis zur Hälfte der Fälle bei Zoster ophthalmicus negativ sein
- **Blutanalyse:** VZV-IgA als indirekter Hinweis für VZV-Reaktivierung

Therapie
- innerhalb von 72 h nach Beginn des Exanthems
- nach 72 h nur noch sinnvoll bei immunkompromittierten Patienten, Zoster ophthalmicus/oticus oder wenn noch Bläschen vorhanden sind
- orale Therapie bei milder Symptomatik und Alter <50 Jahre: Aciclovir,
  - ❗ **Cave** Aciclovir ist nephrotoxisch
- intravenöse Therapie bei Immunsupression, kompliziertem Verlauf, Alter >50 Jahre, Zoster im Kopfbereich, hämorrhagische Läsionen: Aciclovir, alternativ Famciclovir oder Valaciclovir
- adjuvante Therapie mit Prednisolon für 3–4 Tage zur Reduktion der akuten Schmerzen, keine prophylaktische Wirkung auf postherpetische Neuralgie

Komplikationen
- **Post-Zoster-Neuralgie:** wenn Schmerz länger als 4 Wochen nach Abklingen des Exanthems besteht oder im Intervall wieder auftritt

17.2 · Virusinfektionen des ZNS

- **Klinik:** tiefer, brennender Dauerschmerz und zusätzlich intermittierender neuralgiformer Schmerz möglich (Hyperästhesie, Allodynie)
- **Therapie:**
  - systemisch (möglichst frühzeitig): trizyklische Antidepressiva (Gabapentin, Pregabalin, Carbamazepin)
  - lokal: Capsaicin- oder Lidocain-Salbe

17.2.5 Zytomegalie-Enzephalitis (CMV-Enzephalitis)

Definition
Opportunistische Infektion des ZNS durch das Zytomegalievirus (Meningoenzephalitis, Myelitis, Radikulitis)

Klinik
- Primärinfektion ähnlich der infektiösen Mononukleose
- Befall von immunkompetenten Patienten kommt praktisch nicht vor
- bei HIV-Patienten ähnlich wie AIDS-Demenz-Komplex mit Psychosyndrom, kognitive und mnestische Defizite, fokal-neurologisches Defizite, epileptische Anfälle

Diagnostik
- **Viruskultur** aus Blut, Urin, Liquor (Nachweis des CMV-Antigens pp65)
- **Lumbalpunktion:** normal oder geringfügige Pleozytose, PCR, CMV-ASI ↑
- **CMRT:** periventrikuläres oder meningeales Enhancement
- ophthalmologische Vorstellung mit Frage nach Retinitis

Differenzialdiagnose
- Infektionen mit EBV
- Toxoplasmose
- HSV
- HIV
- PML
- zerebrales Lymphom

Therapie
- 1. Wahl: Ganciclovir (Myelotoxizität!)
- 2. Wahl: Foscarnet (Nephrotoxizität!)

17.2.6 Masernassoziierte Infektionen

Akute Masernenzephalitis
- akute allergische Enzephalitis ohne Virusnachweis in Gehirn und Liquor (Slow-Virus-Erkrankung)
- tritt innerhalb von 1 Woche nach Erscheinen des Exanthems auf

Eigene Notizen

Klinik
- epileptische Anfälle
- Fieber
- choreatiforme Bewegungsstörung
- Ataxie
- fokal-neurologische Ausfälle
- Verhaltensauffälligkeiten

Diagnostik
- **Serologie:** Masern-IgM und -IgG ↑
- **Lumbalpunktion:** Pleozytose, Schrankenfunktionsstörung, Masern-ASI ↑
- **CMRT:** unspezifisch, evtl. signalintense Läsionen in T2-Wichtung

Therapie
- keine gesicherte kausale Therapie
- Steroide nicht von Vorteil trotz vermuteter autoimmunologischer Genese

Prognose
- häufig Residualschäden wie Taubheit, Hemi-/Paraparesen, Epilepsie
- bei etwa 10% der Fälle letaler Ausgang

Subakute sklerosierende Panenzephalitis (SSPE)
- vor allem Kinder und Jugendliche mit früher Maserninfektion (insbesondere <2 Jahre)

Klinik
- subakuter chronischer Verlauf mit Verhaltensauffälligkeiten (Reizbarkeit, intellektueller Abbau)
- epileptische Anfälle
- Myoklonien
- Ataxie
- choreatiforme Bewegungsstörung
- Visusverlust durch Chorioretinitis
- fortschreitend zum vegetativen Status

Diagnostik
- **EEG:** periodische, synchrone Delta-Aktivität (Radermecker-Komplexe)
- **Lumbalpunktion:** keine oder geringfügig erhöhte Pleozytose, geringe Schrankenfunktionsstörung, Masern-ASI ↑↑, masernspezifisches oligoklonales IgG ↑

Differenzialdiagnose
- Leukodystrophie

Therapie
- keine gesicherte kausale Therapie

Prophylaxe
- Masernimpfung im Alter von 14 Monaten

Prognose
- Verlauf innerhalb von Monaten bis Jahren immer tödlich

17.2.7 Tollwut (Rabies, Lyssa)

Definition
Durch Rabies-Virus hervorgerufene Enzephalitis mit Funktionsstörungen des Hirnstamms und limbischen Systems

- weltweit endemisches Virus
- häufigste Übertragung durch Hundebisse
- lange Inkubationszeit (evtl. Monate)

Klinik
- **Prodromalstadium:**
  - grippale Symptome
  - Schmerzen und Parästhesien im Bereich der heilenden Bisswunde
- **Exzitationsstadium:** »rasende (furiose) Wut« bei 80% der Betroffenen (enzephalitische Manifestationsform):
  - Hydrophobie (Angst und inspiratorischer Muskelkrampf mit oder ohne Laryngospasmus)
  - Spasmus des M. sternocleidomastoideus, Kontraktion der Gesichtsmuskulatur mit Mundöffnung und Ophistotonus
  - evtl. Ausweitung in einen generalisierten Krampfanfall mit Herz- und Atemstillstand
  - episodenhafte Erregungszustände mit Halluzinationen
- **fakultative Symptome:**
  - Meningismus
  - Hirnnervenausfälle
  - vegetative und endokrinologische Dysregulation mit Speichel- und Tränenfluss
  - Schwitzen
- **Paralysestadium:** »stille Wut« bei 20% der Betroffenen (spinale Manifestationsform):
  - schlaffe Paresen der Extremitäten
  - Bewusstseinsstörung
  - Atem- und Kreislaufdysregulation

Diagnostik
- Erregernachweis aus Speichel, Urin, Liquor
- Lumbalpunktion: geringe Pleozytose, geringe Schrankenfunktionsstörung, PCR
- Hautstanze oder Nervenbiopsie im Bissbereich: zum Nachweis von Antigenen

- EEG: Allgemeinveränderung, u. U. Suppressionsphasen mit Paroxysmen steiler Wellen

Differenzialdiagnose
- bei »rasender Wut«:
  - Tetanus
  - Neuroleptika-Intoxikation
- bei »stiller Wut«:
  - Poliomyelitis
  - Guillain-Barré-Syndrom
  - akute hepatische Porphyrie

Therapie
- symptomatische Intensivtherapie
- postexpositionelle Prophylaxe:
  - lokale Wundreinigung
  - aktive und passive Immunisierung senken das Erkrankungsrisiko von etwa 30 auf 5%

Prognose
- die aktive Infektion ist immer letal
- die schlechteste Prognose haben Bisse im Kopfbereich

17.2.8 Progressive multifokale Leukenzephalopathie (PML)

Definition
Opportunistische JC-Virusinfektion der Oligodendrozyten mit demyelinisierender Leukenzephalopathie

Klinik
- rasch progrediente kognitive Defizite
- fokal-neurologische Ausfälle wie Hemiparese, Ataxie, Sehstörungen (Hemi- und Quadrantenanopsie, kortikale Blindheit)
- Sprach- und Sprechstörungen

Diagnostik
- **CMRT:** fokale Signalhyperintensitäten ohne Kontrastmittelanreicherung in Kortex oder Stammganglien, hohe Sensitivität, jedoch häufig zu Beginn unspezifisch
- **Lumbalpunktion:** Zellzahl und Gesamtprotein unauffällig, PCR, JC-Virus-ASI ↑

Differenzialdiagnose
- HIV-Enzephalitis
- AIDS-Demenz
- CMV-Enzephalitis

Therapie
- keine gesicherte Therapie bekannt, keine kontrollierten Studien
- bei HIV-Infektion antivirale Therapie entscheidend

Prognose
- infaust, häufig letaler Ausgang nach mehreren Monaten

17.2.9 HIV-Infektion und AIDS

Definition
Durch das humane Immundefizienzvirus (HIV) Typ 1 und 2 hervorgerufene systemische Infektion, die auch das ZNS betreffen kann.

- neurologische Frühkomplikationen:
  - Meningoenzephalitis
  - Myelitis
  - Poly-/Radikulitis
- neurologische Spätkomplikationen:
  - HIV-Enzephalopathie
  - Myelopathie
  - Polyneuropathie
  - Myopathie
- HIV-assoziierte neurologische Erkrankungen:
  - chronisch-rezidivierende Meningitis
  - Polyneuropathie
  - Mononeuritis multiplex
  - Polymyositis
- opportunistische Infektionen (= AIDS-definierende Erkrankungen):
  - Toxoplasmose
  - Pilzmeningitis
  - bakterielle Meningitis
  - Hirnabszesse
  - PML
  - Zoster
  - Infektionen/Reaktivierung mit/von Herpesviren
- Neoplasien
  - primäres zerebrales Lymphom
  - Kaposi-Sarkom

Akute HIV-Meningitis/Meningoenzephalitis
Klinik
- Kopfschmerzen
- Lichtscheu
- Hirnnervenparesen
- epileptische Anfälle und Bewusstseinsstörung möglich

Diagnostik
- **Lumbalpunktion:** mäßige Pleozytose, geringe Schrankenfunktionsstörung
- **Blutanalyse:** HIV-AK, ❗ **Cave** HIV-Test erst nach ca. 6 Wochen positiv

Differenzialdiagnose
- Kryptokokkenmeningitis
- Tbc
- Herpesenzephalitis

Chronische HIV-Meningitis
Klinik
- Kopfschmerzen
- Hirnnervenausfälle
- kein Fieber und Meningismus

Diagnostik
- Lumbalpunktion: mäßige Pleozytose, HIV-ASI ↑

Differenzialdiagnose
- Kryptokokkenmeningitis
- Meningeosis lymphomatosa
- Tbc
- Toxoplasmose
- Meningitis durch Entero-, Mumpsviren oder VZV
- Herpesenzephalitis

HIV-Enzephalopathie (AIDS-Demenz-Komplex)
Klinik
- Hirnorganisches Psychosyndrom
- Psychose
- Subkortikale Demenz
- Koordinations- und Gangstörung
- Augenbewegungsstörungen

Diagnostik
- **CMRT:** Hirnatrophie, periventrikuläre Signalhyperintensitäten, Leukenzephalopathie
- **Lumbalpunktion:** zum Ausschluss anderer opportunistischer Infektionen
- neuropsychologische Testung

HIV-Myelopathie
Klinik
- milde bis schwere Ausprägung mit spastischer Paraparese und Harninkontinenz

Diagnostik
- **Lumbalpunktion:** geringe bis mäßige Pleozytose, mäßige Gesamtproteinerhöhung

- **Elektrophysiologie:** SEP (Befall der Hinterstränge)
- **MRT.** Auftreibung des Rückenmarks möglich

Differenzialdiagnose
- Infektion mit HSV, VZV, CMV-Myelitis
- Neurolues
- funikuläre Myelose
- spinale Tuberkulome
- HTLV-1-Myelitis
- spinale Lymphomabsiedelung

HIV-Polyneuropathien
Klinik
- entzündlich demyelinisierende Polyneuropathie im asymptomatischen Frühstadium der HIV-Infektion, Verlauf ähnlich wie bei GBS
- progressive entzündliche Polyradikulopathie im Stadium III der HIV-Erkrankung mit Cauda-Syndrom und Sphinkterstörungen
- Mononeuritis multiplex im Stadium III durch nekrotisierende Vaskulitis
- schmerzhafte, distal-symmetrische Polyneuropathie im Stadium III (am häufigsten von allen Polyneuropathien) mit axonaler Degeneration
- schmerzhafte, distal-symmetrische, axonale medikamentös-toxische Polyneuropathie durch antiretrovirale Medikamente

HIV-Myopathie
Klinik
- subakute Polymyositis mit schmerzhafter Muskelschwäche

Diagnostik
- Muskelbiopsie

Differenzialdiagnose
- durch antiretrovirale Medikamente hervorgerufene Myopathie (insbesondere Zidovudin)

Therapie
- Prednisolon

Antiretrovirale Therapie (HAART = highly active antiretroviral therapy)
- Kombination aus 4 Wirkstoffklassen:
  - Nukleosid- und Nukleotidanaloga
  - Reverse-Transkriptase-Inhibitoren
  - Proteaseinhibitoren
  - Fusionshemmer
- **Cave** Vielfältige Interaktionen mit Antikonvulsiva, Antidepressiva, Analgetika, Sedativa, Neuroleptika

17.3 Pilzinfektionen des ZNS

17.3.1 Allgemeine Übersicht

- invasive Pilzinfektion mit:
  - Hefepilzen (*Candida spp.*, vor allem *Candida albicans, Cryptococcus neoformans*)
  - Schimmelpilzen (*Aspergillus spp.*, vor allem *Aspergillus fumigatus*)
- besonders häufig bei immunkompromittierten Patienten, insbesondere bei Neutropenie nach Knochenmarktransplantation
- insgesamt *Candida alcicans* > *Aspergillus fumigatus*
- *Cryptococcus neoformans* besonders bei AIDS
- Prädispositionsfaktoren für eine Pilzinfektion:
  - Malignome
  - Chemotherapie oder andere immunsupprimierende Therapieformen
  - Diabetes mellitus
  - Tbc
  - Verbrennungen
  - Drogen- und Alkoholabusus
- Eintritt über
  - Atemwege
  - Gastrointestinaltrakt
  - Haut
  - hämatogene Aussaat
- hoher Tropismus von *Crytococcus neoformans* und *Aspergillus fumigatus* für das ZNS

Klinik
(unabhängig vom Erreger)
- granulomatöse Meningitis:
  - Hirnnervenausfällen
  - epileptischen Anfällen
  - fokal-neurologischen Defiziten
- chronische Meningoenzephalitis:
  - Fieber
  - Kopfschmerzen
  - leichter Meningismus
  - Hirndruckzeichen
  - Fokal-neurologische Defizite
- zerebrale Abszesse:
  - fokal-neurologisches Defizit

Differenzialdiagnose
- Tbc
- virale Enzephalitis
- bakterielle Abszesse
- Toxoplasmose

Prognose
- unbehandelt: schlecht, fast immer letaler Ausgang
- behandelt überleben 75% der Patienten, jedoch oft mit Residuen

17.3.2 Candidamykose

- insbesondere bei Neutropenie
- kann auch durch Verweilkatheter induziert werden
- überwiegend Meningitiden

Klinik
- Allgemeinsymptome
- Fieber
- bei ZNS-Beteiligung (selten!):
  - Hirnnervenparesen
  - Stauungspapille
  - fokal-neurologische Defizite

Diagnostik
- **Lumbalpunktion:** mäßige Pleozytose, ausgeprägte Schrankenstörung, Laktat ↑, Glukosequotient ↓, im Verlauf 3-Klassen-Reaktion (insbesondere IgA), Erregernachweis durch Mikroskopie (Färbung), Antigennachweis durch Latexagglutination
- **kulturelle Anzucht** in Liquor, Serum, Urin, Punktaten aus Abszessen
- Antikörpernachweis von geringem Wert, da eine Unterscheidung zwischen Besiedlung und Infektion nicht sicher möglich
- **CMRT, CCT:** Abszessnachweis

Therapie
- Amphotericin B + Flucytosin, ❗**Cave** Hohe Nebenwirkungsrate, regelmäßige Blutanalysen; liposomales Amphotericin B hat eine deutlich niedrigere Nebenwirkungsrate, ist aber um ein Vielfaches teurer
- alternativ: Voriconazol oder Fluconazol, ggf. im Kombination mit Flucytosin
- Dauer: 6 Monate

17.3.3 Kryptokokkose

- insbesondere bei T-Zell-Defekten wie AIDS
- überwiegend granulomatöse Enzephalitiden

Klinik
- Allgemeinsymptome
- chronische Kopfschmerzen
- Diarrhö
- subfebrile Temperaturen

Eigene Notizen

- bei ZNS-Beteiligung:
    - Hirnnervenausfälle
    - Stauungspapille
    - Sehstörungen

Diagnostik
- **Lumbalpunktion:** mäßige Pleozytose, deutliche Schrankenfunktionsstörung, Kryptokokken-ASI ↑, **Erregernachweis** mittels Tuschepräparat
- **Antigennachweis** mittels Latextest aus Liquor, Serum, Urin
- **CMRT, CCT:** Kryptokokkome (kleinherdige, pilzhaltige Virchow-Robin-Räume in den Basalganglien), meningeale Kontrastmittelaufnahme, Granulome, Hydrozephalus

Therapie
- Fluconazol
- bei AIDS Kombination aus Amphotericin B + Flucytosin
- alternativ: Voriconazol

Prognose
- Mortalität nach 3 Monaten 40%

17.3.4 Aspergillose des ZNS

- insbesondere bei Neutropenie, Alkoholabusus, Steroidtherapie
- überwiegend Granulome und hämorrhagische Hirninfarkte

Klinik
- hochfieberhafte Pneumonie
- im Verlauf:
    - Hemisymptomatik
    - epileptische Anfälle
    - Bewusstseinseintrübung
    - Hirndruckzeichen

Diagnostik
- **CMRT, CCT:** raumfordernde, kontrastmittelaufnehmende Hypodensitäten (Aspergillome), u. U. mit hyperdensen (= eingebluteten) Arealen, vor allem im Anterior- und Mediastromgebiet
- **Lumbalpunktion:** mäßige Pleozytose, deutliche Schrankenfunktionsstörung, Laktat ↑, Glukosequotient ↓, im Verlauf 3-Klassen-Reaktion (insbesondere IgA), Kultur zum Erregernachweis ungeeignet weil fast immer negativ, Antikörperanstieg unsicher, insbesondere bei immunkompromittierten Patienten
- **Erregernachweis** durch Mikroskopie und kulturelle Anzucht aus Hirnbiopsat, bronchoalveolärer Lavage, Blutkultur

Therapie
- Voriconazol
- alternativ Amphotericin B oder liposomales Amphotericin B
- bei Therapieversagen Kombination aus Voriconazol + Caspofungin oder Amphotericin B + Caspofungin

Prognose
- schlecht, weil häufig zu spät erkannt, hohe Letalität

17.4 Protozoeninfektion des ZNS

17.4.1 Zerebrale Toxoplasmose

Definition
Durch *Toxoplasma gondii* hervorgerufene Systeminfektion mit häufiger zerebraler Beteiligung bei T-Zell-Immunsuppression

- Inokulation durch
  - Kontakt mit Katzenkot oder mit Katzenkot kontaminiertem Gemüse
  - rohes Fleisch

Klinik
- bei immunkompetenten Patienten:
  - Lymphadenopathie
  - leichtes Fieber
  - oder komplett asymptomatisch
- bei immunkompromittierten Patienten:
  - Fieber
  - Kopfschmerzen
  - Hirnorganisches Psychosyndrom
  - Wesensveränderung,
  - fokal-neurologisches Defizit (Hemiparese, Sprachstörung)
  - epileptische Anfälle
  - selten zerebelläre Symptome

Diagnostik
- **CMRT, CCT:** hyperintense Herde mit perifokalem Ödem und ringförmiger Kontrastmittelanreicherung im Bereich der Mark-Rinden-Grenze, in den Basalganglien, Verkalkungen
- **Lumbalpunktion:** leichte Pleozytose, mäßige Schrankenstörung, Toxoplasma-ASI ↑ (evtl. nur mäßig infolge der Immunsuppression), Erregernachweis im Liquor häufig negativ

Differenzialdiagnose
- Abszess
- Tuberkulome
- Metastasen

- Kryptokokkome
- zerebrales Lymphom

Therapie
- Pyrimethamin + Sulfadiazin + Folinsäure
- alternativ bei Sulfadiazin-Unverträglichkeit: Clindamycin oder Clarithromycin
- Sekundärprophylaxe mit den gleichen Präparaten
- Primärprophylaxe bei HIV und <100–200 T-Helferzellen: Cotrimoxazol jeden 2. Tag oder Pyrimethamin + Dapson + Folinsäure

Prognose
- unbehandelt schlecht, fast immer tödlich
- bei AIDS-Patienten Letalität akut 10%, im Verlauf eines Jahres 80% durch Tod durch AIDS-assoziierte Komplikationen

17.4.2 Zerebrale Malaria

Definition
Durch Stechmücken in Afrika, Südamerika und Südostasien übertragene Infektion mit Plasmodien (*Plasmodium falciparum, vivax, ovale* oder *malariae*), wobei nur *Plasmodium falciparum* eine neurologische Symptomatik hervorruft

Klinik
- regelmäßige Fieberschübe mit Kopf- und Gliederschmerzen
- Übelkeit, Erbrechen, Durchfall
- Anämie
- Hepatosplenomegalie
- Mikro/Makrohämaturie
- neurologische Mitbeteiligung in Form von
    - Bewusstseinsstörung bis hin zum Koma
    - fokal-neurologische Defizite
    - epileptische Anfälle
    - Augenmotilitätsstörungen
    - Hirnorganisches Psychosyndrom

Diagnostik
- **Anamnese:** Auslandsaufenthalt, Fieberschübe?
- **Erregernachweis** im Blutausstrich (»dicker Tropfen«)
- **Lumbalpunktion:** kann normal sein, evtl. Laktat ↑, Glukosequotient ↓
- **CMRT, CCT:** unauffällig, in schweren Fällen Hirnödem

Differenzialdiagnose
- Meningoenzephalitis anderer Ätiologie
- Sepsis

17.4 · Protozoeninfektion des ZNS

- Koma anderer Genese
- Stoffwechselentgleisung
- Schlafkrankheit
- Dengue-Fieber

Therapie
- intensivmedizinische Überwachung
- aktuelle Therapierichtlinien je nach aktueller Resistenzsituation und in Abhängigkeit davon, wo Malaria erworben wurde → Institut für Tropenmedizin

Prognose
- hohe Letalität mit bis zu 50%
- neurologische Residuen bei Überlebenden 5–10%

17.4.3 Amöbiasis

Definition
Oral-fäkal durch *Entamoeba histolytica* hervorgerufene Infektion, die auch das ZNS betreffen kann.

Klinik
- allgemein:
  - Ikterus
  - Abdominalbeschwerden
  - Husten, Dyspnoe
- ZNS-Beteiligung durch Zystenbildung im Gehirn:
  - meningitische Zeichen
  - fokal-neurologische Defizite
  - epileptische Anfälle

Diagnostik
- **Lumbalpunktion:** granulozytäre Pleozytose, Schrankenfunktionsstörung
- **CMRT, CCT:** multiple, zentral hypodense Raumforderungen an der Mark-Rinden-Grenze
- **Blutanalyse:** Serologie, Erregernachweis in Stuhl und Punktat
- **Röntgen-Thorax** und **Sono-Abdomen** zum Zystennachweis in Lunge und Leber

Differenzialdiagnose
- Abszess
- Metastase
- Echinokokkose

Therapie
- Metronidazol

17.4.4 Neurozystizerkose

Definition
Durch die Finnen des Schweinebandwurms (*Taenia solium*) hervorgerufene Infektion

- verbreitet in Dritte-Welt-Ländern, in Westeuropa selten
- **Infektion:**
  - über Verzehr von rohem Schweinefleisch
  - Aufnahme von Eiern über unzureichend gewaschene Rohkost
    - Penetration der Larven durch die Dünndarmwand → hämatogene und lymphogene Aussaat mit Infektion des ZNS, auch spinaler Befall möglich

Klinik
- Kopfschmerzen
- epileptische Anfälle
- fokal-neurologische Defizite
- Hirnödem
- bei spinalem Befall Querschnittsymptomatik

Diagnostik
- **Nachweis von Taenia-solium-Antikörpern** in Serum und Liquor
- **Lumbalpunktion:** mäßige Pleozytose, Schrankenfunktionsstörung, Eosinophilie
- **Erregernachweis** in Liquor und Hirnbiopsat mittels PCR und Histologie
- **CMRT, CCT:** Granulome mit ringförmiger Kontrastmittelanreicherung und isodense Zysten, Verkalkungen, Hydrozephalus
- **Röntgen der Skelettmuskulatur:** Verkalkungen?
- **Stuhlanalyse:** Parasiteneier?

Differenzialdiagnose
- Toxoplasmose
- Abszess
- Metastase
- verkalkende Tumore (Oligodendrogliom)
- Tbc
- Echinokokkose

Therapie
- Praziquantel + Dexamethason, ❗**Cave** Herxheimer-Reaktion möglich bei alleiniger Gabe von Praziquantel
- alternativ Albendazol

17.4.5 Echinokokkose

Definition
Durch den Hundebandwurm *Echinococcus granulosus* (zystische Echinokokkose) oder den Fuchsbandwurm *Echinococcus multilocularis* (alveoläre Echinokokkose) hervorgerufene Systeminfektion mit seltenem ZNS-Befall

- Infektion:
  - Aufnahme von Eiern über kontaminierte Lebensmittel
  - beruflich exponiert: Hundezüchter und Jäger

Klinik
- Zeichen des Leber- (Cholangitis, Ikterus, Aszites) und Lungenbefalls (Pneumonie, Dyspnoe)
- ZNS-Beteiligung:
  - Hirndrucksymptomatik
  - epileptische Anfälle
  - fokal-neurologisches Defizit
  - spinaler Befall mit Querschnittsymptomatik und Blasenstörungen möglich

Diagnostik
- **Blutanalyse:** Eosinophilie, IgE-Erhöhung; Hämagglutinationstest, Komplementbindungsreaktion, Western Blot zur Differenzierung zwischen E. granulosus und E. multilocularis
- **Cave** Häufig seronegative Verläufe bei *E. granulosus* (Lunge 50%, ZNS 50–70%)
- **Lumbalpunktion:** geringe bis mäßige Pleozytose möglich, Eosinophilie
- **CCT:**
  - E.-granulosus-Zysten: solitäre Rundherde mit scharfem isodensen Rand und hypodensem Zysteninhalt, typischerweise mit Septen, Verkalkung möglich, normalerweise kein Ödem, keine Kontrastmittelaufnahme, nur bei Perforation der Zysten
  - E.-multilocularis-Zysten: infiltrierendes, tumoröses Wachstum mit wurzelförmigen Ausläufern

Differenzialdiagnose
- Metastase
- Abszess
- Zystizerkose

Therapie
- operatives Vorgehen bei E.-granulosus-Zysten:
  - wenn möglich: Entfernung in toto oder
  - Punktion-Aspiration-Instillation von 95%igem Äthanol oder 20%igem NaCl und Reaspiration
- wenn inoperabel und E.-multilocularis-Zysten: Albendazol

Prognose
- *E. granularis*: in Abhängigkeit der Operabilität und Lokalisation der Zysten relativ gut
- *E. multilocularis*: schlecht

17.5 Prionenerkrankungen

17.5.1 Allgemeine Systematik

Definition
Durch pathologische Prionproteine hervorgerufene spongiforme (schwammige) Degeneration des ZNS. Das pathologische Prionprotein führt zur Konformationsänderung des physiologischen Prionproteins (= Membranprotein).

- familiäre Formen durch Mutation des Prionprotein-Gens auf Chromosom 20
- genetische, sporadische und erworbene (»Infektion«) Prionenerkrankungen (◘ Tabelle)

Prionenerkrankungen		
Genetisch	Sporadisch	Erworben
Genetische Creutzfeldt-Jakob-Erkrankung	sporadische Creutzfeldt-Jakob-Erkrankung	iatrogene Creutzfeldt-Jakob-Erkrankung
Gerstmann-Sträussler-Syndrom	sporadische fatale Insomnie	neue Variante Creutzfeldt-Jakob-Erkrankung
Familiäre fatale Insomnie		Kuru (durch Kannibalismus in Neuguinea)

17.5.2 Creutzfeldt-Jakob-Erkrankung

- 85% sporadisch, 10–15 % autosomal dominant vererbt
- 1% erworben durch akzidentelle Übertragung von Prionen im Rahmen neurochirurgischer Eingriffe, Transplantation von Retina, Behandlung mit nichtrekombinant hergestelltem Wachstumshormon, Kannibalismus (Kuru in Neuguinea)

Klinik
- initial unspezifische Beschwerden wie Ermüdbarkeit, Depression, Schlafstörungen, Gewichtsverlust
- im Verlauf rasch progrediente demenzielle Entwicklung, Myoklonien, Ataxie, Hyperkinesen, Rigor, gesteigerte Schreckreaktion, Faszikulationen, Sehstörungen
- zum Ende akinetischer Mutismus, Dekortikationszeichen

Diagnostik
- **EEG:** periodische triphasische Wellen (periodic sharp wave complexes)
- **CMRT:** symmetrische hyperdense Läsionen in Caudatum und Putamen
- **Lumbalpunktion:** Nachweis des 14-3-3-Proteins, NSE ↑, S-100 ↑, Tau-Protein ↑
- **Genanalyse** bei Verdacht auf familiäre Erkrankung

Diagnosestellung
- sicher: neuropathologischer und biochemischer Nachweis des Prionproteins in Hirnbiopsie
- wahrscheinlich: rasch progrediente Demenz + 2 der folgenden Symptome:
  - Myoklonien
  - pyramidale und/oder extrapyramidale Zeichen (Rigor)
  - visuelle und/oder zerebelläre Zeichen (Gangunsicherheit)
  - akinetischer Mutismus und typisches EEG oder Nachweis des 14-3-3 Proteins bei Demenzdauer <2 Jahre

Differenzialdiagnose
- Morbus Alzheimer
- Lewy-Body-Demenz
- frontotemporale Demenz
- Multisystematrophie
- kortikobasale Degeneration
- Chorea Huntington

Therapie
- keine kausale Therapie bekannt
- symptomatische Maßnahmen

17.5.3 Neue Variante der Creutzfeldt-Jakob-Erkrankung

- wahrscheinlich ausgelöst durch Übertragung des BSE-Erregers (pathologisches Prionprotein) auf den Menschen
- Patienten <35 Jahre mit längerem Verlauf

Klinik
- zunächst Verhaltensauffälligkeiten, Verstimmung/Depression, Dysästhesien in den Füßen, Ataxie
- im weiteren Verlauf Demenz, aber wenig Gedächtnisstörungen
- insgesamt fortschreitende neuropsychiatrische Symptomatik >6 Monate mit früh im Verlauf auftretenden psychiatrischen Zeichen wie Depression, Angst, Rückzug, Wahn

Diagnosestellung
- sicher nur durch neuropathologischen und biochemischen Nachweis des Prionproteins in Tonsillenbiopsie oder Hirnbiopsie möglich
- EEG: keine periodischen triphasischen Wellen
- CMRT: Signalanhebungen im posterioren Thalamus (pulvinar sign)

Therapie
- keine kausale Therapie bekannt
- symptomatische Maßnahmen

Prognose
- mittlere Überlebenszeit 1–2 Jahre nach Diagnosestellung

17.6 Gerstmann-Sträussler-Syndrom

- autosomal-dominante Vererbung
- Erkrankungsbeginn zwischen 40. und 50. Lebensjahr

Klinik
- Stand- und Gangataxie
- im weiteren Verlauf: Augenmotilitätsstörungen, Dysarthrie, Dysphagie, Bradykinese
- spät im Krankheitsverlauf: demenzielle Entwicklung
- selten Myoklonien, epileptische Anfälle, Erblindung, Ertaubung

Diagnosestellung
- ähnlich wie bei Creutzfeldt-Jakob-Erkrankung (NSE im Liquor häufig >35 ng/ml ↑, unspezifisch aber richtungsweisend)

Therapie
- keine kausale Therapie bekannt
- symptomatische Maßnahmen

Prognose
- mittlere Überlebenszeit nach Diagnosestellung 4–5 Jahre

17.7 Fatale familiäre Insomnie

- autosomal dominante Vererbung

Klinik
- Insomnie
- Myoklonien
- Tremor
- Ataxie
- Dysarthrie

- Aufmerksamkeits- und Gedächtnisstörungen
- Dysregulation der zirkadianen Freisetzung von Melatonin, ACTH, Cortisol ↓↓↓↓

Diagnosestellung
- Symptomatik aus
  - Insomnie, Störungen des autonomen Nervensystems, fortschreitende Demenz
- molekulargenetische Untersuchung

Therapie
- keine kausale Therapie bekannt
- symptomatische Maßnahmen

Prognose
- mittlere Überlebenszeit 1–2 Jahre

17.8 Myelitis

17.8.1 Erregerbedingte Myelitis

- Viren (FSME, HSV, Echoviren, Coxsackie-Viren, CMV, EBV, HIV, Poliomyelitis-Virus, West-Nil-Virus, Enteroviren)
- Bakterien (Borrelien, Mykobakterien, Treponemen)
- Selten Parasiten (Echinokokken, Zystizerken) oder Pilze (Aspergillen)

Differenzialdiagnose: nicht-erregerbedingte Myelitis
- Immunologische Erkrankungen (MS, ADEM, Neuromyelitis optica)
- Rheumatologische Erkrankungen (Lupus erythematodes, Neurosarkoidose, Sjögren-Syndrom, Riesenzellarteriitis, M. Behçet u. a.)
- Parainfektiös und postvakzinal (Masern, Röteln, Mumps, Varizellen, EBV, Tollwut)
- Idiopathische akute transverse Myelitis

Diagnostik
- Spinale Kernspintomographie
- Liquoruntersuchung

Therapie
- Erregerbedingt: in Abhängigkeit vom zugrunde liegenden Erreger (z. B. Antibiotika, Virostatika)
- Nicht erregerbedingt: immunsuppressiv in Abhängigkeit von der zugrunde liegenden Erkrankung (z. B. Kortikosteroide, Plasmapherese, Cyclophosphamid)

Eigene Notizen

Tag 5 – Entzündliche und infektiöse Erkrankungen des zentralen Nervensystems

18 Multiple Sklerose (MS)

J. Gerber, S. C. Tauber

18.1 Krankheitsbild und Diagnose – 294

18.2 Therapie – 298

18.3 Sonderformen der MS – 302
18.3.1 Neuromyelitis optica (Devic-Syndrom) – 302
18.3.2 Akute disseminierte Enzephalomyelitis (ADEM) – 302
18.3.3 Balo-Sklerose (konzentrische Sklerose Balo) – 303
18.3.4 Marburg-Variante der MS – 303

18.1 Krankheitsbild und Diagnose

Definition
Chronisch-entzündliche demyelinisierende Erkrankung des Zentralnervensystems, die autoimmun vermittelt ist.

- Synonym: Encephalomyelitis disseminata (ED)
  - typisches Merkmal der MS: zeitliche und räumliche Dissemination des Krankheitsverlaufes
  - neurologische Defizite sind durch schubförmigen Verlauf, Regredienz und Progredienz von Symptomen im Zeitverlauf unterschiedlich stark ausgeprägt
  - neurologische Symptome sind durch die räumliche Dissemination der Läsionen im ZNS gekennzeichnet

Epidemiologie
- Inzidenz: 3–7/100.000 jährlich (Mitteleuropa)
- Prävalenz: 30–80/100.000
- Verhältnis Frau zu Mann: 2:1
- Prädilektionsalter bei Erkrankungsbeginn: 20–40 Jahre

Ätiologie
- genaue Ursache unklar, wahrscheinlich multifaktoriell bedingt:
  - genetische Disposition (kein spezifisches Gen als Auslöser, keine direkte Vererbung, identifizierte Genloci, die das Erkrankungsrisiko mitbestimmen: bestimmte HLA-Typen, IL2RA, IL7RA)
  - immunologische Faktoren
  - Umweltfaktoren

Histologie
- demyelinisierende entzündliche Herde in der weißen Substanz im gesamten ZNS, in den entzündlichen Läsionen auch axonale bzw. neuronale Schäden
- Merkmale: Entzündung, Entmarkung (Demyelinisierung), Axonverlust, Gliose
- Histopathologisch werden 4 Subtypen unterschieden:
  - Subtyp 1: Läsionen mit T-Zellen und Makrophagen
  - Subtyp 2: Läsionen mit T-Zellen und Makrophagen, zusätzlich Immunglobuline und Komplement
  - Subtyp 3: Distale Oligodendrogliopathie, Apoptosen von Oligodendrozyten
  - Subtyp 4: Primäre Oligodendrozytendegeneration und massiver Verlust von Oligodendrozyten

Klinik
- entzündliche Läsionen liegen im gesamten ZNS, deshalb vielfältige und nicht spezifische neurologische Symptomatik

18.1 · Krankheitsbild allgemein

- oft betroffene funktionelle Systeme:
    - visuelles System
        - Visusminderung
        - Okulomotorik: z. B. Doppelbilder
    - sensorisches System
        - Hypästhesie
        - Schmerz
    - motorisches System
        - spastische Parese
        - Fatigue
    - Koordination
        - Gangunsicherheit
        - Ataxie
        - Dysarthrie
    - vegetative Funktionen
        - Blasenstörung
    - kognitive Funktionen
        - Merkfähigkeitsstörung
- häufig betroffene Strukturen:
    - Sehnerven und Sehbahn (Optikusneuritis, Retrobulbärneuritis)
    - Marklager des Großhirns
    - Kleinhirn
    - Hirnstamm
    - Rückenmark
- **Kennzeichen eines MS-Schub** sind: neue Symptome oder die Reaktivierung bereits zuvor aufgetretener neurologischer Defizite, die subjektiv berichtet werden (z. B. Parästhesien) oder durch die Untersuchung objektiviert werden können. Diese müssen:
    - mindestens 24 Stunden anhalten
    - mit einem Zeitintervall von ≥30 Tagen zum Beginn vorausgegangener Schübe auftreten
    - lassen sich nicht durch Änderungen der Körpertemperatur (Uthoff-Phänomen) oder durch Infektionen erklären

Verlaufsformen

- Bestimmung der Verlaufsform ist wichtig (sorgfältige Anamnese!) für die Therapieentscheidung
    - schubförmig-remittierend (relapse-remitting MS: RR-MS), schubförmig-progredient
    - sekundär chronisch-progredient (secondary progressive MS: SP-MS)
    - primär chronisch-progredient (primary progressive MS: PP-MS)

Diagnostik

- Nachweis der räumlichen und zeitlichen Dissemination der Erkrankung
- klinischer Befund und Verlauf (Anamnese!)
- MRT
- Liquoruntersuchung

Eigene Notizen

- elektrophysiologische Zusatzuntersuchungen: z. B. VEP und SEP (visuell und sensibel evozierte Potenziale)

Diagnosekriterien nach McDonald

- MS: Die in der Tabelle aufgeführten Kriterien sind erfüllt und die neurologischen Symptome sind »durch nichts besser als durch das Vorliegen einer MS« erfüllt, ❗ **Cave** Ausschluss von Differenzialdiagnosen ist wichtig
- mögliche MS: Befunde sprechen für eine MS, die Kriterien (◻ Tabelle) sind aber nicht vollständig erfüllt
- keine MS: Befunde sprechen gegen eine MS oder sind durch eine andere Erkrankung besser erklärbar

McDonald-Diagnosekriterien		
Schübe	Objektivierbare Läsion in der klinischen Untersuchung (Lokalisation)	Weitere erforderliche Kriterien
2 oder mehr	2 oder mehr	keine
2 oder mehr	1	räumliche Dissemination[1] - im MRT **oder** - ≥ 2 MRT-Läsionen + Liquor positiv **oder** - weiterer Schub mit anderer Läsion
1	2 oder mehr	zeitliche Dissemination[2] - im MRT **oder** - 2. Schub
1	1	räumliche Dissemination - im MRT **oder** - ≥ 2 MRT-Läsionen + Liquor positiv[3] **und zeitliche Dissemination** - im MRT **oder** - klinisch 2. Schub
Schleichende Progression	1	klinische Progression über 1 Jahr und mind. 2 Punkte zutreffend: - Hirn-MRT positiv (≥9 Läsionen **oder** ≥4 + VEP pathologisch) - spinales MRT positiv - Liquor positiv

[1,2,3] beziehen sich auf die Kriterien nach Barkhof und Tintoré

Kriterien für das MRT (nach Barkhof und Tintoré)

- [1] **Räumliche Dissemination**
    - mindestens 3 von 4 Kriterien müssen erfüllt sein:
        - 1 KM-anreichernde Läsion (zerebral oder spinal) oder 9 T2-Läsionen (zerebral oder spinal)

18.1 · Krankheitsbild allgemein

- mind. 1 Läsion infratentoriell (oder spinal)
- mind. 1 juxtakortikale Läsion (Fibrae arcuatae/U-Fasern)
- mind. 3 periventrikuläre Läsionen
- **Zeitliche Dissemination**
  - mindestens 3 Monate nach einem klinischen Ereignis (Schub):
    - Nachweis einer KM-aufnehmenden Läsion an einer Stelle, die nicht mit der vorangegangenen neurologischen Symptomatik in Zusammenhang steht
- oder
  - mindestens 30 Tage nach einem klinischen Ereignis (Schub):
    - neue T2-Läsion im Vergleich zu einem vorher durchgeführten Referenz-MRT
- [3] **Positiver Liquor**
  - Nachweis intrathekaler IgG-Antikörpersynthese (im Reiber-Diagramm oder in der isoelektrischen Fokussierung mit Darstellung liquorspezifischer oligoklonaler IgG-Banden)

Klinisch isoliertes Syndrom (clinically isolated syndrome: CIS)

- erstmaliges Auftreten einer neurologischen Symptomatik, die auf ein demyelinisierendes Ereignis hinweist (d. h. mutmaßlich erster Schub) bei Fehlen der Kriterien für eine zeitliche Dissemination
- Kriterien der MS nach McDonald werden (noch) nicht erfüllt
- multifokale Läsionen im MRT zu diesem Zeitpunkt zeigen ein erhöhtes Risiko für weitere Schübe bzw. das Eintreffen der definitiven Diagnose MS an

Weitere Standarddiagnostik zum Ausschluss von Differenzialdiagnosen

- Röntgen-Thorax
- laborchemische Untersuchungen
- Elektrolyte
- Blutbild
- Nieren- und Leberwerte
- CRP
- Vitamin-B_{12}-Bestimmung
- Folsäure-Bestimmung
- Bestimmung der Schilddrüsenwerte
- rheumatologische Parameter (ANA, ANCA)
- Borrelien-, Lues-, HIV- und Hepatitis-Serologie

Differenzialdiagnosen

- Neuroborreliose
- Neurolues
- Neurosarkoidose
- Vitamin-B_{12}-Mangel
- Vaskulitiden und Kollagenosen
- Morbus Behçet
- Leukodystrophien

Eigene Notizen

- Mitochondriopathien
- Morbus Whipple

18.2 Therapie

Schubtherapie
- hochdosierte Corticosteroide
  - Methylprednisolon i. v.
  - Dosis: 1000 mg (500–2000 mg)
  - Therapiedauer: 3 Tage (ggf. bis 5 Tage)
  - ggf. danach orales Ausschleichen (z. B. 80 mg Prednisolon, alle 2 Tage um 20 mg reduzieren)
  - begleitend:
    - Thromboseprophylaxe (subkutanes Heparin)
    - Magenschutz (Antazida oder Protonenpumpenhemmer)
    - Elektrolytkontrollen (Kalium)
- ❶ Cave Niedrig dosierte orale Steroide haben keinen Nutzen
- Eskalationstherapie beim Schub:
  - Wiederholung der Steroidtherapie (ggf. in höherer Dosierung)
  - Plasmapherese

Basistherapie
- Immunodulatorische Basistherapie der schubförmigen MS:
  - Interferone
  - Glatirameracetat
- **Interferone**
  - heterogener Wirkmechanismus:
    - Induktion TGF-β, IL10
    - Hemmung T-Zellproliferation
    - reduziert IFN-γ induzierte Inflammation
  - Wirkung:
    - Reduktion der Schubfrequenz, Schwere der Schübe und der Krankheitsaktivität im MRT, verminderte Krankheitsprogression
    - Schon nach dem ersten Schub wirksam
  - Präparate:
    - Betaferon, Extavia (Interferon beta-1b): 250 µg (8 Mio. IE), alle 2 Tage s. c.; Indikation: CIS, RR-MS, SP-MS
    - Avonex (Interferon beta-1a): 30 µg (6 Mio. IE), 1×/Woche i. m.; Indikation: CIS, RR-MS
    - Rebif (Interferon beta-1a): 22 µg oder 44 µg, 3×/Woche s. c.; Indikation: CIS, RR-MS, SP-MS
- **Glatirameracetat (Copaxone®)**: synthetisches Oligopeptid (Glutaminsäure, Lysin, Alanin, Tyrosin)
  - heterogener Wirkmechanismus:
    - Antigenpräsentation
    - T-Zelldifferenzierung
    - Induktion von Th2-Zellen

- Wirkung:
  - reduziert Schubrate, Läsionslast
  - wirksam nach dem ersten Schub
  - Wirksamkeit von Copaxone vergleichbar mit der von Rebif und Betaferon
  - Dosierung: 20 mg, s. c., täglich
  - Indikation: CIS, RR-MS

Eskalationstherapie
- **Natalizumab (Tysabri®)**
  - Wirkung: reduziert
    - Schubaktivität
    - Schubfrequenz
    - Läsionslast und EDSS-Progression
  - Wirkmechanismus:
    - monoklonale Antikörper gegen das α4-Integrin (Teil des VLA4-Molekül) auf Leukozyten
    - AK hemmt den Übertritt von Leukozyten durch die Blut-Hirn-Schranke
  - Indikation: schubförmige remittierende MS bei folgenden Untergruppen:
    - hohe Krankheitsaktivität trotz Behandlung mit Interferonen (Hinweise für hohe Krankheitsaktivität sind z. B.: ≥9 T2 hyperintense Läsionen oder KM-aufnehmende Läsion)
    - bei rasch fortschreitender MS (2 oder mehr Schübe mit Behinderungsprogression innerhalb eines Jahres, Progredienz im MRT)
  - Praktische Durchführung:
    - Dauertherapie mit 300 mg i. v. alle 4 Wochen
    - Antikörperbestimmung nach 6 Monaten notwendig
  - Nebenwirkungen (Auswahl):
    - Infektionen
    - Hepatopathie
    - progressive multifokale Leukenzephalopathie (PML), ▶ 17.2.8
- **Mitoxantron (Ralenova®):** Anthrazendionderivat
  - Wirkung: reduziert
    - Schubrate
    - Schubfrequenz
    - EDSS-Progression
  - Indikation:
    - sekundär-progrediente MS, progressiv-schubförmige MS
  - Praktische Durchführung:
    - 12 mg/qm² Körperoberfläche (KOF), alle 3 Monate, i. v.
    - kumulative Gesamtdosis bis 100 mg/qm² KOF
  - Nebenwirkungen:
    - kardiotoxisch
    - Spätfolge Leukämien

Eigene Notizen

- **Cyclophosphamid (Endoxan)**
  - alkylierende Substanz
  - Wirkung:
    - hemmt proliferierende Zellen
    - reduziert B-Zellen und Zytokine
  - Indikation:
    - Eskalation der RR-MS (Off-label), SP-MS

Neue Medikamente

- in Entwicklung, in laufenden Studien untersucht oder unter anderer Indikation zugelassen
- **monoklonale Antikörper**
  - **Rituximab**
    - monoklonaler Antikörper gegen CD20 und damit gegen B-Zellen
    - zur Therapie von Non-Hodgkin-Lymphomen und rheumatoider Arthritis zugelassen
    - Nebenwirkungen (NW): Infektionen, Anaphylaxie
  - **Alemtuzumab**
    - monoklonaler Antikörper gegen CD52
    - Wirkung: reduziert B-Zellen, T-Zellen, Monozyten und Eosinophile
    - zur Therapie der CLL zugelassen
    - NW: Infektionen, Autoimmunphänomene, Anaphylaxie

Weitere neue oral gegebene Medikamente

- Positive Studienergebnisse, z.T. abgeschlossene Phase-III-Zulassungsstudien, Zulassungen beantragt
- **Cladribin**
  - Analogon zu Desoxyadenosin
  - Wirkung:
    - akkumuliert in Immunzellen und führt zu Strangabbrüchen
    - nachhaltige Abnahme der Lymphozytenzahl
- **Fingolimod (FTY720)**
  - Wirkung: verhindert Auswanderung von Lymphozyten aus den Lymphknoten
  - Nebenwirkungsprofil erfordert genaue Kontrolle (Infektionen, kardiale NW, Augenveränderungen)
- **Fumarsäure**
  - bisher in der Therapie der Psoriasis eingesetzt
  - Wirkung:
    - wahrscheinlich antiinflammatorisch und neuroprotektiv wirksam
    - reguliert über den Faktor Nrf2 Transkriptionsfaktoren und damit die Synthese antioxidativ wirksamer Enzyme
  - Kandidat für Kombinationstherapien
- **Laquinimod**
  - Substanz von Linomid abgeleitet
  - ursprünglich als Hemmer der Gefäßwandbildung für die Onkologie entwickelt

- Einfluss auf Zytokine und Monozyten, induziert die Bildung von BDNF
- **Teriflunomid**
  - Metabolit von Leflunomid
  - bisher bei der rheumatoiden Arthritis eingesetzt
  - Wirkung: hemmt Lymphozyten, genauer Mechanismus unbekannt
- **Fampridin**
  - Kaliumkanalblocker
  - nur symptomatisch wirksam

Zusammenfassung der aktuellen Therapieoptionen in Abhängigkeit vom Verlauf

- **Schubtherapie**
  - Corticosteroidpuls
  - ggf. Plasmapherese
- **Therapie nach CIS**
  - Beta-Interferone (Avonex®, Betaferon®, Rebif®)
  - Glatirameracetat (Copaxone®)
- **Schubförmige MS**
  - Basistherapie:
    - Beta-Interferone (Avonex®, Betaferon®, Rebif®)
    - Glatirameracetat
  - Therapieeskalation:
    - Natalizumab
    - Mitoxantron
    - Cyclophosphamid
- **Therapie der sekundär-progredienten MS**
  - Beta-Interferone (Betaferon®, Rebif®)
  - Mitoxantron
  - Cyclophosphamid
  - ggf. Corticosteroidpulse
- **Therapie der primär-progredienten MS**
  - bisher keine gesicherte Immuntherapie bekannt
  - ggf. Corticosteroidpulse, Mitoxantron
- **Symptomatische Therapie bei MS**
  - Spastik
    - Baclofen (5–120 mg/d)
    - Tizanidin (2–24 mg/d)
    - Tolperison (150–450 mg/d)
    - Gabapentin (300–2400 mg/d)
    - Botulinumtoxin
    - intrathekale Baclofengabe
    - intensive Physiotherapie
  - Blasenfunktionsstörung
  - bei Drankinkontinenz/imperativem Harndrang (Restharn <120 ml)
    - Trospiumchlorid (30–45 mg/d)
    - Tolterodin (2–4 mg/d)
    - Oxybutynin (5–15 mg/d)

- bei Restharn >150 ml
  - sterile Einmalkatheterisierung
- Ansäuerung des Urin zur Prophylaxe von Harnweginfektionen
  - Methionin (1,5–3 g/d)
- **Fatigue**
  - Amantadin (100–200 mg/d)
  - Modafinil (200-400 mg/d)
  - 4-Aminopyridin (10–30 mg/d)
- **Schmerzen und paroxysmale Neuralgien**
  - Amitryptilin (25–150 mg/d)
  - Carbamazepin (1200–2400 mg/d)
  - Gabapentin (900–2400 mg/d)

18.3 Sonderformen der MS

18.3.1 Neuromyelitis optica (Devic-Syndrom)

- vermittelt durch Antikörper gegen den Aquaporin-4-Kanal

Klinik
- Optikusneuritis und Myelitis
- Fehlen klinischer Zeichen außerhalb des Rückenmarks und des N. opticus

Diagnostik
- Signalalteration im spinalen MRT über mehrere Segmente
- In der Regel Liquorpleozytose >50 Zellen/µl, oligoklonale Banden oft negativ

Therapie
- hochdosierte Corticosteroidpulse
- Immunsuppressiva (Mitoxantron, Rituximab u. a.)
- Plasmapherese

18.3.2 Akute disseminierte Enzephalomyelitis (ADEM)

- oft postinfektiös oder nach Immunisierung

Klinik
- akutes Auftreten multifokaler Herdsymptome
- ggf. Zeichen einer akuten Meningoenzephalitis mit Fieber und Bewusstseinsstörung
- meist monophasischer Verlauf

Diagnostik
- Liquor: meist lymphozytäre Pleozytose, oligoklonale Banden oft negativ

Therapie
- hochdosierte Steroide
- Plasmapherese
- Immunglobuline i. v.

18.3.3 Balo-Sklerose (konzentrische Sklerose Balo)

- wenige große Läsionen in der weißen Substanz
- histologisch charakteristische konzentrische Demyelinisierung
- meist monophasisch

Therapie
- hochdosierte Steroide

18.3.4 Marburg-Variante der MS

- akut verlaufende schwere Verlaufsform der MS mit massiven Demyelinisierungsherden
- zusätzlich axonale und neuronale Schäden mit Nekrosen
- große tumorähnliche raumfordernde Läsionen mit Ödem

Tag 5 – Entzündliche und infektiöse Erkrankungen des zentralen Nervensystems

19 Entwicklungsstörung und Fehlbildungen des Nervensystems

M. Kronenbürger

19.1 Infantile Zerebralparese – 306

19.2 Migrations- und Differenzierungsstörung des Gehirns – 306

19.3 Dysraphische Syndrome – 307
19.3.1 Spina bifida – 307
19.3.2 Syringomyelie – 308

19.4 Fehlbildungen des kraniozervikalen Übergangs und des Kleinhirns – 309
19.4.1 Basiläre Impressionen – 309
19.4.2 Klippel-Feil-Syndrom – 309
19.4.3 Chiari-Malformation – 309
19.4.4 Dandy-Walker-Malformation – 310

19.5 Phakomatosen – 311
19.5.1 Neurofibromatose – 311
19.5.2 Tuberöse Sklerose – 312
19.5.3 Sturge-Weber-Syndrom – 313
19.5.4 Von-Hippel-Lindau-Krankheit – 313

19.1 Infantile Zerebralparese

- Risiko besonders bei Frühgeborenen mit einem Geburtsgewicht <1.500 g
- Ursachen:
  - pränatal (50%), z. B. intrauteriner Insult oder Infekt
  - perinatal (15 %), z. B. Sauerstoffmangel unter der Geburt

Klinik
- Spastik in ca. 80% der Fälle
- seltener Dyskinesien und Ataxie
- je schwerer die motorische Störung, um so häufiger sind geistige Behinderung und Epilepsie
- normale Intelligenz bei 25%

Schweregrade	
Grad I	kaum funktionelle Beeinträchtigung
Grad II	freies Gehen möglich
Grad III	kein freies Gehen bis zum Alter von 5 Jahren möglich
Grad IV	keine selbständige Fortbewegung, schwere Beeinträchtigung der Handfunktionen

Diagnostik
- Diagnosestellung unter Berücksichtigung des klinischen Verlaufs
- sollte nicht vor dem 5. Lebensjahr gestellt werden

Differenzialdiagnosen
- Hydrozephalus
- Fehlbildungen der hinteren Schädelgrube
- degenerative Erkrankungen
- spastische Spinalparalyse

Therapie
- Physiotherapie, Ergotherapie
- Logopädie
- Hilfsmittelverordnung
- Behandlung der Schluckstörungen und Refluxerkrankung (gastroenterologische Betreuung)
- Therapieversuch bei Spastik mit Botulinumtoxin und Baclofen-Therapie

19.2 Migrations- und Differenzierungsstörung des Gehirns

- **Heterothopie**
  - Aggregation von Neuronen und Gliazellen im Marklager, teils girlandenförmig oder knotig gruppiert

- **Pachygyrie**
  - fehlerhafte Entwicklung der Großhirnrinde
  - nur wenige, verbreiterte und verkürzte Furchungen der Hirnoberfläche
- **Polymikrogyrie**
  - vermehrte Anzahl von Hirnwindungen, die Differenzierungsstörungen aufweisen können
- **Agyrie**
  - Fehlen von Großhirnwindungen
- **Porenzephalie**
  - umschriebene Höhlenbildung mit zystischen Defekten als Ergebnis von Einschmelzungsneigungen des ungereiften Gehirns
- **Balkenagenesie**
  - verursacht durch Entwicklungsstörungen im 3. Embryonalmonat
  - kann in Kombination mit Fehlbildungen der Extremitäten und des Skeletts auftreten
  - Meningeome, Lipome und Schädelasymmetrien

19.3 Dysraphische Syndrome

- Gruppe von Verschlussstörungen des Neuralrohrs
- führen zur mangelhaften Anlage von Gehirn- oder Rückenmark
- Entstehung im frühen embryonalen Entwicklungsabschnitt

19.3.1 Spina bifida

- Spaltbildung der Wirbelbogens
- Prävalenz: 1 pro 100.000 Geburten; häufiger und meist asymptomatisch ist die Spina bifida occulta
- meist multifaktorielle Ursachen
  - genetische Faktoren
  - exogene Faktoren, z. B. Vitaminmangel, Alkohol, Tabak, Medikamente (z. B. Valproinsäure)

Klinik

- Lokalisation meist lumbosakral
- häufig sensomotorische Querschnittsymptomatik
- vergesellschaftet mit Hydrozephalus, erhöhtem Infektionsrisiko sowie sekundärer Skelettdeformitäten und Kontrakturen

Diagnostik

- pränatale Diagnostik mit Amniozentese (Alpha-Fetoprotein ist erhöht)
- Röntgen der Wirbelsäule (Bogendefekte)
- MRT der Wirbelsäule mit Myelographie (Nachweis der Defekte der Meningen und des Myelons)

Differenzialdiagnose
- Querschnittsyndrom durch Geburtstrauma
- spinale Tumoren

Therapie
- operativer Verschluss innerhalb von 24–36 Stunden nach der Geburt
- Versorgung eines Hydrozephalus mit Shunt
- intermittierende Katheterisierungen oder suprapubischer Katheter bei Blasenfunktionsstörungen

19.3.2 Syringomyelie

- anlagebedingte Höhlenbildung im Rückenmark durch gestörte Embryogenese
- Manifestationsalter meist zwischen dem 20. und 40. Lebensjahr
- seltene Ursachen: Meningitis, Rückenmarkblutung oder Trauma

Klinik
- segmental oder polysegmental, ein oder beidseitig verteilte, dissoziierte Sensibilitätsstörungen (**Cave** Häufig schmerzlose Verletzungen oder Verbrennungen)
- bei Vorderhornläsionen häufig motorische Störungen wie schlaffe Paresen
- bei Pyramidenbahnläsionen häufig spastische Paresen
- Syringobulbi (selten): führt zur Höhlenauftreibung im Hirnstammbereich mit der Folge von Hirnnervenausfälle

Diagnostik
- klinisches Bild
- Befunde der bildgebenden Zusatzdiagnostik (MRT)

Differenzialdiagnose
- intraspinale Tumoren (Hämangioblastome, Ependymome, Astrozytome)
- chronische Myelopathie

Therapie
- Rekonstruktion des subarachnoidalen Liquorflusses durch Laminektomie und Duraerweiterungsplastik
- ggf. Shuntoperationen
- bei Obstruktion des Foramen magnum subokzipitale Kraniotomie mit Duraplastik
- **Cave** Erfolgsaussichten einer Operation sind nur dann günstig, wenn die Symptomdauer weniger als 2 Jahre beträgt

19.4 Fehlbildungen des kraniozervikalen Übergangs und des Kleinhirns

19.4.1 Basiläre Impressionen

- Verlagerung des Foramen magnum und seiner Umgebung bis weit in die hintere Schädelgrube, und dadurch Verlagerung des Dens nach kranial (Hirnstammirritation)

Klinik
- Schmerzen am Hinterhaupt- und im HWS-Bereich
- basale Hirnnervenausfälle

Diagnostik
- Röntgendiagnostik des Schädels (Dens-Hochstand)
- Hirnstammdiagnostik (akustisch evozierten Potenzialen, Blinkreflex)

Therapie
- bei Kleinhirn- oder Hirnstammstörungen Operation (okzipitale Kraniotomie)

19.4.2 Klippel-Feil-Syndrom

- embryonale Entwicklungsstörung mit Blockwirbelbildung der zervikalen Halswirbel

Klinik
- kurzer Hals mit Bewegungseinschränkungen und Schulterhochstand
- Spastik, radikuläre Parästhesien an den oberen Extremitäten
- häufig Minderbegabung

Diagnostik
- HWS-Röntgen in 4 Ebenen
- MRT der Halswirbelsäule
- neurophysiologische Untersuchungen (sensibel evozierte Potenziale und transkranielle Magnetstimulation)

Therapie
- bei Kompression des Halsmarkes operative zervikale Dekompression

19.4.3 Chiari-Malformation

- Mischung aus Fehlbildungen des kraniozervikalen Übergangs sowie des Hirnstamms
- Verlagerung der Kleinhirnanteile in den oberen HWS-Abschnitt, die zur Liquorzirkulationsstörung führen
- 2/3 der Fälle sind mit einer Hydrozephalusbildung vergesellschaftet

Chiari-Malformation Typ I
Klinik
- oft erst im Erwachsenenalter symptomatisch
- Ausfälle kaudaler Hirnnerven
- Kopfschmerzen
- Schwindel

Therapie
- okzipitale Dekompression
- Shuntanlage bei Liquorzirkulationsstörung

Chiari-Malformation Typ II
Klinik
- Symptome wie bei Typ I, zusätzlich Meningomyelozele lumbosakral
- führendes Symptom ist der Hydrozephalus kurz nach der Geburt

Therapie
- Operation der Meningomyelozele
- ggf. okzipitale Dekompression sowie frühzeitige Shuntanlage

Chiari-Malformation Typ III
Klinik
- Symptome wie bei Typ I und Typ II mit zervikaler Enzephalozele und zervikaler Spina bifida

Therapie
- operative Versorgung der Meningomyelozele
- okzipitale Dekompression sowie frühzeitige Shuntversorgung

19.4.4 Dandy-Walker-Malformation

- Störung in der frühen Embryonalentwicklung mit Dysgenesie des Kleinhirnwurms und des Balkens
- häufig vergesellschaftet mit Fehlbildungen im Gesichtsbereich und im Gefäßsystem
- Erweiterung des IV. Ventrikels, die zur Verlagerung des Kleinhirnwurms führt
- Mortalität in 10% der Fälle; 50% der operierten Kinder erreichen einen IQ von über 80

Klinik
- Hydrozephalus
- geistige Retardierung
- zerebelläre Syndrome
- Hautangiome
- kardiovaskuläre Fehlbildungen

Diagnostik
- Ultraschalluntersuchung des 4. Ventrikels bei Neugeborenen
- MRT des Gehirns (zeigt zystische Vergrößerung des IV. Ventrikels)

Therapie
- Shuntanlage zur Liquorableitung

19.5 Phakomatosen

- meist genetisch bedingte Fehlbildung der Keimblätter
- betroffen ist neuroektodermales Gewebe wie Haut, Nervensystem und Auge

19.5.1 Neurofibromatose

- siehe ▶ Kap. 3.5
- autosomal dominanter Erbgang mit einer Penetranz von 100%
- Störung von Tumorsupressorgenen

Klinik
- Haut:
  - multiple knotige Neurofibrome
  - Café-au-lait-Flecken
- ZNS:
  - Hydrozephalus
  - Intelligenzminderung
  - Syringomyelie
  - epileptische Anfälle
  - Intelligenzminderung
  - Sehstörungen, Hypakusis
  - Doppelbilder
  - fokale Hirnnervenausfälle
  - Gefäßstenosen hirnversorgender Gefäße
  - Akustikusneurinome
- Bewegungsapparat:
  - Knochendefekte am Schädel
  - Wirbelsäulendeformitäten wie Skoliose
  - pathologische Frakturen
- innere Organe:
  - Nierenarterienstenose, die zur Hypertonie führt
  - myeloische Leukämie
  - Rhabdomyosarkome
  - Phäochromozytome
  - Magen- und Darmkarzinome

Eigene Notizen

Diagnostik
- klinisches Bild
- Bildgebung des Schädels und der Wirbelsäule (Tumoren wie Akustikusneurinome)
- neurophysiologische Untersuchungen (Schädigung motorischer oder sensibler Bahnen)

Therapie
- operativ: Entfernung der Tumoren
- Behandlung von Hypakusis, Vestibularisausfällen, Fazialisparese

19.5.2 Tuberöse Sklerose

- autosomal dominant vererbte Erkrankung mit variabler Penetranz
- fibromatöse Veränderungen und Anlagestörungen ziehen eine Reihe von Veränderungen am Kortex und in der grauen Substanz nach sich
- verkürzte Lebenserwartung (häufigste Todesursache: Status epilepticus)

Klinik
- Haut:
  - hypomelanotische Flecken
  - Angiofibrome im Gesicht
  - epidermale Fibrosen
  - Café-au-lait-Flecken
  - gestielte Fibrome im Hals –und Nackenbereich
- ZNS:
  - epileptische Krampfanfälle
  - Minderbegabung
  - spastische und ataktische Bewegungsstörungen
- Auge:
  - Hämatome der Retina
  - Glaukom
  - Katarakt
  - Gaskörperblutung
- Zähne:
  - Gingiva-Hyperplasie
  - Zahnschmelzdefekte
- innere Organe:
  - Rhabdomyome des Herzens
  - Angiolipome der Niere
  - Zysten der Pleura und der Knochen

Diagnostik
- EEG
- kraniale Bildgebung
- Tumorsuche
- ophthalmologische und dermatologische Abklärung

Therapie
- Entfernung der Tumore und Behandlung der Epilepsie

19.5.3 Sturge-Weber-Syndrom

- sehr selten familiäre Häufung
- mittlere Lebenserwartung ca. 50. Lebensjahr
- Ursache: Entwicklungsstörung der Gefäße mit der Folge von Minderdurchblutung, Atrophie sowie Verkalkung
- Lokalisation der Gefäßfehlbildungen:
  - Gehirn und Gehirnhäute
  - Gesichtshaut
  - Auge

Klinik
- Haut:
  - Naevus flammeus,
  - Portwein-Nävus im ersten Abschnitt des N. trigeminus
- ZNS:
  - retardierte Entwicklung
  - Hemiparesen mit Hypotrophie der entsprechenden Extremitäten
  - epileptische Anfälle

Diagnostik
- kraniale Bildgebung (Verkalkungen, Hemiatrophie des Gehirns)
- EEG (Herdbefunde, epilepsietypische Potenziale)
- augenärztliche Abklärung (Netzhautablösung, Glaukome)

Therapie
- Lasertherapie der Hautveränderungen
- Operation der Angiome
- antiepileptische Medikation bei Krampfanfällen

19.5.4 Von-Hippel-Lindau-Krankheit

Siehe ▶ Kap. 3.5.4

**Tag 5 – Entzündliche und infektiöse
Erkrankungen des zentralen Nervensystems**

20 Neuropsychologische Syndrome

P. Weiss-Blankenhorn

20.1 Aphasie – 316

20.2 Apraxie – 317

20.3 Neglekt – 318

20.4 Amnesie – 319
20.4.1 Amnestisches Syndrom beim Wernicke-Korsakoff-Syndrom – 319

20.1 Aphasie

Definition
Zentrale Sprachstörung mit Beeinträchtigung aller Modalitäten der sprachlichen Kommunikation (Sprachausdruck, Sprachverständnis, Schreiben und Lesen) und differenziellen Effekten auf die einzelnen Sprachkomponenten (Phonologie, Lexikon, Syntax und Semantik)

- betrifft ca. 40% der Patienten mit einem linkshemisphärischen Schlaganfall

Klinik
- Differenzierung in Aphasien mit nichtflüssiger oder flüssiger Spontansprache (Broca- bzw. Wernicke-Aphasie)
- globale Aphasie bei kombinierter Schädigung aller sprachrelevanten Regionen
- Auftreten der seltenen Formen (transkortikale Aphasie bzw. amnestische Aphasie) bei kleineren umschriebenen Läsionen

Diagnostik
- klinisch-neuropsychologische/neurolinguistische Untersuchung auf Aphasie:
    - Spontansprache (Flüssigkeit, Artikulation, Paraphasien, Grammatik)
    - Nachsprechen (Laute, Worte und Sätze)
    - Sprachverständnis (mündliche Fragen, Ausführung von sequentiellen mündlichen Anweisungen, Worte buchstabieren lassen)
    - Benennen (optische, taktile, verbale Präsentation von Gegenständen)
    - Schreiben (nach Diktat, Abschreiben von Buchstaben, Worten und Sätzen)
    - Lesen (lautes Lesen, Lesesinnverständnis)
- Zuordnung der sprachlichen Symptome zum Aphasietyp:
    - **globale Aphasie:** Sprachautomatismen (wiederkehrende, formstarre Äußerungen), Echolalie (stereotypes Wiederholen des Gehörten oft ohne Sprachverständnis) plus typische Symptome der Broca- bzw. Wernicke-Aphasie
    - **Broca-Aphasie:** Agrammatismus (kurze Sätze, Fehlen von Funktionswörtern und Flexionsformen), phonematische Paraphasien (Ersetzen, Vertauschen, Hinzufügen oder Auslassen von Sprachlauten [Phonemen] innerhalb eines Wortes)
    - **Wernicke-Aphasie:** semantische Paraphasien (fehlerhafter Wortgebrauch, Ersetzen durch bedeutungsähnliche Worte bzw. Oberbegriffe), semantischer Jargon (sinnloses Aneinanderreihen von Wörtern und Floskeln bei flüssiger Sprachproduktion), Paragrammatismus (komplexe inkorrekte Sätze, falscher Gebrauch von Funktionswörtern und Flexionsformen)

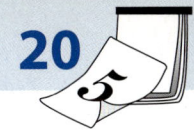

- **amnestische Aphasie:** Benennungs- und Wortfindungsstörungen (Unterbrechungen im Redefluss, Umschreibungen bzw. unspezifische Füllwörter), Sprachverständnis erhalten

Therapie
- hochfrequente (ambulante) logopädische Maßnahmen; Therapieziel: Kommunikation im Alltag verbessern bzw. wiederherstellen
- oftmals keine vollständige Restitution trotz verschiedener logopädischer Therapieansätze (Syndrom-Ansatz, Strategie-Ansatz, Modell-Ansatz, Kommunikations-Ansatz etc.)
- pharmakologische Interventionen bisher unzureichend untersucht

20.2 Apraxie

Definition
Störung des höheren motorischen Verhaltens, die nicht allein auf elementare Defizite des sensomotorischen Systems (z. B. Parese, sensorische Defizite) oder der Kommunikation (z. B. Aphasie) zurückgeführt werden können.

- betrifft je nach Test ca. 50% der Patienten mit linkshemisphärischem Schlaganfall
- schränkt Selbstständigkeit der Schlaganfallpatienten deutlich ein

Klinik
- **Hauptsymptome:**
  - Defizite bei der Imitation von symbolischen oder abstrakten Bewegungen
  - Beeinträchtigungen beim zweckmäßigen Gebrauch von Gegenständen bzw. Werkzeugen
- **Symptome bei ideomotorischer Apraxie:**
  - Störung der Bewegungsplanung
  - Hauptsymptom: gestörte Bewegungsimitation (abstrakter und symbolischer Bewegungen)
- **Symptome bei ideatorischer Apraxie:**
  - Störung der Bewegungskonzeption
  - Hauptsymptom: gestörter Objektgebrauch

Diagnostik
- Untersuchung der ipsiläsionalen Hand!
- klinisch-neuropsychologische Untersuchung auf Apraxie:
  - Ausführung symbolischer Bewegungen nach verbaler Aufforderung
  - Imitation von (abstrakten) Handpositionen (sehr sensitiv)
  - Imitation von (abstrakten) Fingerkonfigurationen
  - Pantomime des Objektgebrauchs (z. B. So tun, als ob man sägt.)
  - Gebrauch einzelner Gegenstände (Schere, Radiergummi, Hammer etc.)
  - Anwendung mehrerer Gegenstände in einer Handlungssequenz

Therapie
- ideomotorische Apraxie: Physiotherapie durch die Imitationsstörung schwierig (schlechte Rehabilitationsergebnisse)
- ideomotorische Apraxie: »Gestentraining« (Verbesserung in Apraxie-Tests, Alltagsrelevanz nicht untersucht)
- ideatorische Apraxie: Training der Aktivitäten des alltäglichen Lebens (ADL, Problem: kein Transfer), Strategie-Training (messbare Verbesserung der ADL und des Barthel-Indexes)

20.3 Neglekt

Definition
Gestörte Fähigkeit des Patienten, auf kontraläsionale Reize adäquat zu reagieren und/oder sich aktiv in den kontraläsionalen Raum hinein zu orientieren.

- Patienten mit rechtshemisphärischen Schlaganfall: akuter Neglekt ca. 48%, chronischer Neglekt ca. 17%
- häufigste Form: visuell-räumlicher Neglekt
- variable Ausdehnung des Neglekts: körpernah, objektzentriert oder raumzentriert

Klinik
- Typische klinische Neglekt-Symptome:
  - Vernachlässigen von Personen im kontraläsionalen Raum
  - Schwierigkeiten bei alltagsrelevanten Fertigkeiten wie z. B. Lesen (Neglekt-Dyslexie), Essen (nur das halbe Gericht wird aufgegessen), Körperpflege (nur die kontraläsionale Gesichtshälfte wird rasiert bzw. geschminkt), Ablesen einer Uhrzeit etc.
  - verminderter Einsatz der kontraläsionalen Körperhälfte (»motorischer Neglekt«)
  - bei mobilen Patienten: Kollisionen mit Gegenständen in der kontraläsionalen Raumhälfte und Verlaufen in der Klinik (z. B. weil Patient immer nur rechts abbiegt)

Diagnostik
- Klinisch-neuropsychologische Untersuchung auf Neglekt (dreistufiges Vorgehen):
  - Beobachtung des Spontanverhaltens (Blickpräferenz nach ipsiläsional, Nichtbeachten von Objekten bzw. Personen im kontraläsionalen Raumhälfte)
  - Papier- und Bleistift-Tests (Durchstreichtests, Linienhalbierungstest, freies Zeichnen und Kopieren von Zeichnungen)
  - standardisierte Testbatterien
    - Behavioural Inattention Test (BIT)
    - Testbatterie zur Aufmerksamkeitsprüfung (TAP), computergestützt

Therapie
- visuelles Explorationstraining (Suche nach Symbolen auf großen Flächen, stabiler Trainingserfolg)
- Prismenadaptation (Brille mit Prismengläsern, optische Abweichung um ca. 10° nach rechts, mittelfristiger Trainingserfolg)
- Nackenmuskelvibration (propriozeptive Stimulation der kontraläsionalen Nackenmuskulatur durch Vibration, kurzfristiger Trainingserfolg)
- vestibuläre Stimulation durch kalorische Reizung des Innenohrs (wegen Nebenwirkungen schlechte Toleranz, kurzfristiger Trainingserfolg)
- optokinetische Stimulation (Verfolgen visueller Muster in den kontraläsionalen Raum, uneinheitliche Therapieergebnisse)
- Kombination der Verfahren (z. B. Explorationstraining unter Nackenmuskelvibration) verstärkt Trainingseffekte

20.4 Amnesie

Definition
Krankheitsbedingte Störung der Gedächtnisfunktion:
- anterograde Amnesie: Störung der Abspeicherung neuer Gedächtnisinhalte
- retrograde Amnesie: Störung des Abrufs schon gelernter Gedächtnisinhalte

Diagnostik
- klinische Differenzialdiagnose:
  - zeitliche Dynamik der Gedächtnisstörung (akut aufgetreten und ggf. transient versus chronisch und ggf. persistierend)
  - begleitende Störung anderer kognitiver Systeme (Aufmerksamkeit, Sprache, Praxis etc.)
- akut auftretende Gedächtnisstörungen:
  - reine Gedächtnisstörung: transiente globale Amnesie (TGA)
  - zusätzliche kognitive Defizite: Delir
- chronische Gedächtnisstörungen:
  - reine Gedächtnisstörung: amnestisches Syndrom (Schädigung des hippokampalen Komplexes oder des Dienzephalons)
  - zusätzliche kognitive Defizite: Demenz (▶ Kap. 10)

20.4.1 Amnestisches Syndrom beim Wernicke-Korsakoff-Syndrom
- Schädigung des Zwischenhirns bei Wernicke-Korsakoff-Syndrom (Defektsyndrom nach abgelaufener Wernicke-Enzephalopathie bei Thiamin-(B_1-)Hypovitaminose, ▶ siehe auch Kap. 16.2.1)

Eigene Notizen

Klinik
- chronische Gedächtnisstörung ohne relevante andere kognitive Störungen
- ausgeprägte Störung des anterograden Gedächtnisses, zusätzlich deutliche Beeinträchtigung des retrograden Gedächtnisses
- fehlende Krankheitseinsicht, Konfabulationen

Diagnostik
- strukturelle Bildgebung (MRT): bilaterale Läsionen der Corpora mammillaria und im Thalamus

Therapie
- intravenöse Gabe von Thiamin (B_1) bei Wernicke-Enzephalopathie

Stichwortverzeichnis

A

Abduzensparese 194
Absence 80
Acrodermatitis chronica atrophicans 257
Adie-Syndrom 189
ADEM 302, 312
Adenom
- gonadotropes 61
- kortikotropes 61
- plurihormonales 61
- thyreotropes 61
Adenoma sebaceum 73
Adrenoleukodystrophie 238
Agyrie 307
AIDS 277–279
AIDS-Demenz-Komplex 278
Akinese 123
Akustikusneurinom 196
Alemtuzumab 300
Alkoholabusus, Polyneuropathie 218
Alkoholentzugsdelir 240
Alkoholmyopathie 224
Alzheimer-Demenz 144–148
- Definition 144
- Diagnostik 146, 147
- Differenzialdiagnose 147
- Klinik 145, 146
Amantadine 126
Amaurosis 183
- fugax 173
Amnesie 108, 319, 320
- anterograde 319
- retrograde 319
- transiente globale 111
Amöbiasis 285
- zerebrale 19, 28, 31
Amyloidangiopathie 148, 255
Aneurysma, zerebrales 33, 34
Anfall
- epileptischer

– – s.a. Epilepsie
– – Diagnostik 82, 83
– – Differenzialdiagnose 83, 84
– fokaler 78–81
– – einfacher 78
– – komplexer 78
– generalisierter 78, 79
– – tonisch-klonische 79
– psychogener 83
Angiofibrom, faziales 73
Angiom
– kapilläres 34
– venöses 35
Angiomyolipom, renales 73
Anosmie 182
Anosognosie 6
Anticholinergika 126
Antidementiva 154
Antidepressiva, trizyklische 154
Antikonvulsiva 84
Aphasie 316, 317
– amnestische 317
– globale 316
Apomorphin-Test 124
Apraxie 317
– ideomotorische 317
Arachnoiditis, adhäsive 53
Argyll-Robertson-Pupille 190
Armplexusläsion
– mittlere 204
– obere 204
– untere 204
Arteriitis
– cranialis 27
– temporalis 184
Aspergillose 282, 283
Asterixis 241
Astrozytom 56–59
– anaplastisches 57
– Diagnostik 57, 58
– diffuses 57
– pilozytisches 57, 66, 67
– Therapie 58, 59
Ataxie 134–138

– Definition 134
– dominante 134
– rezessive 135
– sekundäre 137, 138
– spinozerebelläre 134
– sporadische degenerative 137
Ataxie, Vitamin-E-Defizit 135, 136
Ataxie-Teleangiektasie 136, 137
Atrophie
– s.a. Muskelatrophie
– olivopontozerebelläre 128
Augenmotorik, Störungen 186–189
Aura, Migräne 166
AV-Malformation, spinale 42

B

Babinski-Zeichen 123, 129
Balkenagenesie 307
Balo-Sklerose 303
Bandscheibenvorfall 215, 216
Bannwarth-Syndrom 256
Barany-Zeigeversuch 197
Basilarismigräne 118, 167
Basilaristhrombose 20, 21
Behavioural Inattention Test 318
Behçet-Syndrom 27
Bell-Lähmung 192
Bewusstseinsstörungen 108–111
Bielschowsky-Phänomen 188
Blickfolgebewegungen 186
Blitz-Nick-Salaam-Krampf 81
Blitzschlag 54
Blutung
– s.a. Hämatom
– intrakranielle
   infratentorielle 30, 31
– – supratentorielle 28–30
– – intrazerebrale 45
Borreliose 256, 257
Botulismus 264, 265

Bradyarrhythmie 89
Broca-Aphasie 316
Budipin 126
Bulbärparalyse, progressive 200

C

CADASIL 26
Café-au-lait-Flecken 72, 312
Candidamykose 281
Carotisdissektion 23
Carotis-Sinus-Syndrom 88, 93
Carotisthrombendarteriektomie 13
Cauda-Syndrom 215, 279
Central-Core-Myopathie 224
Ceroidlipofuscinose 238
Charcot-Marie-Tooth-Krankheit 219
Chiari-Malformation 309, 310
Chiasma-Schädigung 184, 185
Chorea
– Definition 131
– Huntington 131, 132
– – Demenz 151
Churg-Strauss-Syndrom 27
Chvostek-Phänomen 244
Cladribin 300
Cluster-Kopfschmerz 170, 171
Cogan-Syndrom 196
Commotio
– cerebri 44
– spinalis 50
Compressio spinalis 51
Computertomographie, kranielle 8
COMT-Inhibitoren 125
Contre-Coup-Läsion 45
Contusio
– cerebri 44, 45
– spinalis 50
Coup-Läsion 45
Cover-Test 186
Creutzfeldt-Jakob-Erkrankung 288, 289
– Demenz 150

Critical-Illness-Neuropathie 218
CT-Angiographie 9

D

Dandy-Walker-Malformation 310, 311
Degeneration
– kortikobasale 130, 131
– striatonigrale 128
Demenz 144–154
– Chorea Huntington 151
– Creutzfeldt-Jakob-Krankheit 150
– Definition 144
– frontotemporale 149, 150
– Hashimoto-Enzephalopathie 147
– Lewy-Körper 152–154
– Morbus Wilson 147
– postenzephalitische 147
– posttraumatische 147
– Therapie 154
– vaskuläre 148, 149
Dermatomyositis 229, 230
Devic-Syndrom 302
Donnerschlagkopfschmerz 172
Dopaminagonisten 125
Dopplersonographie, extrakranielle 10
Downbeat-Nystagmus 118, 119
Drehschwindel 114, 196
Duchenne-Erb-Lähmung 204
Duchenne-Muskeldystrophie 224–226
Duodopa-Pumpe 126
Durchblutungsstörung, spinale 41
Dysarthrie 201
Dysautonomie 13
Dysphagie 14, 199, 201
Dysplasie, fibromuskuläre 24
Dystonie 132–134
– Diagnostik 133
– fokale 133
– generalisierte 132, 133

– Klassifikation 132
– Neuroleptika-induzierte 267
– primäre 132
– sekundäre 133
– Therapie 133, 134
Dystonie-Parkinson-Syndrom 133
Dystrophie, myotone, Curschmann-Steinert 227

E

Echinokokkose 287
Echokardiographie
– transkardiale 10
– transösophageale 10
Einschlusskörpermyositis 230
Elektrokardiographie 10
Emery-Dreifuss-Muskeldystrophie 226
Encephalomyelitis disseminata
▶ multiple Sklerose
Encephalopathia pugilistica 147
Endstellnystagmus 187
Engpass-Syndrom 205
Enophthalmus 190
Enzephalitis
– limbische 75, 76
– virale 268, 271, 272
Enzephalomyelitis, akute disseminierte 302, 303
Enzephalopathie
– akute hypertensive 21
– alkoholtoxische 240
– hepatische 241, 242
– hypoglykämische 245
– hypokalzämische 244, 245
– hyponatriämische 243
– spongiforme 150
– Stufendiagnostik 247
– subkortikale, arteriosklerotische 7
– urämische 242, 243
Ependymom 65
– spinales 72
Epilepsie 78–86
– s.a. Anfall, epileptischer

- Ätiologie 78, 79
- Definition 78
- Diagnostik 82, 83
- Fahrerlaubnis 86
- idiopathische 78
- juvenile myoklonische 82
- Kindes- und Jugendalter 81, 82
- Klassifikation 78
- kryptogene 78
- nach Schlaganfall 13
- symptomatische 78
- Therapie 84, 85

Erb-Lähmung 204
Ergot-Dopaminagonisten 125
Erythema migrans 256
Exophthalmus 187

F

Fall-Hand 207
Fampridin 301
Fazialisparese 179, 192–195
Fibromyalgie 230
Fingolimod 300
flapping tremor 241
Flaschenzeichen 207
floppy infant 161
Frenzel-Brille 115, 197
Friedreich-Ataxie 135, 136, 196
Froment-Zeichen 210
Frontallappenanfall 80
Frühsommer-Meningoenzephalitis 269
Frühsyphilis 259, 260
FSME 269
Fuchsbandwurm 287
Fumarsäure 300
Fundoskopie 185

G

Ganglionitis ciliaris 189
Gangliosidose 238
Gauillain-Barré-Syndrom 198

Gaumensegel-Tremor 142
Gedächtnisstörungen 319, 320
Gefäßprotektion 16
Gerstmann-Sträussler-Syndrom 290
Geruchssinnstörungen 182, 183
Gesichtsfeldprüfung 185
Gesichtsschmerz
- primärer 177
- zentraler 177

Glasgow Coma Score 109
Glatirameracetat 298
Glaukom, akutes 177
Glaukomanfall 189
Gliedergürtel-Muskeldystrophie 225
Glioblastom 57
Globoidzell-Leukodystrophie 238
Glomus-jugulare-Tumor 196
Glossodynie 180
Glossopharyngeusneuralgie 178
Glucocerebrosidose 238
Glykogenose 231
Gottron-Zeichen 229
Grand-mal-Anfall 79
Guillain-Barré-Syndrom 186, 192, 220, 221
Gürtelrose 222, 271

H

HAART 279, 280
Hämangioblastom
- retinales 74
- zerebelläres 74

Hamartom, gliales 72
Hämatom
- s.a. Blutung
- epidurales 48
- subdurales 46, 47
- – akutes 46
- – chronisches 47

Hashimoto-Enzephalopathie 147
Heerfordt-Syndrom 192
Hemianopsie 6
- heteronyme 184

- homonyme 185

Hemiataxie 6
Hemicrania continua 172
Hemikranie, paroxysmale 171
Herdenzephalitis
- septisch-embolische 19, 20, 254, 255
- septisch-metastatische 254, 255

Herpes zoster 222, 271
- Kopfschmerz 179

Herpes-Enzephalitis 267, 268, 270
Herxheimer-Reaktion 286
Heterotopie 306
Hirnabszess 253, 254
Hirnatrophie, alkoholtoxische 241
Hirninfarkt, ischämischer 3
Hirnmetastasen 68, 69
Hirnödem, ischämisches 13
Hirnstammsyndrome 6
Hirnstimulation, tiefe 126
Hirntumore 56–62
- Kindesalter 63–66

Hirnverletzung, offene 48, 49
HIV-Enzephalitis 270
HIV-Enzephalopathie 277
HIV-Infektion 277–279
HIV-Meningitis 277, 278
HIV-Meningoenzephalitis 277, 278
HIV-Myelopathie 278, 279
HIV-Myopathie 279
HIV-Polyneuropathie 279
Holmes-Tremor 142
Honeymoon-Parese 207
Horner-Syndrom 6, 190
Hörprüfung 197
Hörstörungen 196
Horton-Krankheit 173, 174
Hundebandwurm 287
Huntingtin-Gen 131
Hustenkopfschmerz 172
Hypakusis 197
Hyperakusis 193
Hypersensitivitätsvaskulitis 27
Hypertonie, essenzielle arterielle 28
Hyponatriämie 243

Hypophysenadenom 61
Hypophysenapoplex 61
Hypophyseninsuffizienz 62
Hyposmie 182
Hypotonie, orthostatische 93, 94

I

Impression, basiläre 191, 309
Infarkt
- hämodynamischer 5, 7
- infratentorieller 14
- lakunärer 4, 7
- vaskulitischer 8
Insomnie, fatale familiäre 290, 291
Insult 4
- progredienter 4
Interosseus-anterior-Syndrom 209
Ischämie
- akute spinale 41
- vertebrobasiläre 21
- zerebrale 5, 6

K

Kakosmie 182
Kallmann-Syndrom 182
Karpaltunnelsyndrom 209
Kavernom 34, 35
Kawasaki-Erkrankung 27
Kearns-Sayre-Syndrom 232, 239
Keinig-Zeichen 229
Kipptischuntersuchung 92
Kleinhirndegeneration
- alkoholische 137
- paraneoplastische 138
Klippel-Feil-Syndrom 309
Klivuschordom 201
Klumpke-Lähmung 204
Koma 109, 110
- Definition 109
- Klinik 110

Kopfdrehimpulstest 115
Kopfschmerz 164–177
- Diagnostik 164
- drogenbedingter 176
- medikamentös induzierter 175, 176
- primärer 165–172
- schlafgebundener 172
- sekundärer 172–176
- traumatischer 173
- vaskulär bedingter 173
- zervikogener 176, 177
Kornealreflex 191, 192
Krallenhand 209
Kraniektomie 29
Kraniopharyngeom 66
Krise, myasthene 189
Krückenlähmung 207, 210
Kryoglobulinämie 27
Kryptokokkose 281, 282
Kugelberg-Welander-Muskelatrophie 162

L

Lagerungsschwindel, benigner peripherer paroxysmaler 115
Lageschwindel, zentraler 119
Lähmung
- hypokaliämische 233, 234
- hyperkaliämische 234
- periodische 233, 234
Lambert-Eaton-Rooke-Syndrom 224, 236
Landau-Kleffner-Syndrom 81
Laquinimod 300
Läsionsschwindel 114
Lateralsklerose
- amyotrophe 156–158
- primäre 160, 161
L-Dopa 125
L-Dopa-Test 124
Leitungsschwerhörigkeit 196
Lennox-Gastaut-Syndrom 81
Leptospirose 263, 264
Leukenzephalopathie

- progressive multifokale 276, 277
- reversible posteriore 21, 22
- subkortikale arteriosklerotische 148
Leukodystrophie 238
Lewy-Körper-Demenz 152–154
Li-Fraumeni-Syndrom 75
Liftschwindel 196
Lipidspeicherkrankheit 238
Lipidspeichermyopathie 232
Liquordrucksteigerung, idiopathische intrakraniale 174, 175
Liquorrhö 49
Liquorunterdrucksyndrom 175
Lisch-Knötchen 72
Listeriose 262
Low-Output-Syndrom 89, 90
Lues 259–261
Lyme-Krankheit 256, 257
Lynch-Syndrom 74
Lysetherapie 11
- lokale 13
- systemische 12
Lyssa 275, 276

M

Magnetresonanztomographie, kranielle 9
Makroangiopathie 4
Malaria, zerebrale 284
Malformation, arteriovenöse 28, 34, 35
- durale 34, 36
- spinale 42
MAO-B-Inhibitoren 125
Masernenzephalitis 273, 274
Masseterreflex 191, 192
McArdle-Krankheit 231
Medulla-Läsion 198
Medulloblastom 63, 64, 74
MELAS-Syndrom 239
Meningeom 59, 60, 72
Meningiosis 201
- neoplastica 70, 71

H–N

Meningitis
- aseptische 53
  bakterielle 251, 252
- basale 196
- granulomatöse 280
- lymphomonozytäre 256
- tuberkulöse 258, 259
- virale 268, 271
Meningoangiomatose 72
Meningoenzephalitis
- chronische 280
- frühsyphilitische 260
Meningokokkenmeningitis 252
Meningoradikuloneuritis 256
MERFF-Syndrom 239
Metastasen, intrakranielle 68, 69
Migräne 165–169
- Definition 165
- familiäre 166
- hemiplegische 166, 167
- Klassifikation 166, 167
- Klinik 168
- mit Aura 166, 167
- ohne Aura 167
- Prophylaxe 168
- retinale 167
- Therapie 168
- vestibuläre 117, 118
Mikroangiopathie 4
- hypertensive 7
Millard-Gubler-Syndrom 6
Miller-Fisher-Syndrom 186, 192, 221
Mini-Mental-Status-Test 147
Miosis 190
Mitoxantron 299
Moebius-Syndrom 193
Mononeuritis multiplex 277
Morbus
- Cushing 61
- Gaucher 238
- Krabbe 238
- Menière 114–117, 197
- Niemann-Pick 196, 238
- Parkinson, Demenz 152
- Pick 149
- Refsum 196
- von Recklinghausen 72

- Whipple 265, 266
Morgagni-Adam-Stokes-Anfall 89
Moya-Moya-Erkrankung 25
MR-Angiographie 9
Multiinfarktdemenz 148
Multiinfarktsyndrom 8
multiple Sklerose 293–303
- Basistherapie 298, 299
- Definition 294
- Diagnostik 296, 297
- Eskalationstherapie 299
- Klinik 294, 295
- Marburg-Variante 303
- Schubtherapie 298
- Therapie 298–302
Multisystematrophie 128, 129
Muskelatrophie
- Brossard-Kaeser 162
- Kugelberg-Welander 162
- spinale 156, 162
- – adulte 162
- – distale 162
- – infantile 161
- Vulpian-Bernard 162
- Werding-Hofmann 161
Muskeldystrophie 225–228
- Becker-Kiener 224, 226
- Duchenne 224–226
- Emery-Dreifuss 226
myasthene Krise 189
Myasthenia gravis pseudoparalytica 224, 234–236
Mydriasis 189
Myelinolyse, zentrale pontine 244
Myelitis, erregerbedingte 291
Myelomalazie
- akute 41
- angiodysgenetische 41
Myelopathie 159
Myelose, funikuläre 245
Myoklonus-Dystonie 133
Myokymie, faziale 195
Myopathie 224–233
- Diagnostik 225
- endokrinologische 224
- entzündliche 2268–231
- funktionelle 224

- infektiöse 231
- Klassifikation 224
- Klinik 224, 225
- metabolische 224, 231, 232
- strukturelle 224
Myositis, sekundäre 230
Myotonia congenital
- Becker 233
- Thomsen 233
Myotonie 232, 233
- dystrophe 2257, 228

N

Nackenmuskelvibration 319
Nacken-Zungen-Syndrom 179
Narkolepsie 101, 102
Natalizumab 299
Neglekt 318, 319
Nemaline-Myopathie 224
Nervus
- abducens, Parese 194
- accessorius, Parese 199
- axillaris, Schädigung 206
- cutaneus femoris lateralis, Schädigung 214, 215
- facialis, Parese 149, 192–195
- femoralis, Schädigung 212
- glossopharyngeus, Störungen 196
- hypoglossus, Parese 200
- ischiadicus, Schädigung 212, 213
- medianus, Schädigung 208, 209
- musculocutaneus, Schädigung 207
- obturatorius, Schädigung 211
- oculomotorius, Parese 189
- opticus
- – Schädigung 184
- – Atrophie 184
- – Neuritis 295
- – Neuropathie 184
- peroneus communis, Schädigung 213

Nervus
- radialis, Schädigung 206, 208
- suprascapularis, Schädigung 206
- thoracucus longus, Schädigung 205
- tibialis, Schädigung 214
- ulnaris, Schädigung 209, 210
- vagus, Läsion 198
- vestibularis
- – Ausfall 116
- – Schwannom 60, 72, 73
- vestibulocochlearis, Störungen 196, 197

Neuralgie
- kraniale 177
- postherpetische 222

Neuroborreliose 184, 257
Neurofibromatose 311, 312
- Typ I 72
- Typ II 72, 73

Neuroleptika-Syndrom, malignes 267
Neurolues 184
Neuromyelitis optica 302
Neuropathia vestibularis 116
Neuropathie
- multifokale motorische 221
- tomakulöse 220

Neuroprotektion 14, 15
Neurosyphilis, meningovaskuläre 260
Neurozystizerkose 286
Nystagmus 187
- zentraler 119

O

Okklusionshydrozephalus 14
Okulomotorik ▶ Augenmotorik
Okulomotoriusparese 189
Okzipitallappenepilepsie 81
Oligoastrozytom 57
Oligodendrogliom 57

Ophthalmoplegia
- externa 187
- interna 187, 189

Ophthalmoplegie, chronisch-progressive 239
Opisthotonus 267
Opsoklonus-Myoklonus-Syndrom 76
Optikusatrophie, hereditäre 184
Optikusneuritis 295
Optikusneuropathie, anteriore ischämische 184
Orbicularis-oculi-Reflex 192
Osteopetrose 193
Ostitis deformans Paget 196
Oszillopsie 115, 117

P

Pachygyrie 307
Panenzephalitis, subakute sklerosierende 274
Papillenödem 183
Papillitis 183
Paralyse, progressive 260
- supranukleäre 129, 130

Paramyotonia congenita Eulenburg 233
Parietallappenepilepsie 81
Parkinson-Syndrom 122–130
- atypisches 128–130
- Diagnostik 123
- genetisches 126
- idiopathisches 122–125, 142
- sekundäres 127
- Therapie 125
- Tremor 142

Parosmie 182
Perfusionscomputertomographie 9
Perfusionsszintigraphie 11
Pfötchenstellung 244
Phakomatose 311–313
Plasminogenaktivator, rekombinanter gewebespezifischer 12

Plexus
- brachialis 204
- cervicalis 204
- lumbalis 210
- sacralis 210

Plexus-cervicobrachialis-Läsion 204
Plexus-lumbosacralis-Schädigung 210, 211
PNET ▶ Tumore, primitive neuroektodermale
Pneumatozephalus 49
Pneumokokkenmeningitis 252
Polyangiitis, mikroskopische 27
Polyarteriitis nodosa 27
Polymikrogyrie 307
Polymyalgia rheumatica 230
Polymyositis 230
Polyneuritis cranialis 191
Polyneuropathie 217–219
- alkoholbedingte 218
- chronisch-inflammatorische demyelinisierende 221
- diabetische 218
- hereditäre 219
- Vitaminmangel-bedingte 218

Polyposis, familiäre adenomatöse 74
Polyradiculitis cranialis 192
Polyradikuloneuritis, idiopathische 220
Ponsläsion 190, 198
Porenzephalie 307
Post-Lyme-Syndrom 257
Post-Zoster-Neuralgie 272, 273
PRIND 4
Prionenerkrankungen 288–290
Prolaktinom 61
Pronator-teres-Syndrom 208
Pseudobulbärparalyse 201
Pseudotumor
- cerebri 174, 184
- orbitae 184

Pupillenreaktion 185, 188
Pupillenstörunegn 189
Purinnukleotid-Zyklus-Myopathie 232

Q

Q-Fieber 262, 263
Quadrantenanopsie 185
Querschnittsymptomatik 215

R

Rabies 275, 276
Radfahrerlähmung 210
Radikulitis 271, 277
Ragged-red-fiber-Myopathie 239
Reizschwindel 114
REM-Verhaltensstörung 103
Restless-Legs-Syndrom 104, 105
Retrobulbärneuritis 184, 295
Revaskularisierung 11
Rhabdomyolyse 231
Rhabdomyom, kardiales 73
Rhombenzephalitis 75, 76
Riesenzellarteriitis 27, 173, 174, 230
Rinne-Versuch 197
Risus sardonicus 267
Rituximab 300
Rolando-Epilepsie 82
Romberg-Versuch 115, 197
Rückenmarkverletzung 50–52

S

Schädel-Hirn-Trauma 44–48
Schallempfindungsstörungen 196
Scheuklappen-Blindheit 184
Schirmer-Test 194
Schlafapnoe-Syndrom 98, 99
– gemischtes 99
– Klinik 99, 100
– obstruktives 98, 99
– Therapie 100, 101
– zentrales 99
Schlafstörungen 98–104

Schlaganfall 3–15
– Diagnostik 8–11
– Differenzialdiagnose 11
– Logopädie 15
– Prophylaxe 11, 16, 17
– Rehabilitation 15, 16
– Rezidiv 18
– Therapie 11–15
– – neuroprotektive 14, 15
Schleudertrauma 51
Schönlein-Henoch-Purpura 27
Schreibtremor 141
Schulteramyotrophie, neuralgische 205
Schussverletzung 49
Schwankschwindel 114, 196
– phobischer 120, 197
Schwindel 114–130
– Diagnostik 114
– Einteilung 114
– peripher vestibulärer 114
– somatoformer 114
– systematischer 196
– zentraler vestibulärer 114
Schwurhand 208
Sehrindenschädigung 185
Sehstörungen 183–186
Shy-Drager-Syndrom 128
Sick-Sinus-Syndrom 89
Sinusarrest 89
Sinusthrombose 174
Sinusvenenthrombose 19
– aseptische 31, 32
– septische 33
Sklerose
– konzentrische 303
– multiple ▶ multiple Sklerose
– tuberöse 73, 312, 313
Small-Vessel-Vaskulitis 28
Somnolenz 108
Sopor 109
Spannungskopfschmerz 169, 170
Spasmus hemifacialis 195
Spätsyphilis 260
Sphingomyelinose 238
Spina bifida 307, 308
Spinalis-anterior-Syndrom 41

Spinalparalyse, spastische 150, 160
Spondylodiszitis 217
Spontannystagmus 115
Spracharrest 80
Status
– epilepticus 85, 86
– lacunaris 148
Stauungspapille 183
Steele-Richardson-Olszewski-Syndrom 147
Stimmtremor 141
Strahlenschäden 52, 53
Sturge-Weber-Syndrom 313
Subarachnoidalblutung 37–39
– nichtaneurysmatische 39, 40
– nichttraumatische aneurysmatische 36, 38
Subclavian-Steal-Syndrom 22, 23
Sulcus-ulnaris-Syndrom 209
SUNCT-Syndrom 172
Syndrom
– amnestisches 319, 320
– anticholinerges 264
– dysraphisches 307
– idiopathisches zerebelläres 128
Synkinesie 194
Synkope 88–95
– Definition 88
– Diagnostik 88
– Einteilung 88
– kardiale 88–90
– Klinik 88
– neurokardiogene 88, 90, 91
– reflexvermittelte 88, 90, 91
– Therapie 89
– vasovagale 88, 90, 91
Syphilis 259–261
Syringobulbie 191, 198
Syringomyelie 159, 308

T

Tabes dorsalis 260
Tachyarrhythmie 89

Tachykardie
- supraventrikuläre 89
- ventrikuläre 89
Tachykardiesyndrom, posturales 95
Takayasu-Arteriitis 27
Tay-Sachs-Krankheit 238
Temporallappenepilepsie 80
Tensilon-Test 235
Teriflunomid 301
Territorialinfarkt 4
Tetanus 266, 267
- generalisierter 267
Teufelsgrinsen 267
Thoracic-outlet-Syndrom 205
TIA 4
Tinnitus 197
Todd-Parese 80
Tollwut 275, 276
Tolosa-Hunt-Syndrom 180, 186
Toxoplasmose, zerebrale 283, 284
Tractus opticus, Schädigung 185
transitorische ischämische Attacke 4
Tremor 139–142
- aufgabenspezifischer 141
- bei idiopathischem Parkinsonsyndrom 142
- Definition 139
- dystoner 141
- essenzieller 140, 141
- Klassifikation 140
- positionsspezifischer 141
- primärer orthostatischer 141
- psychogener 142
- verstärkter physiologischer 140
- zerebellärer 142
Trigeminusneuralgie 177, 178
Trigeminusstörungen 190–192
Trismus 267
Trousseau-Zeichen 244
Tumore
- astrozytäre 56–59
- embryonale 63, 64
- intrazerebrale Hirntumore
- Kindesalter 63–66
- primitive neuroektodermale 64, 65

- spinale 67, 68
Turcot-Syndrom 74

U

Uhr-Zeichen-Test 147
Unterberger-Tretversuch 115, 197
Upbeat-Nystagmus 118, 119
Urokinase 13
Uthoff-Phänomen 295
Uveitis 179

V

Valsalva-Manöver 199
Varicella-Zoster-Infektion 179, 196, 271
Vaskulitis 27, 28
- kutane leukozytoklastische 27
Vasospasmus 40
Vertebralisdissektion 23, 24
Vertigo Schwindel
Vestibularisausfall, akuter 116
Vestibularisparoxysmie 114, 197
Vestibularisschwannom 60, 72, 73
Vestibulopathie, bilaterale 117
Visusprüfung 185
Vitamin-B_{12}-Mangel
- funikuläre Myelose 245
- Myelopathie 159
Vitamin-E-Defizit 135, 136
Von-Hippel-Lindau-Syndrom 73, 74

W

Wallenberg-Syndrom 6, 191
Weber-Syndrom 6
Weber-Versuch 197
Wegener-Granulomatose 27

Werding-Hoffmann-Muskelatrophie 161
Wernicke-Aphasie 316
Wernicke-Enzephalopathie 319
Wernicke-Korsakoff-Syndrom 240, 241, 319, 320
West-Nil-Virus 291
West-Syndrom 81
Wilson-Krankheit 138, 139
Wirbelsäule, Schleudertrauma 51
Wolff-Parkinson-White-Syndrom 89
Wurzelkompression, spinale 215
Wurzelsyndrom
- lumbales 216, 217
- zervikales 216

Z

Zentralarterienverschluss 183
Zentralvenenverschluss 183
Zerebellitis 271
Zerebralparese, infantile 306
ZNS
- Elektrotrauma 53, 54
- Strahlenschäden 52, 53
ZNS-Infektionen
- bakterielle 251–267
- pilzbedingte 280–282
- Prionen 288, 289
- Protozoen 283–287
- virale 268–279
ZNS-Lymphom, primäres 62, 63
Zoster
- haemorrhagicus 272
- ophthalmicus 222, 271
- oticus 192, 222, 271
Zosterenzephalitis 222
Zosterneuralgie 191
Zostervaskulitis 272
Zystizerkose 286
Zytomegalie-Enzephalitis 273
Zytopathie, mitochondriale 238, 239

Printing: Ten Brink, Meppel, The Netherlands
Binding: Stürtz, Würzburg, Germany